PETER C. GØTZSCHE

IMPFEN

FÜR UND WIDER

PETER C. GØTZSCHE

IMPFEN FÜR UND WIDER

Die Wahrheit über unsere Impfstoffe und ihre Zulassung

– inklusive der neuen Corona-Impfstoffe –

riva

Danksagung

Ich bin sehr dankbar für die Informationen, die ich von vielen Wissenschaftlern und Patientenvertretern wie beispielsweise Alberto Donzelli und Manuel Martínez-Lavín erhalten habe. Mein ganz besonderer Dank gilt Peter Aaby, einem scharfsinnigen Beobachter, der – von herrschenden Paradigmen und Richtlinien unabhängig – einfach darüber berichtet, was er sieht, und manchmal einen hohen persönlichen Preis dafür zahlt. Rebecca Chandler danke ich für ihre kritische Lektüre meines Manuskripts.

Abkürzungen

CDC:	Centers for Disease Control and Prevention (US-amerikanische Seuchenschutzbehörde)
EMA:	Europäische Arzneimittelagentur
FDA:	Food and Drug Administration (US-amerikanische Gesundheitsbehörde)
MMR:	Masern, Mumps und Röteln
WHO:	World Health Organization (Weltgesundheitsorganisation)

Inhalt

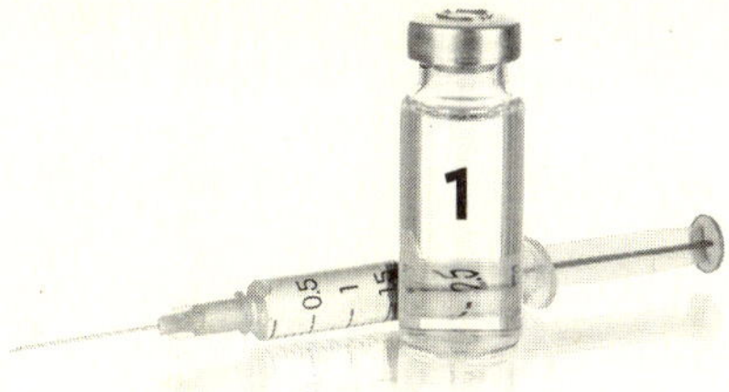

Viele widersprüchliche Botschaften über Impfstoffe

Dieses Buch will Ihnen helfen, sich in der verwirrenden und oft widersprüchlichen Flut von Informationen über das Thema Impfungen zurechtzufinden. Meine Informationen sind zwar kein Ersatz für Ratschläge von Gesundheitsexperten, können Sie aber in die Lage versetzen, sinnvolle und fachkundige Diskussionen zu führen. Vielleicht werden Sie nach der Lektüre dieses Buches trotzdem Ihre eigenen Entscheidungen treffen wollen, aber was auch immer Sie tun und was auch immer am Ende dabei herauskommen mag – ich trage keine Verantwortung dafür. Die Ergebnisse, zu denen ich aufgrund der wissenschaftlichen Daten komme, sind meine persönlichen Schlussfolgerungen; andere Forscher werden vielleicht andere Schlüsse aus ihnen ziehen, weil bei solchen Überlegungen stets auch das persönliche Urteil mit hineinspielt.

Manche Impfungen sind so sinnvoll, dass alle Menschen sie erhalten sollten; von anderen sollte man (außer unter besonderen Umständen) lieber die Finger lassen. Einige sind so umstritten, dass viele Angehörige von Gesundheitsberufen darauf verzichten, obwohl sie offiziell empfohlen werden, dazu gehören zum Beispiel die Grippeimpfstoffe.

Wir müssen alle Impfstoffe sorgfältig bewerten, ihren Nutzen und Schaden abwägen (wie wir es auch bei anderen Medikamenten tun) und uns dann eine Meinung darüber bilden, ob es sich lohnt, uns der jeweiligen Impfung zu unterziehen oder sie anderen Menschen zu empfehlen.

Dabei sollte man sich folgende wichtige Fragen stellen: Wie hoch ist das Risiko, sich mit dem Virus oder Bakterium anzustecken, gegen das die

Impfung gerichtet ist, und wie groß ist die Gefahr, durch diese Infektion ernsthaften Schaden zu nehmen oder zu sterben? Wie gut stehen meine Chancen, einer Ansteckung durch Impfung vorzubeugen, und wie hoch ist das Risiko, durch diese Impfung ernsthaften Schaden zu nehmen oder zu sterben?

Wie bei anderen Vorbeugungsmaßnahmen ist es oft schwierig, allgemeingültige evidenzbasierte Ratschläge zum Thema Impfungen zu geben, weil es dabei sehr auf die Häufigkeit der jeweiligen Erkrankung ankommt. Alle Medikamente können schädlich sein, und wenn das Infektionsrisiko sehr gering ist, lohnt es sich vielleicht nicht, das Risiko eines ernsthaften Impfschadens einzugehen – auch wenn dieses Risiko ebenfalls sehr gering ist. In anderen Fällen sind die Vorteile einer Impfung im Vergleich zu den damit einhergehenden Risiken so offensichtlich, dass nur sehr wenige Menschen darauf verzichten sollten – zum Beispiel, wenn sie an einer schweren Immunschwäche leiden und ein Lebendimpfstoff verwendet wird oder wenn sie gegen bestimmte Inhaltsstoffe des Impfstoffs allergisch sind.

All das liegt eigentlich auf der Hand und ist unumstritten. Trotzdem ist das Thema Impfungen für viele Menschen verwirrend, da es zu einem Schlachtfeld unterschiedlicher Meinungen geworden ist. Auf beiden Seiten – pro und kontra Impfungen – gibt es Fundamentalisten, die Beweise ignorieren oder manipulieren, um zu belegen, dass ihr Standpunkt der richtige ist. Wenn solche Menschen, die glauben, der Zweck heilige die Mittel, für staatliche oder internationale Organisationen arbeiten, können daraus irreführende offizielle Empfehlungen resultieren – mit schwerwiegenden Konsequenzen. Finden Bürger heraus, dass sie von den Behörden in Bezug auf einen bestimmten Impfstoff, bei dem sie sich nicht sicher waren, getäuscht worden sind, kann das dazu führen, dass sie am Ende alle Impfungen ablehnen. Ich werde in diesem Buch viele Beispiele dafür anführen, dass wir den offiziellen Empfehlungen zu Impfstoffen oder der Interpretation wissenschaftlicher Daten vonseiten der Behörden nicht immer vertrauen können.

Aber auch die Fundamentalisten im entgegengesetzten Lager richten Schaden an. Die schlimmsten von ihnen lehnen sämtliche Impfungen aus »Prinzip« ab und üben über die sozialen Medien oft großen Einfluss aus. Es ist unklug und unwissenschaftlich, grundsätzlich gegen Impfungen zu sein. Das ist genauso, als wäre man gegen alle Medikamente oder gegen alle Menschen. Manche sind gut, andere schlecht – aber wenn wir alle unsere Mitmenschen ablehnen, machen wir uns das Leben zur Hölle, und wenn wir alle Medikamente (auch dringend benötigte Bluttransfusionen) ablehnen, kann uns diese Entscheidung das Leben kosten.

Hardliner lehnen sogar die Masernimpfung ab, obwohl sie schon Millionen von Menschenleben gerettet hat und das immer noch tut (siehe nächstes Kapitel). Die romantische »Zurück-zur-Natur«-Ideologie dieser Menschen, der zufolge es aus irgendeinem Grund besser sein soll, unsere Kinder an Masern erkranken zu lassen, statt dieser Erkrankung durch Impfung vorzubeugen, ist töricht und wird zu vielen Todesfällen und schweren Hirnschäden führen. Für die Bekämpfung von Masern und anderen hochansteckenden Infektionen ist Herdenimmunität wichtig. Um Masernepidemien zu verhindern, müssen etwa 95 Prozent der Bevölkerung durchgeimpft werden. Also haben wir eine gemeinsame gesellschaftliche Verantwortung füreinander – wir müssen dafür sorgen, dass möglichst viele unserer Mitbürger geimpft werden. Wenn Sie anderer Ansicht sind, sollten Sie mein Buch trotzdem nicht gleich wegwerfen, sondern zumindest noch das nächste Kapitel lesen. Danach werden Sie Ihre Meinung wahrscheinlich ändern.

Menschen, die Impfungen grundsätzlich ablehnen und völlig resistent gegenüber rationalen Argumenten und Erkenntnissen aus qualitativ zuverlässigen wissenschaftlichen Untersuchungen sind, die ihren Überzeugungen widersprechen, werden oft als »Impfgegner« bezeichnet. Ich bezeichne Menschen nicht gerne als Gegner von irgendetwas. Menschen, die unseren enormen Konsum von Psychopharmaka aus triftigen wissenschaftlichen Gründen kritisieren, werden von Psychiatern oft als »antipsychiatrisch« bezeichnet, obwohl sie das gar nicht sind – ganz im Gegenteil: In Wirklichkeit sind diese Menschen *für* etwas. Daher verwende ich für solche Leute lieber den Begriff Impfverweigerer oder Impfleugner, weil sie die Richtigkeit der wissenschaftlichen Erkenntnisse leugnen, die für manche Impfungen sprechen – so wie es auch Holocaust-Leugner und Menschen gibt, die nicht daran glauben, dass der Mensch je einen Fuß auf den Mond gesetzt hat. Das andere Lager bezeichne ich als Impfbefürworter, auch wenn diese Bezeichnung eigentlich zu freundlich für gewisse Leute ist, die behaupten, dass wir alle Impfungen akzeptieren sollten, ohne Fragen zu stellen – denn das ist genauso unvernünftig wie die Haltung der Impfleugner.

Nicht nur die Impfverweigerer, sondern auch die Impfbefürworter fahren oft scharfe rhetorische Geschütze auf. Die britische Gesundheitsministerin hat zum Beispiel gesagt: »Wer gegen Impfungen ist, der ist gegen die Wissenschaft. Die wissenschaftlichen Erkenntnisse stehen fest. [...] Diejenigen, die den Anti-Impf-Mythos propagieren, sind moralisch verwerflich, zutiefst verantwortungslos, und an ihren Händen klebt Blut«.[1]

Die Debatten über Impfungen sind oft so polarisiert, dass eine vernünftige Diskussion unmöglich ist. Denn sobald legitime Fragen aufgeworfen werden, schreit das Pro-Impf-Lager womöglich gleich »Impfgegner!« oder fragt, ob man für oder gegen Impfungen sei.

Leider sind die Impfverweigerer in den USA so mächtig, dass dies unter Wissenschaftlern, die auf der Suche nach der Wahrheit sind, inzwischen zu einer Selbstzensur geführt hat. Ein Reporter der *New York Times* schrieb:[2] »Wenn ich versuchte, über unerwartete oder umstrittene Erkenntnisse zur Wirksamkeit oder Sicherheit von Impfstoffen zu berichten, wollten die Wissenschaftler oft gar nicht mit mir reden. Und wenn ich sie dann doch ans Telefon bekam, stieß ich auf ein besorgniserregendes Phänomen: Die unschlüssige Haltung der Öffentlichkeit gegenüber Impfungen erschreckt die Wissenschaftler so sehr, dass sie sich lieber selbst zensieren, unerwünschte Untersuchungsergebnisse herunterspielen und Studien, die negative Wirkungen zeigen könnten, womöglich gar nicht erst durchführen. Wer gegen diese ungeschriebenen Regeln verstößt, wird kritisiert. Das Ziel dieses Verhaltens besteht darin, die Öffentlichkeit zu schützen – dafür zu sorgen, dass mehr Menschen Impfungen positiv gegenüberstehen –, doch auf lange Sicht wird dieser Schuss nach hinten losgehen. Unser Arsenal an Impfstoffen ist hervorragend – aber es könnte noch besser sein. Fortschritt erfordert wissenschaftliche Offenheit und die Bereitschaft, unbequeme Fragen zu stellen.«

Ein Forscher veröffentlichte einen Artikel, dem zufolge die Grippeschutzimpfung bei älteren Menschen nicht besonders wirksam war, und wurde daraufhin nicht mehr zu wissenschaftlichen Kongressen eingeladen. Eine Wissenschaftlerin und ihr kanadisches Team stießen auf Daten, die darauf hindeuteten, dass eine Grippeschutzimpfung das Risiko für Infektionen mit anderen Grippeviren erhöhen könnte. Die Forscher replizierten ihre Ergebnisse in fünf verschiedenen Studien und gaben die Daten dann an vertrauenswürdige Kollegen weiter. »Daraufhin gab es enorme Widerstände, und einige Wissenschaftler bezweifelten, ob diese Ergebnisse überhaupt für eine Veröffentlichung geeignet seien.«[3] Aber sie wurden trotzdem veröffentlicht.[4]

Es besteht kein Zweifel daran, dass es viel gefährlicher ist, wissenschaftliche Untersuchungen zu unterdrücken, als sie ungehindert zu veröffentlichen. Außerdem führt das dazu, dass man sich die »Rosinen« aus den Daten herauspickt – was genau die Strategie der Impfleugner ist.[5] »Impfstoffe können nicht verbessert werden, wenn Forscher unbequeme Daten ignorieren. Außerdem werden Impfstoffforscher viel stärker das Vertrauen der Öffentlichkeit gewinnen und viel mehr unbegründete Ängste überwinden, wenn sie sich für Transparenz statt für Zensur entscheiden.«

Wir sollten versuchen, zu verstehen, woher die Impfverweigerung kommt. Eltern von Kindern mit Entwicklungsstörungen wie beispielsweise Autismus suchen nach einer Erklärung für die Erkrankung. Es ist kein Wunder, dass sie die Sicherheit eines Impfstoffs infrage stellen, den ihr Kind kurz vor Auftreten der Symptome erhalten hat, und man sollte sie deshalb nicht als »Impfgegner« etikettieren. Und es ist auch kein Wunder, dass es Tausende solcher Eltern gibt, da Milliarden von Kindern geimpft werden. Ihre bloße Anzahl beweist also noch gar nichts. Die Hypothese, dass der Masernimpfstoff Autismus verursachen kann, wurde überzeugend widerlegt, und die wissenschaftlichen Untersuchungen, die zu dieser Hypothese führten, haben sich als Fälschungen erwiesen (siehe nächstes Kapitel).

Die Verbraucheranwältin Kim Witczak hat die Impfstoffindustrie mit der Industrie für Antidepressiva verglichen und berichtet, wie sie daraufhin verunglimpft wurde.[6] Sie begann, sich aufgrund eines Behandlungsfehlers für mehr Arzneimittelsicherheit einzusetzen: Ihrem Mann wurde ein Antidepressivum gegen seine Schlafstörungen verschrieben, und die entsetzlichen Nebenwirkungen, die dieses Medikament bei ihm verursachte, trieben ihn in den Selbstmord.[7] Beide Branchen und ihre bezahlten Verbündeten unter den Ärzten greifen jeden an, der ihre Medikamente kritisiert. Wenn Sie auf der Grundlage der besten wissenschaftlichen Erkenntnisse, die Sie finden können, argumentieren, dass Antidepressiva nicht zu wirken scheinen, sondern manche Menschen – sowohl Kinder als auch Erwachsene – in den Selbstmord oder zu gewalttätigem Verhalten treiben, werden Sie von Psychiatrieprofessoren, die die Interessen ihrer Zunft schützen wollen, als »antipsychiatrisch« bezeichnet. Diese Erfahrung habe ich bei Professoren, die keine überzeugenden Gegenargumente hatten, schon öfters gemacht.[8]

Witczak wurde mehrfach als Scientologin verleumdet – zum Beispiel, als der mittlerweile verstorbene Senator Ted Kennedy sie dazu einlud, vor dem US-Senat über Möglichkeiten zur Verbesserung der FDA und der Überwachung von Medikamenten nach der Markteinführung zu sprechen.[9] Anschließend erzählte ein Senator ihr, dass der nationale Lobbyist für die *National Alliance for the Mentally Ill*, die sich selbst als »Basisorganisation« bezeichnet, in allen Büros von Senatoren hereingeschaut und ihnen erklärt habe, sie sollten Kim Witczak kein Wort glauben, da sie Scientologin sei. Diese nationale Allianz wird so stark mit Geldern der Pharmaindustrie (zwischen 1996 und 1999 waren es ganze 12 Millionen Dollar) unterstützt, dass man sie zu Recht als korrupt bezeichnen kann.[10]

Es gibt gute Gründe, warum Menschen gegenüber Impfstoffen im Allgemeinen skeptisch sind oder sie zumindest hinterfragen. Denn zu den Geschäftspraktiken der Pharmaunternehmen gehören auch organisierte Verbrechen und Betrügereien bei der Durchführung klinischer Studien und im Marketing, die schon zu Hunderttausenden von Todesfällen geführt haben.[11,12] Und es liegt auch auf der Hand, dass wir unseren Arzneimittelzulassungsbehörden nicht vertrauen können, da sie viel zu viele gefährliche Medikamente für den Markt zulassen und diese nur sehr zögerlich wieder zurücknehmen, wenn sich die Beweise für ihre tödlichen Wirkungen häufen.[13,14]

Es ist dem Vertrauen der Öffentlichkeit nicht förderlich, wenn offizielle Ratschläge zu Impfstoffen – zum Beispiel von nationalen Gesundheitsbehörden oder der Weltgesundheitsorganisation (WHO) – aus Ergebnissen industriefinanzierter Studien und Aussagen von Zulassungsbehörden abgeleitet werden. Ebenso fragwürdig ist es, wenn viele Experten, die an der Arzneimittelzulassung beteiligt sind oder Empfehlungen und Richtlinien formulieren, finanzielle Interessenkonflikte in Bezug auf die Hersteller haben.

Ein weiterer Anlass für gesunde Skepsis ist die Tatsache, dass nur sehr wenige oder gar keine zulassungsrelevanten klinischen Impfstoffstudien eine unbehandelte Kontrollgruppe einschließen. Für die Zulassung von Medikamenten müssen randomisierte Studien durchgeführt werden, bei denen eine Gruppe von Probanden das Medikament und eine Kontrollgruppe entweder ein Placebo oder gar nichts erhält. Das ermöglicht eine genaue Bewertung des Nutzens und Schadens von Arzneimitteln. Ich hatte zuvor jahrzehntelang über Arzneimittel, die nichts mit Impfungen zu tun hatten, geforscht und war schockiert, als ich durch meine Arbeit mit Impfstoffen gegen das humane Papillomavirus (HPV) erfuhr, dass die Zulassungsanforderungen für Impfstoffe viel geringer sind. In fast allen HPV-Impfstoffstudien erhält die Kontrollgruppe einen Hepatitis-Impfstoff oder einen stark immunogenen Hilfsstoff, sodass es unmöglich ist, herauszufinden, welche Schäden HPV-Impfstoffe verursachen können (siehe Kapitel 6).

Ein falscher Grund für Skepsis besteht darin, Rückschlüsse auf einen Ursache-Wirkungs-Zusammenhang zu ziehen, wenn jemand nach einer Impfung erkrankt. Doch leider ziehen viele schnell unbegründete Schlussfolgerungen. Eine amerikanische Impfverweigerin schrieb mir, dass zehn Häuser weiter in ihrer Straße jemand wohne, dessen zweijährigem Kind vor zwei Wochen der kombinierte Impfstoff gegen Masern, Mumps und Röteln (MMR) verabreicht worden war – und nun hatte das Kind hohes Fieber, schrie dauernd und schlug bereits seit einer Woche mit dem Kopf gegen die Wand. »Das Kind, das Sie erwähnen, könnte einfach zufällig zur selben Zeit eine Infektion bekommen haben«, schrieb ich zurück. »Solche Sachen passieren.« Es ist wirklich äußerst unwahrscheinlich, dass die Krankheit dieses Kindes durch den Impfstoff verursacht worden ist (siehe nächstes Kapitel).

Die Impfverweigerin fragte mich auch, ob ich Daten hätte, die belegen, dass MMR ein sicherer Impfstoff sei. Das ist keine sinnvolle Frage. Kein Medikament ist sicher. Wenn wir Arzneimittel einsetzen wollen, müssen wir uns damit abfinden, dass manche Patienten dadurch Schaden nehmen. Aber wir verwenden Medikamente, die mehr nützen als schaden, und der MMR-Impfstoff gehört sicherlich zu dieser Kategorie.

Schließlich wies sie mich auf Seite 43 einer im Jahr 1978 bei der FDA eingereichten Vorzulassungsstudie zum MMR-Impfstoff hin, die Del Bigtree, der Produzent des Films *Vaxxed* (siehe nächstes Kapitel), auf seiner Webseite veröffentlichte.[15] »In dieser Studie heißt es, dass 54 Prozent der Kinder in den Versuchsgruppen schwer erkrankten und man die Gruppen nur 43 Tage lang danach beobachtet hat«, schrieb die Frau. Auf Seite 43 steht jedoch gar nicht, dass die Kleinkinder »schwer erkrankten«. Es wird lediglich festgestellt, dass bei ungefähr 55 beziehungsweise 40 Prozent der geimpften Kinder Infektionen der oberen Atemwege und des Magen-Darm-Trakts auftraten. Solche Prozentangaben bringen uns nicht weiter, da wir nicht wissen, wie viele Kleinkinder auch ohne Impfung an solchen Infektionen erkrankt wären. Vielleicht kursierten in den Einrichtungen, in denen die Kleinkinder betreut wurden, damals gerade solche Epidemien. Außerdem waren die Eltern zuvor genau über die Studie informiert worden, hatten eingewilligt und wussten, dass sie alle bei ihren Kindern auftretenden Probleme melden sollten, was erfahrungsgemäß mit hoher Wahrscheinlichkeit zu einer starken Überberichterstattung führt.

Unser Immunsystem ist hoch kompliziert, und es lässt sich nicht vorhersagen, welche unspezifischen Wirkungen ein bestimmter Impfstoff hat. Impfstoffe können Infektionserkrankungen, gegen die sie nicht gerichtet sind, sowohl positiv als auch negativ beeinflussen. Der dänische Professor Peter Aaby hat auf diesem Gebiet 40 Jahre lang bahnbrechende wissenschaftliche Untersuchungen durchgeführt.[16] Sein Team veröffentlichte zahlreiche Arbeiten, die für seine Hypothese sprechen, dass Lebendimpfstoffe die Gesamtsterblichkeit senken, während Totimpfstoffe die Gesamtsterblichkeit erhöhen. Der Masernimpfstoff zum Beispiel senkt die Sterblichkeit viel stärker, als durch seine Wirkung, Masern vorzubeugen, erklärt werden kann. Auch die Reihenfolge der Impfungen scheint für die Gesamtsterblichkeit eine wichtige Rolle zu spielen. Letztlich ist es am besten, einen Lebendimpfstoff zu verabreichen. Solche Beobachtungen erleichtern die Entscheidung, sich impfen zu lassen oder nicht, nicht gerade.

Der Bacillus Calmette-Guérin (BCG) zur Impfung gegen Tuberkulose sowie der Masernimpfstoff verringern wahrscheinlich die Sterblichkeit durch Lungenentzündung und Sepsis. Im Gegensatz dazu steht der Kombinationsimpfstoff gegen Diphtherie, Tetanus und Keuchhusten (DTP) im Verdacht, die Gesamtsterblichkeit in Ländern mit niedrigem Einkommen zu verdoppeln, was beunruhigend ist, da der Impfstoff anscheinend eine Toleranz verursacht und das Risiko für andere Infektionen (vor allem Atemwegsinfektionen) erhöht, die schlimmere Todesursachen sind als die Krankheiten, gegen die der Impfstoff gerichtet ist.[17,18] (Mehr dazu erfahren Sie in Kapitel 8). Diese Erkenntnisse haben Aaby bei der WHO nicht gerade beliebt gemacht. Wenn solche völlig unerwarteten Ergebnisse zutage treten und durch nachfolgende Studien erhärtet werden, wird die Öffentlichkeitsarbeit schwierig.

Es gibt wichtige Unterschiede zwischen Impfstoffen und anderen Medikamenten: Die Wirkung eines Impfstoffs kann sich ändern. Möglicherweise wurde er ursprünglich gegen Viren- oder Bakterienstämme entwickelt, die sich von den zurzeit in der Zielpopulation vorhandenen Stämmen unterscheiden. Außerdem können genetische, epidemiologische, demografische oder umweltbedingte Unterschiede in der Zielpopulation auftreten, die die Wirksamkeit des Impfstoffs verändern.

Meine Faustregel lautet: Wenn ein Impfstoff in manchen Ländern zum offiziellen Impfprogramm gehört, in anderen Ländern von ähnlichem Status aber nicht, dann ist es nicht wichtig, sich oder Ihr Kind damit impfen zu lassen. Ein Beispiel dafür ist der Rotavirus-Impfstoff gegen Durchfall, der in Dänemark nicht zum Kinderimpfprogramm gehört, obwohl sich eine starke Lobbygruppe dafür eingesetzt hat. Auch hier kann man keine allgemeinen Empfehlungen geben: In einkommensschwachen Ländern, in denen Säuglingsdiarrhöe eine häufige Todesursache ist, kann eine Impfung gegen das Rotavirus durchaus sinnvoll sein (siehe Kapitel 8).

Bevor Sie weiterlesen, sollten Sie vielleicht ein bisschen mehr über mich erfahren. Ich bin Facharzt für innere Medizin und seit zwei Jahren an der Abteilung für Infektionskrankheiten am Rigshospitalet, der Universitätsklinik Kopenhagen, tätig. Ich habe eine dreimonatige Fortbildung in Tropenmedizin absolviert und bin seit 2010 Professor für Design und Analyse klinischer Studien. Im Jahr 1993 habe ich die Cochrane Collaboration mitbegründet. Diese Organisation hat bisher über 10 000 systematische Übersichtsarbeiten oder Protokolle für weitere Arbeiten über den Nutzen und Schaden medizinischer Maßnahmen veröffentlicht. Wie in allen anderen medizinischen Bereichen besteht auch beim Thema Impfungen mein einziges Ziel darin, der Wahrheit so nah wie möglich zu kommen. Als Wissenschaftler »ergreife ich keine Partei«. Ich studiere die Beweislage und stütze mich in meinen Schlussfolgerungen auf das, was ich dabei finde – egal, welche Konsequenzen das für mich persönlich hat. Meine Kritik an der renommierten Cochrane-Übersichtsarbeit über die HPV-Impfstoffe war ein wichtiger Grund, warum ich im Jahr 2018 – nach einem Schauprozess, den ich in meinem Buch *Death of a whistleblower and Cochrane's moral collapse* beschrieben habe – aus der Cochrane Collaboration ausgeschlossen wurde.[19]

Das Internet steckt voller Fehlinformationen

Es gibt jede Menge falscher Informationen über Impfstoffe im Internet. Eine Suche mit dem Begriff *Impfstoff* bei Amazon im Jahr 2019 ergab, dass 15 der gefundenen 18 Bücher und Filme impfverweigernde Inhalte hatten.[20] Bei einigen zeigte sich diese negative Haltung sogar schon im Titel: zum Beispiel bei den Filmen *We Don't Vaccinate!* und *Shoot 'Em Up: The Truth*

About Vaccines (*Wir lassen uns nicht impfen!* und *Schieß' sie ab: Die Wahrheit über Impfstoffe*).

Die Algorithmen, die den sozialen Medienplattformen zugrunde liegen, und die Empfehlungen von Amazon sind nicht darauf ausgerichtet, zwischen qualitativ zuverlässigen Informationen und Fehlinformationen zu unterscheiden. So konnten sich viele Botschaften verbreiten, die mehr Schaden als Nutzen bringen.

Ein weiteres Beispiel sind die Autofill-Vorschläge von Facebook für *Impfstoff*, auch sie führen die Nutzer zu Fehlinformationen.[21] Und selbst wenn man einen neutralen Suchbegriff wie *Impfung* eingibt, herrscht bei den Suchergebnissen die Propaganda der Impfverweigerer vor: Die Top 12 der aufgefundenen Gruppen waren allesamt gegen das Impfen, angeführt von zwei Diskussionsforen, die falsche Informationen verbreiten: *Stop Mandatory Vaccination (Stoppt Zwangsimpfungen)* und *Vaccination Reeducation Discussion Forum (Impfungsumerziehungs-Diskussionsforum)* mit jeweils mehr als 140 000 Mitgliedern. Facebook akzeptiert Werbung, was noch zusätzlich zur Fehlinformation der User beiträgt – zum Beispiel in Form von Anzeigen des Forums *Stop Mandatory Vaccination* mit eklatanten Falschaussagen wie »Impfstoffe töten Babys«.

Auf YouTube, einem Unternehmen von Google, werden Nutzer, die Informationen über Impfstoffe suchen, ebenfalls zu Fehlinformationen geführt. Viele davon jagen Eltern Angst vor Impfungen ein. Selbst wenn man dort wissenschaftlich fundierte Inhalte findet – zum Beispiel ein von der Mayo-Klinik hochgeladenes Video (ein Suchergebnis für *MMR-Impfstoff*) –, empfiehlt der Algorithmus von YouTube als nächsten Titel ein Video mit impfleugnendem Inhalt.[22] Kritiker haben außerdem auf die Praxis von YouTube hingewiesen, Videos auf der Grundlage ihrer Viewing-Geschichte zu empfehlen, was ebenfalls zu Fehlinformationen führt.

Sowohl Facebook als auch YouTube haben inzwischen begonnen, Fehlinformationen, die schädliche Folgen haben können, als Sonderkategorie zu behandeln, die einer speziellen Prüfung und Abschwächung bedarf. Doch inzwischen richten Fehlinformationen über Impfungen weiterhin Schaden an: Eine vor Kurzem in Großbritannien durchgeführte Studie hat gezeigt, dass 50 Prozent aller Eltern mit kleinen Kindern in sozialen Medien mit falschen Informationen über Impfstoffe konfrontiert wurden.[23] 50 Prozent aller Eltern!

Diese immer weiter um sich greifenden Fehlinformationen haben katastrophale Folgen. Viele Menschen – darunter auch unsere schwächsten

Gesellschaftsmitglieder, die Kinder – sind unnötigerweise daran gestorben.

Die Wissenschaftler haben den PR-Krieg gegen Quacksalber und Betrüger verloren. Ich habe schon unzählige Webseiten durchgesehen und dabei festgestellt, dass viele Menschen – darunter auch Ärzte – mit ihren tödlichen Fehlinformationen ein Vermögen gemacht haben. Manche Ärzte sind sogar gegen den Einsatz von Antibiotika und reden den Leuten ein, dass sie, statt sich impfen zu lassen, lieber homöopathische Mittel einnehmen sollen (was Schwindel ist, da in diesen Mitteln kein einziges wirksames Molekül enthalten ist[24]); oder sie empfehlen ihnen irgendwelche obskuren Nahrungsergänzungspräparate oder pflanzliche Heilmittel, die sie zufällig selbst vertreiben und die ebenfalls unwirksam sind.[25] Viele Quacksalber bezeichnen ihre Methoden als »ganzheitlich«. Nachdem ich einige diese Leute aufforderte, zu erklären, was sie damit meinen, ist mir klar geworden, dass das nur eine beschönigende Umschreibung folgender Aussage ist: »Ich weiß zwar selber nicht genau, was ich tue, aber es bringt mir bestimmt eine Menge Geld ein, wenn ich die Leute an der Nase herumführe.«

Laut Aussagen von Redakteuren der *New York Times* betreiben die »Impfgegner« Hunderte von Webseiten, auf denen sie ihre Botschaften verbreiten. Außerdem verfügen sie über ein ganzes Heer technologie- und medienerfahrener Influencer und aggressiver politischer Aktionskomitees.[26] Die »Verteidigung gegen diesen Ansturm ist ziemlich dürftig«, und die wenigen Wissenschaftler, die versuchen, objektive Tatsachen gegen diese Pseudowissenschaft ins Feld zu führen, werden heftig attackiert; ihre Gegner schrecken nicht einmal vor offenen Drohungen zurück.[27]

Im Jahr 2015 analysierte ein Team amerikanischer Wissenschaftler 480 »Anti-Impf«-Webseiten,[28] deren Inhalte äußerst irreführend waren: 66 Prozent dieser Seiten behaupteten, dass Impfstoffe gefährlich seien, 62 Prozent, dass sie Autismus, und 41 Prozent, dass sie Hirnschäden verursachten. Oft untermauerten diese Webseiten ihre Behauptungen mit Einzelfallberichten.

Häufig wird dabei gleichzeitig für folgende Praktiken geworben: Nutzung von Alternativmedizin (19 Prozent), Homöopathie (10 Prozent), eine gesunde (19 Prozent) oder Bio-Ernährung (5 Prozent) und Verfahren zur Entgiftung des Körpers (7 Prozent). Letzteres ist Humbug:[29] Leber und Nieren sind so hervorragende Entgiftungsorgane, dass weitere Maßnahmen zur Entschlackung unseres Organismus überflüssig sind. Und das ist noch lange nicht alles: Geschlossene Gruppen auf Facebook werden mit falschen

Informationen hinters Licht geführt – oft von Menschen, die eindeutig ein finanzielles Interesse daran haben, Impfungen in Misskredit zu bringen.[30] In geschlossenen Gruppen können sie ungehindert Fehlinformationen verbreiten, ohne dass ihnen jemand auf die Schliche kommt. Das sind große Facebook-Gruppen mit scheinbar hohem intellektuellen Anspruch: Das bereits erwähnte Diskussionsforum *Stop Mandatory Vaccination* hat zum Beispiel über 140 000 registrierte Mitglieder.

Die Gruppe *Vitamin C & Orthomolecular Medicine for Optimal Health* redet ihren Usern ein, sie seien »keine Impfgegner«. Doch jeder, der in diese geschlossene Gruppe mit ungefähr 49 000 registrierten Mitgliedern aufgenommen wird, findet dort zahlreiche Inhalte, die die Sicherheit von Impfstoffen infrage stellen. Außerdem werden dort auch alternative Heilmittel empfohlen, und zwar mit der falschen Behauptung, sie würden vor Krankheiten schützen. Die Leiterin der Gruppe, Katie Gironda, führt ein Online-Unternehmen in Colorado, das hochdosiertes Vitamin C verkauft. Die Mitglieder ihrer geschlossenen Gruppe werden dazu aufgefordert, »jetzt gleich einzukaufen« – mit einem Klick kommen sie direkt auf die Webseite von Girondas Firma *Revitalize Wellness*. Dort wird Vitamin-C-Pulver en gros verkauft und den Kunden empfohlen, zweijährigen Kindern davon bis zu drei Gramm pro Tag zu geben, was sehr gefährlich ist: Die empfohlene Tagesdosis beträgt nur 15 Milligramm, und Vitamin C hat viele schädliche Auswirkungen. Sie brauchen nur einmal die Suchbegriffe *Vitamin C* plus *Nebenwirkungen* bei Google einzugeben! Auch die Mayo-Klinik warnt: »Hohe Vitamin-C-Dosen wurden mit zahlreichen unerwünschten Nebenwirkungen in Verbindung gebracht, zum Beispiel mit der Entstehung von Blutgerinnseln, (herz-kreislauf-bedingten) Todesfällen, Nierensteinen, prooxidativen Wirkungen, Verdauungsproblemen und der Zerstörung roter Blutkörperchen.«[31] Es gibt viele Scharlatane auf dem Vitamin-C-Markt, die behaupten, dass das Vitamin so gut wie alles heilen könne – unter anderem Krebs, Herz-Kreislauf-Erkrankungen, Tuberkulose, ja sogar die tödliche Viruserkrankung Ebola.[32]

Auf der Webseite von *Revitalize Wellness* gibt es einen Disclaimer, dem zufolge die Produkte dieses Unternehmens »nicht dazu bestimmt sind, Krankheiten zu behandeln, zu diagnostizieren, zu heilen oder ihnen vorzubeugen«.[33] Den Mitgliedern ihrer geschlossenen Facebook-Gruppe gibt Gironda jedoch einen ganz anderen Rat: »Vitamin C hat eine erstaunliche Erfolgsbilanz im Kampf gegen dieselben Krankheiten vorzuweisen, zu deren Vorbeugung die Impfstoffe hergestellt wurden.« Diese Aussage ist völlig falsch. In einem anderen Eintrag erklärt die Unternehmenschefin, selbst auf sämtliche Impfungen zu verzichten.

Gironda taucht auch als Administratorin einer Facebook-Gruppe namens *Vitamin C Against Vaccine Damage* [Vitamin C gegen Impfschäden] auf, in der sie behauptet, dass »Vitamin C die sicherste und wirksamste Methode ist, um Menschen, denen Impfungen vorgeschrieben werden, vor Schäden zu schützen«. Nachdem der *Guardian* sich deswegen mit Fragen an Gironda gewendet hatte, wurde der Status von *Vitamin C Against Vaccine Damage* von »geschlossen« in »geheim« umgeändert – eine noch stärker verschleierte Kategorie, die die Gruppe völlig vor den Augen von Nichtmitgliedern verbirgt, weil sie auf diese Weise von Facebook-Suchanfragen nicht gefunden wird.

An dieser Stelle sollte noch einmal wiederholt werden, dass all diese Fehlinformationen für Kinder lebensgefährlich sein können und mit hoher Wahrscheinlichkeit auch bereits tödliche Folgen hatten.

Zusätzlich zu den zahlreichen geschlossenen Anti-Impf-Gruppen nimmt Facebook Tausende von Werbegeldern von Anzeigenkunden ein, die sich speziell an Eltern wenden – oft mit beängstigenden und falschen Botschaften, die das Vertrauen in Impfungen untergraben sollen.

An den Argumenten der Menschen, die hinter der Anti-Impf-Bewegung stehen, hat sich seit ungefähr 100 Jahren nichts geändert. Sie sind wirkungsvoll, weil sie die Menschen auf den ersten Blick ansprechen; aber sie lassen sich leicht widerlegen. Statt solche Behauptungen einfach zu ignorieren, sollte eine effektive Impfkampagne sich kritisch mit ihnen auseinandersetzen – und zwar immer und immer wieder.[34]

Die erfolgreichsten Impfstoffe sind zu Opfern ihres eigenen Erfolgs geworden: Sie haben so viele Infektionen aus dem Feld geschlagen, dass kaum ein Arzt sich noch daran erinnert, wie schrecklich diese Krankheiten einst waren – und frischgebackene Eltern wissen erst recht nichts mehr davon.[35] In den meisten Ländern haben wir nicht nur Pocken, Diphtherie, Kinderlähmung und Masern ausgerottet (Letztere wurden in den USA im Jahr 2000 für ausgerottet erklärt, sind inzwischen aber wieder aufgeflammt), sondern auch die Erinnerung an diese Krankheiten ausgelöscht.

Todesfälle und andere ernsthafte Schäden – mit und ohne Impfungen

Wir leben in einer Welt, in der sämtliche Erkrankungen so überdiagnostiziert und übertherapiert werden, dass Medikamente in Ländern mit hohem Einkommen nach Herz-Kreislauf-Erkrankungen und Krebs die dritthäufigste Todesursache sind. Dies wurde bereits in mehreren unabhängigen Studien in Europa und Nordamerika nachgewiesen.[36] Aufgrund der fundiertesten Forschungsergebnisse, die ich finden konnte, bin ich zu der Einschätzung gekommen, dass bereits Psychopharmaka allein die dritthäufigste Todesursache darstellen.[37] Auch wenn das auf den ersten Blick schwer vorstellbar sein mag: Psychopharmaka kosten viele Menschenleben. Trotzdem nehmen in vielen Ländern über 10 Prozent der Bevölkerung täglich mindestens ein solches Medikament ein.

Arzneimittel sind ein zweischneidiges Schwert; die meisten von ihnen sind unspezifisch und haben eine ganze Reihe von Nebenwirkungen, die über die beabsichtigte Wirkung hinausgehen und von denen viele schädlich sind. Daher sollten wir möglichst wenige Medikamente einnehmen, um uns vor Schäden zu schützen.

Bei den Impfstoffen ist das anders: Sie sind hochspezifisch, richten sich nur gegen einen einzigen Mikroorganismus, müssen nur einmal oder ein paarmal angewendet werden, bieten normalerweise langjährigen Schutz oder sogar lebenslange Immunität. Ernsthafte Schäden treten nur sehr selten auf, und normalerweise ist es wesentlich billiger, sich impfen zu lassen, als Medikamente einzunehmen. Diese Eigenschaften machen Impfstoffe zu den wertvollsten medizinischen Maßnahmen mit dem besten Preis-Leistungs-Verhältnis, das es im Gesundheitswesen gibt. Außerdem sind sie im Durchschnitt sehr viel sicherer als andere Medikamente.

Unter all den empfehlenswerten Impfstoffen, die es gibt, gehört der Masernimpfstoff zu denjenigen, die die meisten Menschenleben gerettet haben. Daher ergibt es absolut keinen Sinn, dass Impfverweigerer ausgerechnet diesen Impfstoff zu ihrer wichtigsten Zielscheibe gemacht haben.

Während des Masernausbruchs in den USA in den Jahren 2014 bis 2015 begannen im Internet unbegründete Behauptungen zu kursieren, dass Todesfälle angeblich durch den MMR-Impfstoff verursacht worden waren. Sie beruhten auf aktuellen Meldungen, die im Vaccine Adverse Event Reporting System (kurz: VAERS, einem US-amerikanischen Meldesystem für unerwünschte Nebenwirkungen von Impfstoffen) eingegangen waren.[38] Manche Gruppen von Impfverweigerern behaupteten sogar, dass mehr Todesfälle durch den MMR-Impfstoff verursacht wurden als durch die Masern selbst – ein absurder Vergleich, denn der Grund dafür, dass so wenige Menschen an Masern sterben, liegt ja gerade darin, dass fast die gesamte Bevölkerung dagegen geimpft ist. Der Titel eines Artikels in *Newsweek* ist bezeichnend: »A look at anti-vaxxers' monstrously bad measles math« (»Ein kritischer Blick auf die hundsmiserable Masern-Mathematik der Impfgegner«).[39]

Im Gegensatz zu diesen ungerechtfertigten Panikkampagnen zeigte eine eingehende Untersuchung von VAERS-Daten durch Ärzte der Food and Drug Administration (FDA) und der Centers for Disease Control and Prevention (CDC), dass viele dieser Todesfälle bei Kindern mit schweren Vorerkrankungen aufgetreten waren oder wahrscheinlich gar nicht mit der Impfung zusammenhingen (zum Beispiel Unfälle). Es ergaben sich keine Muster, die darauf hindeuteten, dass der MMR-Impfstoff Todesfälle verursacht hatte.[40]

Es ist wichtig, sich der Tatsache bewusst zu sein, dass freiwillige Meldesysteme *alle* eingereichten Berichte über unerwünschte Ereignisse entgegennehmen, ohne zu beurteilen, ob diese durch einen Impfstoff verursacht worden sind oder nicht. Die Aufgabe passiver Überwachungssysteme besteht darin, Signale zu erkennen und Hypothesen über mögliche unerwünschte Nebenwirkungen von Impfstoffen und anderen Arzneimitteln aufzustellen. Um die Berichte zu analysieren und zu vorläufigen Schlussfolgerungen über Ursache-Wirkungs-Zusammenhänge zu kommen, sind Fachwissen über wissenschaftliche Forschungsmethoden und andere Sachkenntnisse erforderlich. Zum Beispiel kann das Medieninteresse an der mittlerweile widerlegten Hypothese, dass Masernimpfstoffe Autismus verursachen können, zu einer Zunahme gemeldeter Autismus-Fälle führen und dadurch den falschen Eindruck erwecken, dass die Erkrankungshäufigkeit mit dem zunehmenden Einsatz von Impfungen zusammenhängt.

Im Jahr 2015 veröffentlichten Mitarbeiter der CDC eine umfassende Untersuchung zu Todesfällen nach Impfungen.[41]

1955 entstand durch einen Fehler bei der Salk-Polioimpfstoffherstellung ein Impfstoff, der zwar eigentlich inaktiviert sein sollte, aber trotzdem lebende Polioviren enthielt.[42] Dadurch kam es zu einer der schlimmsten Impfkatastrophen in der Geschichte: 40 000 Polio-Erkrankungen, die zu 51 Lähmungen und fünf Todesfällen unter den geimpften Menschen führten;

außerdem traten 113 Fälle von Lähmungen und fünf Todesfälle bei Kontaktpersonen von Impflingen auf. Als Reaktion darauf führte die US-Regierung eine sehr viel genauere Überwachung und Regulierung der Impfstoffindustrie ein.

In diesem Zusammenhang muss erwähnt werden, dass die behördliche Regulation von Medikamenten damals sehr zu wünschen übrig ließ.[43] In der ersten Hälfte des 20. Jahrhunderts gab es keine gesetzlichen Bestimmungen, dass Medikamente nachweislich eine therapeutische oder vorbeugende Wirkung haben sollten. Es kam vor allem darauf an, dass sie nicht übermäßig schädlich waren; und nicht einmal das wurde richtig untersucht. Infolgedessen kam es zu mehreren Arzneimittelkatastrophen, und zahlreiche gefährliche Medikamente wurden vom Markt genommen, nachdem viele Patienten durch sie geschädigt worden oder sogar ums Leben gekommen waren. Aufgrund der Contergan-Katastrophe, bei der ein Schlafmittel furchtbare Geburtsfehler verursachte, die zum Verlust von Gliedmaßen führten, wurden dann schließlich wichtige Änderungen in der Arzneimittelregulation eingeführt. Thalidomid (Contergan) wurde im Jahr 1962 vom Markt genommen.[44]

In seltenen Fällen können Impfstoffe Autoimmunkrankheiten verursachen. Diese treten auf, weil Menschen mit bestimmten Gewebetypen Antigene (Rezeptoren) aufweisen, die den Antigenen in den Impfstoffen ähneln. Daher führt die gezielte Stimulation des Immunsystems bei solchen Menschen dazu, dass sie sowohl gegen das Virus oder Bakterium als auch gegen körpereigenes Gewebe Antikörper bilden.

Dieser Mechanismus beschränkt sich nicht auf Impfstoffe. Auch Infektionserreger und andere in den Körper eindringende Substanzen können Autoimmunkrankheiten verursachen. So kann eine vermutete Schädigung durch einen Impfstoff zum Beispiel schlicht und einfach auf eine gleichzeitig aufgetretene Infektion zurückzuführen sein, die womöglich unbemerkt aufgetreten ist. Der Verdacht auf eine impfstoffbedingte Gesundheitsschädigung gewinnt jedoch deutlich an Gewicht, wenn eine erneute Impfung – zum Beispiel eine zweite oder dritte Immunisierung mit demselben Impfstoff – die gleichen oder noch schlimmere Symptome hervorruft.

Eine einzelne Studie – egal, wie sorgfältig sie aufgebaut ist – kann normalerweise nicht als endgültiger Beweis dafür angesehen werden, dass ein Impfstoff einen bestimmten Gesundheitsschaden hervorruft. Manipulationen von Daten und auch Betrug kommen in der medizinischen Forschung häufig vor; daher benötigt man zum Nachweis solcher Impfschäden mehr als nur eine Studie.

Die Ergebnisse mehrerer großer Übersichtsarbeiten und Studien waren in dieser Hinsicht beruhigend. Im Jahr 2011 erstellte das US-amerikanische Institute of Medicine auf der Grundlage von über 12 000 Artikeln über unerwünschte Ereignisse nach Impfungen einen 866-seitigen Bericht über dieses Thema.[45] Er enthielt überzeugende Beweise dafür, dass 14 unerwünschte Ereignisse durch Impfstoffe verursacht worden waren, die jedoch sehr selten vorkamen. Das Impfstamm-Virus wurde bei disseminierten Infektionen mit dem Oka-Varizella-Zoster-Virus und bei durch den MMR-Impfstoff verursachten Gehirnentzündungen isoliert, die durch die Masern-Komponente verursacht worden waren. Der MMR-Impfstoff kann Fieberkrämpfe hervorrufen, und nach sechs Impfungen (MMR, Varizellen, Grippe, Hepatitis B, Meningokokken und Tetanus) trat eine Anaphylaxie (allergischer Schock) auf. Jeder injizierbare Impfstoff kann zu Ohnmachten und zu Schleimbeutelentzündungen im Bereich des Deltamuskels führen. Außerdem ist erwiesen, dass der Polio-Schluckimpfstoff in seltenen Fällen eine paralytische Polio verursachen kann.

Weniger eindeutige Schlussfolgerungen im Hinblick auf einen kausalen Zusammenhang wurden gezogen für:

- HPV-Impfstoff und Anaphylaxie
- MMR-Impfstoff und vorübergehende Gelenkschmerzen
- bestimmte in Kanada verwendete Dreifach-Grippeimpfstoffe und ein leichtes, vorübergehendes okulorespiratorisches Syndrom.

Bei vielen anderen unerwünschten Ereignissen war unklar, ob ein kausaler Zusammenhang bestand oder nicht.

Im Jahr 1994 veröffentlichte das amerikanische Institute of Medicine eine Übersicht über Todesfälle, die dem VAERS im Anschluss an Impfungen im Kindesalter gemeldet worden waren.[46] Die überwiegende Mehrheit der gemeldeten Todesfälle fiel zufällig zeitlich mit der Impfung zusammen und stand nicht in kausalem Zusammenhang mit den Impfstoffen. Es gab nur einen Todesfall, der auf eine Virusinfektion durch einen Impfstamm zurückzuführen war: Ein drei Monate alter Säugling starb nach einer Schluckimpfung gegen Kinderlähmung an einer Myokarditis (Herzmuskelentzündung). Da das Virus anschließend aus dem Herzen des Kindes isoliert wurde, ist dies ein Hinweis darauf, dass dieses wahrscheinlich die Todesursache war.

In einer anderen Untersuchung von Todesfällen, die dem VAERS in den 1990er Jahren gemeldet worden waren, war fast die Hälfte auf plötzlichen Kindstod zurückzuführen. Die Sterberate nahm ab, nachdem man Eltern empfohlen hatte, ihre Babys auf dem Rücken statt auf dem Bauch schlafen zu lassen. Auch die Todesfälle aufgrund anderer Ursachen gingen zurück, obwohl die Anzahl der verabreichten Impfstoffe zunahm.

In einer im Jahr 2013 veröffentlichten Studie wurden Gesundheitsdaten von über 13 Millionen geimpften Personen untersucht und die Todesursachen in der geimpften Studienpopulation mit denen in der US-amerikanischen Allgemeinbevölkerung verglichen. Die Sterblichkeitsrate ein bis zwei Monate nach der Impfung war niedriger als in der allgemeinen Bevölkerung, und die Todesursachen waren ähnlich.[47] Diese Studie liefert überzeugende Beweise dafür, dass Impfungen nicht mit einem erhöhten Sterberisiko einhergehen.

Es gibt jedoch ein paar seltene Fälle, in denen kausale Zusammenhänge zwischen Impfung und Tod nachgewiesen werden konnten oder in denen zumindest theoretisch ein plausibles Risiko besteht.[48]

Anaphylaktische Reaktionen nach Impfungen

Die Anaphylaxie ist eine schwere allergische Reaktion, die viele Ursachen haben kann – unter anderem Medikamente und Bienenstiche. Das Risiko für anaphylaktische Reaktionen ist sehr gering (weniger als zwei Fälle pro 1 Million Impfstoffdosen, die Kindern und Jugendlichen verabreicht werden). Trotzdem sollten Menschen, die gerade geimpft worden sind, 15 Minuten lang beobachtet werden, und das Gesundheitspersonal sollte darauf vorbereitet sein, anaphylaktische Reaktionen mit Adrenalin zu behandeln, was in solchen Fällen lebensrettend sein kann. Eine Zehn-Jahres-Überprüfung von Leistungsansprüchen an das US-amerikanische National Vaccine Injury Compensation Program (Nationales Programm zur Entschädigung für Impfschäden) ergab nur fünf Todesfälle durch Anaphylaxie nach Impfungen.

Lebendimpfstoffe bei stark immungeschwächten Personen

Die in Lebendimpfstoffen enthaltenen Viren werden so abgeschwächt, dass sie bei Menschen mit intaktem Immunsystem keine Infektion verursachen; aber Menschen mit stark geschwächtem Immunsystem dürfen keine solchen Impfstoffe erhalten. Zwei stark immungeschwächte Kinder starben nach einer Varizellen-Impfung, und sechs Personen starben nach einer Masern-Impfung.

Darminvagination nach Rotavirus-Impfung

Eine Darminvagination ist eine seltene Erkrankung, bei der ein Darmabschnitt sich in einen anderen einstülpt. Dabei handelt es sich um eine Art Ileus (Darmlähmung). Der erste zugelassene Rotavirus-Impfstoff zur Vorbeugung von Durchfällen wurde im Jahr 1999 vom Markt genommen, nachdem nach der Markteinführung mehr Darminvaginationen aufgetreten waren als erwartet. Zum Glück gab es nur einen einzigen Todesfall. Schätzungen zufolge kommen bei den derzeit eingesetzten Rotavirus-Impfstoffen 70 verhinderte Todesfälle auf einen durch die Impfung verursachten Todesfall. Eine veröffentlichte Untersuchung der VAERS-Meldungen für den Zeitraum von 2006 bis 2012 ergab zwei Todesfälle durch Darminvagination; ein eindeutiger kausaler Zusammenhang mit der Impfung konnte jedoch nicht festgestellt werden.

Guillain-Barré-Syndrom nach Verabreichung inaktivierter Grippeimpfstoffe

Im Jahr 1976 wurde in den USA ein groß angelegtes Impfprogramm aufgelegt, weil man eine Grippepandemie mit einem Virus befürchtete, das dem tödlichen Pandemiestamm von 1918 ähnelte. Die US-Regierung stellte dieses Programm jedoch wieder ein, nachdem außerhalb des Militärstützpunkts, von dem die Seuche ausgegangen war, keine Schweinegrippefälle festgestellt und unerwartet viele Fälle eines Guillain-Barré-Syndroms gemeldet worden waren. Dies ist eine Autoimmunkrankheit, bei der das periphere Nervensystem geschädigt wird. Dabei kommt es zu Empfindungsstörungen, Schmerzen und Muskelschwäche, die bis zu Lähmungen (auch der Atemmuskulatur) und zum Tod führen kann. Schätzungen zufolge hat der Impfstoff ungefähr einen Fall von Guillain-Barré-Syndrom pro 100 000 geimpften Personen verursacht, was insgesamt 53 Todesfälle zur Folge hatte.

Studien zur Bewertung des Risikos für ein Guillain-Barré-Syndrom nach Verabreichung von saisonalen inaktivierten Grippeimpfstoffen seit 1976 haben entweder gar kein oder nur ein sehr geringes Risiko von ein bis zwei Fällen pro 1 Million Impfdosen ergeben. Eine Studie ergab, dass das

Risiko während der gesamten Grippesaison bei Menschen, die den Impfstoff im Jahr 2009 erhielten, im Vergleich zu ungeimpften Menschen sogar niedriger war. Eine andere, auf elektronischen Gesundheitsdaten aus den Jahren 2000 bis 2009 beruhende, Studie berichtete von zwei Todesfällen; ein kausaler Zusammenhang mit der Impfung konnte allerdings nicht nachgewiesen werden.

Daher weiß man nicht, ob die derzeit verwendeten Grippeimpfstoffe Todesfälle im Zusammenhang mit dem Guillain-Barré-Syndrom verursachen oder nicht.

Ohnmachtsanfälle nach Impfungen, die zu Kopfverletzungen und zum Tod führen

Nadelstichverletzungen – egal, aus welchem Grund – können zu Ohnmachtsanfällen führen. In einer Studie über einen Vierfachimpfstoff gegen das humane Papillomavirus (HPV) bei jungen Frauen traten bei 15 Prozent der Impflingen nach Verabreichung der ersten Dosis Ohnmachtsunfälle oder Fast-Ohnmachtsunfälle auf. In einem VAERS-Fallbericht wurde ein Todesfall nach einem Schädeltrauma durch einen Sturz beschrieben, zu dem es ein paar Minuten nach der Impfung mit einem Hepatitis-B-Impfstoff gekommen war.

Paralytische Poliomyelitis durch Polio-Schluckimpfung

In den USA kam es in der Zeit von 1980 bis 1989 zu zwei Todesfällen. Der abgeschwächte orale Polio-Lebendimpfstoff wird in den USA nicht mehr verwendet; man hat ihn dort inzwischen durch einen inaktivierten Polio-Impfstoff ersetzt. In vielen anderen Ländern wird der Lebendimpfstoff jedoch nach wie vor eingesetzt, weil er billiger ist als der inaktivierte.

Interessenkonflikte bei Organisationen, die Impfstoffe empfehlen

Einige prominente Organisationen, die sich für Impfungen einsetzen, drängen auf einen stärkeren Impfzwang.[49] Alle US-Bundesstaaten verlangen Impfungen als Voraussetzung für die Einschulung. Im Jahr 2015 verabschiedete Kalifornien ein Gesetz, das die Ausnahmegenehmigung aus Gewissensgründen aufhob, die es Familien zuvor erlaubt hatte, vorgeschriebene Impfungen im Kindesalter auf später zu verschieben oder abzulehnen. Damit folgte Kalifornien dem Beispiel von Mississippi und West Virginia. Die Imagekampagne *Every Child By Two* und die *American Academy of Pediatrics* unterstützten das Gesetz. Die *Immunization Action Coalition* (eine weitere wichtige Organisation, die sich für Impfungen einsetzt) betreibt eine der meistbesuchten Webseiten mit Impfstoffinformationen für Gesundheitsdienstleister. Sie setzt sich dafür ein, die Grippeimpfraten bei Beschäftigten im Gesundheitswesen durch vorgeschriebene Impfungen zu erhöhen, und führt als »herausragendes Beispiel für verpflichtende Grippeschutzimpfungen im Gesundheitswesen« eine »Ehrenliste« von mehr als 600 Organisationen.

Alle drei oben genannten Organisationen sind gemeinnützig und verfügen über große Online-Präsenzen, in denen sie sich als Quellen zuverlässiger Informationen über Impfstoffe anpreisen. Allerdings werden sie von Impfstoffherstellern und von der CDC finanziell unterstützt. Außerdem gehen sie in ihrem Eintreten für Zwangsimpfungen allesamt über die offizielle Regierungspolitik und – bei den Grippeimpfstoffen – auch über die derzeit vorhandene Evidenz hinaus.[50] Nachdem das *British Medical Journal* (*BMJ*) der Organisation kritische Fragen zu diesem Thema gestellt hatte, erklärte die *Immunization Action Coalition*: »Es gibt zwar Diskussionen und wissenschaftliche Untersuchungen zur Beurteilung von Art und Ausmaß des Nutzens, den eine Impfung von Mitarbeitern des Gesundheitswesens den Patienten bringt; doch uns ist keine definitive und allgemein anerkannte Studie bekannt, die das völlige Fehlen eines Nutzens zeigt.« Dieses Argument ist schierer Unsinn und kehrt lediglich die Beweislast um. Außerdem ist es wissenschaftlich unmöglich, zu zeigen, dass etwas *nicht* existiert. Der Philosoph Bertrand Russell schrieb einmal, wir könnten nicht sicher sein, dass im Weltraum keine Teekanne um die Sonne kreist. Natürlich können wir das nicht mit Sicherheit wissen – aber wie wahrscheinlich ist es?

Zwischen den drei oben genannten Organisationen und der CDC besteht ein verworrenes Beziehungsnetz, das es sehr schwierig macht, herauszufinden, woher Gelder kommen und um welche Beträge es sich dabei handelt – unter anderem auch deshalb, weil sie selten deklariert werden.[51] Das sieht fast schon nach Schönfärberei aus, wie wir sie von vielen Bankenskandalen her kennen. Die Webseite der CDC gibt keine klare Auskunft darüber, welche Gelder sie für Pro-Impf-Kampagnen ausgibt. Doch arbeitet sie mit verschiedenen Organisationen zusammen und hat beispielsweise seit 2009 über zwei Millionen Dollar an die *Immunization Action Coalition* gespendet. Der Zweck bestand darin, etwas für die Erhöhung der Impfraten zu tun, indem »externe Quellen für wissenschaftliche, präzise und glaubwürdige Impfinformationen geschaffen werden, die Gesundheitsdienstleister für ihre Kommunikation mit Eltern und mit der Allgemeinheit nutzen können«. In Anbetracht der unzähligen Fehlinformationen, die die CDC über Grippeimpfstoffe liefert (siehe Kapitel 4), hört sich diese Ankündigung wie ein Witz an.

Keine der drei Organisationen hat jemals eine Empfehlung der CDC infrage gestellt. Laut Barbara Mintzes, die zum Thema Interessenkonflikte forscht, »sind diese Gruppen Impfungen gegenüber so positiv eingestellt, dass sie der Öffentlichkeit eine einseitige Botschaft vermitteln: nämlich dass alle Impfstoffe gleich sind und Impfungen unabhängig von den jeweiligen Umständen eine wichtige öffentliche Gesundheitsstrategie darstellen. Das ist ebenso wenig hilfreich wie die Sichtweise der ›Impfgegner‹, die davon ausgehen, dass alle Impfungen schädlich sind. Die Realität sieht etwas anders aus: Manche Impfstoffe sind für die öffentliche Gesundheit ungeheuer wichtig, anderen kommt bestenfalls eine untergeordnete Bedeutung zu, und es ist wahrscheinlich am besten, darauf zu verzichten.«[52]

Es gibt auch Interessenkonflikte in Arzneimittelbehörden, bei der WHO und anderen nationalen und internationalen Institutionen. Auf einige davon werde ich in den nächsten Kapiteln eingehen.

Nur rund 10 Prozent des WHO-Budgets wird durch Gebühren der Mitgliedstaaten gedeckt; der Rest stammt von öffentlichen und privaten Partnern.[53] Diese von Partnern gespendeten 90 Prozent beeinflussen die Politik der WHO, da nur ungefähr 5 Prozent der freiwilligen Beiträge für deren Hauptaktivitäten bestimmt sind; der Rest ist für spezifische Projekte vorgesehen.

Microsoft-Gründer Bill Gates steuert an die WHO über die *Bill and Melinda Gates Foundation* und die *GAVI Alliance* (die er im Jahr 2000 unter dem Namen *Global Alliance for Vaccines and Immunization* ins Leben gerufen hat) alljährlich fast eine halbe Milliarde Dollar – mehr als ein Fünftel der Spenden – bei. Eines der Ziele besteht darin, Spenden aus reichen Ländern zu sammeln, um Regierungen in der Dritten Welt bei der Beschaffung von Impfstoffen zu unterstützen.[54]

Diese lobenswerten Initiativen haben freilich auch unerwünschte Nebenwirkungen: Die Konzentration auf das Thema Impfungen kann die Aufmerksamkeit von anderen wichtigen Gesundheitsproblemen – beispielsweise Umweltverschmutzung, verseuchtem Wasser, fehlender Kanalisation und Armut – ablenken. Im Jahr 2008 machte der Direktor des WHO-Programms gegen Malaria den Generaldirektor der WHO auf die »enormen, weitgehend unerwünschten Folgen« aufmerksam, die die Gates-Gelder für sein Forschungsgebiet hatten.[55] Die Wissenschaftler waren in einem Finanzierungskartell gefangen, das eine unabhängige Überprüfung der Studien zunehmend erschwerte. Der Direktor warnte auch davor, dass die Entschlossenheit der Stiftung, durchzusetzen, dass die von ihr favorisierten wissenschaftlichen Untersuchungen als Leitfaden für die WHO-Empfehlungen verwendet werden, ungünstige Folgen für den Entscheidungsprozess der WHO haben könnte.

Bill Gates ist bekannt dafür, sehr industriefreundlich zu sein und Patente zu unterstützen. Gates' Vorgehensweise ist von der Organisation *Ärzte ohne Grenzen* kritisiert worden, weil er sich auf die Einführung neuer, teurer Impfstoffe konzentriert, statt sich stärker auf die Verbesserung der medizinischen Grundversorgung und auf die Immunisierung mit billigen Impfstoffen zu konzentrieren.[56]

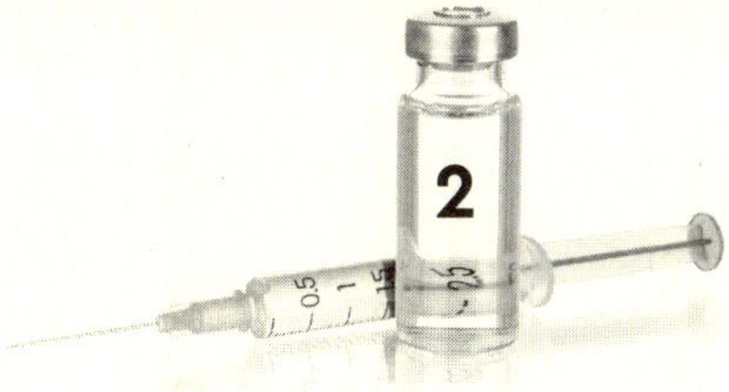

Masern

In den letzten 20 Jahren ging es bei den Kämpfen zwischen Impfbefürwortern und Impfverweigerern hauptsächlich um das Thema Masern. In diesem Kapitel möchte ich zeigen, welche Behauptungen zum Thema Masernimpfung richtig und welche falsch sind.

Es ist wichtig, sich darüber im Klaren zu sein, dass der Unterschied zwischen Überleben und Tod von der Infektionsdosis abhängt. Peter Aabys wissenschaftliche Untersuchungen in Afrika und anderen Ländern haben das bis dahin herrschende Dogma widerlegt, dass Mangelernährung für die Sterblichkeit bei Masern eine wichtige Rolle spielt.[1] Anhand dänischer Patientenakten aus den Jahren 1915 bis 1925 konnte er seine ersten Erkenntnisse aus tropischen Ländern bestätigen, denen zufolge die Sterblichkeitsrate bei einer Masernepidemie umso höher ist, je mehr Kinder in einer Familie leben.[2] Aaby kam zu dem Schluss, das Leben auf engem Raum zu einer stärkeren Virusexposition innerhalb der Familien führt, sodass höhere Virusdosen übertragen werden – daher die höhere Sterblichkeitsrate: Die Kinder starben, bevor sie eine wirksame Immunantwort entwickelt hatten. Das erklärt, warum Masernausbrüche in Ländern, die von einer Naturkatastrophe oder kriegerischen Auseinandersetzung betroffen sind, besonders tödlich sein können, wobei die beengten Wohnverhältnisse in Flüchtlingslagern nicht nur das Infektionsrisiko,[3] sondern auch die Gefahr, an Infektionen zu sterben, stark erhöht.

Aabys Untersuchungsergebnisse wurden vom Establishment mit großem Unglauben aufgenommen, obwohl sie sehr überzeugend sind. Inzwischen sind diese Erkenntnisse bereits über 30 Jahre alt und allgemein anerkannt. Doch Dogmen führen nun mal ein Eigenleben, und eine ganze

Generation von Ärzten, denen falsche Informationen eingetrichtert worden sind, muss erst einmal aussterben, bevor die Glaubenssätze – vielleicht – für immer verschwinden. Noch immer findet man die falsche Vorstellung von Mangelerernährung als Ursache für eine erhöhte Masernsterblichkeit in Artikeln und Lehrbüchern, zum Beispiel in einem sogenannten Factsheet der WHO aus dem Jahr 2018: »Schwere Masernfälle treten bei schlecht ernährten Kleinkindern mit höherer Wahrscheinlichkeit auf.«[4]

Nachdem ich die wissenschaftlichen Untersuchungen zu diesem Thema studiert habe, bin ich zu dem Schluss gekommen, dass die Masernimpfung eine der besten medizinischen Maßnahmen ist, über die wir im Gesundheitswesen verfügen. Ich finde es sehr merkwürdig, dass man überhaupt noch an diese Tatsache erinnern muss. Und dennoch – traurig, aber wahr – weigern sich manche Menschen (darunter auch Ärzte und andere Angehörige gebildeterer Schichten, die es eigentlich besser wissen müssten), ihre Kinder gegen Masern zu impfen.

Ich habe versucht, die Gedankengänge der Impfverweigerer zu verstehen, und werde im Folgenden auf ihre wichtigsten Argumente eingehen. Denn selbst unter Hardlinern gibt es vielleicht Menschen, die sich durch rationale Argumente, seriöse wissenschaftliche Erkenntnisse und ethische Überlegungen beeinflussen lassen – vor allem, wenn man ihnen beweisen kann, dass das, woran sie bisher geglaubt hatten, auf falschen Informationen beruht.

Ein abgesagter Vortrag in Kalifornien

In dieser Hoffnung willigte ich ein, am 17. März 2019 bei einer Konferenz in Kalifornien, die von der Organisation *Physicians for Informed Consent* (Ärzte für informierte Zustimmung) veranstaltet wurde, einen Vortrag zu halten. Das Thema lautete: »Wie Impfpflicht gegen die medizinische Ethik verstößt«.

Doch sobald bekannt wurde, dass ich kommen würde, wurde ich zum Opfer einer öffentlichen Verleumdungskampagne. Ich war fassungslos. Zwar war ich schon öfters gemobbt worden, wenn ich versuchte, mächtigen Institutionen die Wahrheit zu sagen; doch was ich diesmal erleben musste, kam dem moralischen Tiefpunkt meiner bisherigen Erfahrungen ziemlich nah.

Die sozialen Medien sind ein Paradies für Menschen, die sich wie Könige oder Hohepriester verhalten und sich berechtigt fühlen, allen anderen vorzuschreiben, was sie zu tun oder zu lassen haben. Die schlimmsten dieser Leute feuern so viele Kommentare auf Twitter und Facebook ab. Diese Posts können sie alle gar nicht selbst geschrieben haben – zumindest nicht, wenn sie gleichzeitig auch noch einem Vollzeitjob nachgehen. Sie verfügen entweder über eine ganze Armee von Trollen oder stehen auf der Lohnliste der Industrie und veröffentlichen die Texte, die die Pharmakonzerne für sie ausgearbeitet haben, einfach unter ihrem eigenen Namen.

Einer dieser ungekrönten Könige – der Arzt David Gorski – schrieb: »Heilige Scheiße, @PGtzsche1 (früher bei @CochraneNordic) ist jetzt ins Lager der Impfgegner übergewechselt. Hier soll er bei einem Workshop für die Impfgegner-Ärztegruppe mit der Orwell'schen Bezeichnung Physicians for Informed Consent sprechen.«

In den sozialen Medien zeigen sich viele Menschen von ihrer schlimmsten Seite und verurteilen andere, ohne überhaupt zu wissen, worum es geht. Da ich noch nie zuvor einen solchen Vortrag gehalten hatte, konnte Gorski gar nicht wissen, worüber ich sprechen wollte, noch konnte er meine Motive oder meinen Hintergrund kennen. Stattdessen behauptete er einfach, ich würde zusammen mit »Hardcore-Impfgegnern« auftreten. Diesen primitiven Trick bezeichnet man als »Schuld durch Assoziation«. »@PGtzsche1 ist also zu einem von diesen Impfgegner-Spinnern geworden und verdient es, auch als solcher bezeichnet zu werden.«

Da ich nicht darüber informiert worden war, wer die anderen Referenten sein würden, erinnerte ich den Organisator der Konferenz an dieses Versäumnis:

»Vor zwei Wochen hatte ich darum gebeten, das vollständige Programm zu erhalten, aber ich habe es immer noch nicht gesehen und kann es leider auch auf Ihrer Homepage nicht finden. Das ist sehr dringlich, denn jetzt werde ich angegriffen, weil ich einen Vortrag auf Ihrer Konferenz halten möchte. Einige Leute haben herausgefunden, wer zu den anderen Referenten gehört, und man wirft mir vor, ›Impfgegner‹ zu sein, was überhaupt nichts mit meiner wissenschaftlichen und ethischen Position zu tun hat.«

Daraufhin erhielt ich das Programm noch am selben Tag und schrieb zurück:

»Es tut mir schrecklich leid, aber ich muss meine Teilnahme an dieser Konferenz sofort absagen. Sie haben mich nicht darüber informiert, wer die anderen Referenten sind, sodass ich nicht wusste, worauf ich mich einlasse. Doch inzwischen habe ich ein paar Nachforschungen angestellt. Eine der Referentinnen weigert sich, Patienten zu impfen, obwohl sie Ärztin ist; eine andere nimmt Wakefield in Schutz. Das ist so unwissenschaftlich und für mich so schockierend, dass ich es mir nicht leisten kann, unter solchen Kollegen eine Präsentation zu halten. Es tut mir leid. Ich werde den Vorschuss, den Sie mir geschickt haben, zurückzahlen und die Kosten tragen, die mir entstanden sind und die nicht erstattet werden können. Ich habe zwar viel Zeit in die Vorbereitung meines Vortrags investiert, aber das ist mein Problem, nicht Ihres. Bitte streichen Sie mich sofort aus dem Programm. Vielen Dank.«

Die Ärztin, die Impfungen verweigert, ist Toni Bark. Sie behandelt ihre Patienten mit Homöopathie. In einem Interview, auf das ich im Internet gestoßen bin, sagt sie: »Mir fällt immer wieder auf, dass Kinder, die aus anderen Praxen zu mir kommen, wo sie allen Impfungen unterzogen wurden, oft … nun ja, das sind die Kinder, die mit Asthma, Zwangs- oder Panikstörungen, PANDAS, Autismus, Asperger-Syndrom in meine Praxis kommen. Bei den Kindern aus meiner Praxis, die in nie geimpft worden sind, sehe ich diese Probleme nicht. Ich habe kein einziges ungeimpftes Kind, das unter Asthma, Nahrungsmittelallergien, Asperger, Autismus, Morbus Crohn oder Colitis ulcerosa leidet – unter keiner dieser chronischen oder chronisch-entzündlichen Autoimmunerkrankungen.«[5]

Bark hatte mir geschrieben, dass ich mich von Leuten wie Gorski nicht in meinen Entscheidungen beeinflussen lassen solle. In dieser Hinsicht gebe ich ihr durchaus recht; doch ich hatte andere Bedenken. In meiner Antwort an sie erwähnte ich die Aussagen in ihrem Interview: »Was Sie da sagen, beunruhigt mich sehr. Sie weisen darauf hin, dass Impfungen Autismus verursachen können, was aber nicht stimmt, dafür gibt es keine verlässlichen Beweise, […] Wakefields Forschungsergebnisse beruhen eindeutig auf Schwindel. […] Ihr letzter Satz klingt ungefähr so, als würden Sie sagen: Ich habe noch nie jemanden im Straßenverkehr sterben sehen, also kann es keine Verkehrsunfälle geben. Dieses Interview macht mir wirklich Angst, denn Ihre Aussagen sind irreführend und ohne jede Substanz. Die Erfahrungen, die man in der klinischen Praxis macht, sind enorm irreführend; deshalb führen wir randomisierte klinische Studien durch.«

Eine andere Referentin war die Anwältin Mary Holland, die schrieb: »Dr. Wakefield steht in einer langen, ehrenvollen Tradition von Dissidenten auf dem Gebiet der Wissenschaft und der Menschenrechte. Die Welt hat schon enorm von mutigen Dissidenten in der Wissenschaft profitiert – Galileo, der argumentierte, dass die Sonne im Mittelpunkt des Universums steht; Semmelweis, der argumentierte, dass Ärzte sich die Hände waschen müssen, um der Übertragung von Infektionen vorzubeugen [...].«[6]

Menschen wie Holland richten durch die Verbreitung falscher Botschaften über die Wissenschaft Schaden an. Andrew Wakefield und seine Mitarbeiter hatten damals behauptet, der kombinierte Impfstoff gegen Masern, Mumps und Röteln (MMR) könne Autismus verursachen; doch im Jahr 2011 deckte eine Reihe von Artikeln im *British Medical Journal* auf, dass ihre Forschungsergebnisse auf Schwindel basierten.[7-14]

Die Wahrheit ist, dass rigorose wissenschaftliche Untersuchungen bisher keinerlei Zusammenhänge zwischen Impfungen und Autismus feststellen konnten,[15] aber das interessiert die Impfleugner nicht, da sie für rationale Diskussionen unzugänglich sind. Ein Beispiel für ihren Dogmatismus ist die Webseite *Autism Investigated*. Am 13. April 2019 hieß es dort unter der Überschrift »Robert F. Kennedy Jr. will das Impfprogramm von Onkel JFK aufrechterhalten«, dass Kennedy im Jahr 2015 in einem Video erklärt habe, er wolle »eine Politik, die sich für eine vollständige Impfung für alle Amerikaner einsetzt«. Die Impfleugner auf dieser Webseite meinten, dass »Impfprogramme nicht existieren sollten. Sie sind tödlich«, und behaupteten, Kennedy umgebe sich »mit Idioten, Opportunisten und Apologeten der Impfkriminalität«. Interessanterweise nannte Gorski Kennedy einen Impfgegner. Wie kann ein und dieselbe Person sowohl für als auch gegen Impfstoffe sein? Das ist kein Problem für jene Könige der sozialen Medien, die ihren Mangel an Argumenten hinter schillernden Formulierungen und abfälligen Substantiven und Adjektiven verbergen.

Wenn wir den Impfleugnern einfach den Rücken kehren und ihnen sagen, dass sie töricht und gefährlich sind, könnten wir damit noch mehr unentschlossene Menschen zu Impfverweigerern machen, die dann womöglich Verschwörungen sehen, wo es gar keine gibt. Deshalb erwog ich trotz allem, an der Konferenz in Kalifornien teilzunehmen – auch weil die Organisatorin mir versichert hatte, dass die meisten Teilnehmer Kinderärzte seien, »die jeden Tag Impfstoffe verabreichen. Sie wollen einfach nur nicht, dass Eltern unter der Androhung, ihr Kind dürfe sonst nicht zur Schule gehen, zu Impfungen GEZWUNGEN werden.« Außerdem ermutigte sie mich, ihre Aussagen, die sie über den Masernimpfstoff veröffentlicht hat, zu kritisieren, was ich im Folgenden auch tun werde.

Eine Woche vor der Konferenz leitete ich eine internationale wissenschaftliche Tagung, die ich in Kopenhagen organisiert hatte. Dabei handelte es sich um das Eröffnungssymposium des Instituts für wissenschaftliche Freiheit, dessen Direktor ich bin. Teilnehmer aus der ganzen Welt hatten sich angemeldet, und meine Unterstützer waren sehr besorgt darüber, dass meine Teilnahme an der Konferenz in Kalifornien gegen uns verwendet werden könnte – Schuld durch Assoziation – und womöglich die Aufmerksamkeit von der Mission des neuen Instituts ablenken würde. In einem der Vorträge, gehalten von Peter Aaby, ging es um Impfstoffe,[16] und einige sehr lautstarke Teilnehmer des Symposiums drängten so sehr darauf, das Thema Impfstoffe auch bei den nach den Vorträgen stattfindenden Diskussionen in den Mittelpunkt zu stellen, dass ich ihnen Einhalt gebieten musste. Bei diesen Leuten schien es sich um Impfleugner zu handeln, die bei der Tagung ihre falschen Überzeugungen propagieren wollten wie Missionare einer religiösen Sekte.

Wakefields skrupelloser Betrug

Impfleugner verbreiten auf ihren Webseiten und in sozialen Medien Fehlinformationen bis hin zu völligem Unsinn – Aussagen, die von anderen »geliked« oder kopiert werden. Diese Menschen verhalten sich wie Roboter und lassen sich in keiner Weise von rationalen Überlegungen leiten. Sie beschönigen Andrew Wakefields skrupellosen Betrug, indem sie so tun, als sei gar nichts geschehen, und erklären, er habe völlig recht mit seiner Behauptung, dass Masern Autismus verursachten.

Im Jahr 2016 entdeckte ich zufällig, dass mein Porträt auf der Startseite des Web-Auftritts der US-amerikanischen *Alliance for Human Research Protection* unter der Überschrift *Honors Exemplary Professionals* (»Ehrenliste vorbildlicher Vertreter ihres Berufs«) erschien. Dort wurden in alphabetischer Abfolge Porträts hochangesehener Persönlichkeiten gezeigt, und ich konnte es kaum glauben, als ich am Ende dieser Galerie ein Foto von Wakefield sah. Die Alliance bezeichnet sich als »nationales Netzwerk von Laien und Fachleuten, das sich für die Förderung verantwortungsvoller, ethischer medizinischer Forschung einsetzt«. Wakefield ist berüchtigt dafür, genau das Gegenteil getan zu haben. Daher bat ich darum, meinen Namen und mein Foto von dieser »Ehrenliste« entfernen zu lassen.

In einer E-Mail an mich verteidigte die Begründerin und Vorsitzende der Alliance, Vera Sharav, Wakefield sehr energisch, und zwar mit Argumenten, die meiner Meinung nach äußerst unglaubhaft waren. Daher setzte ich mich mit dem preisgekrönten Enthüllungsjournalisten Brian Deer in Verbindung, der Wakefields Betrug in der *Sunday Times* und im *BMJ* bloßgelegt hatte.[17-24] Deer schickte mir und Sharav einen Bericht über die Streitpunkte bezüglich Wakefields damaliger Untersuchung, und Sharav erklärte, sie habe den Text über Wakefield einfach von den Webseiten von Impfverweigerern kopiert, ohne sich persönlich damit zu befassen. Vieles von dem, was da stand, war schlichtweg falsch.

Sharav zog es daraufhin vor, auf mein Porträt zu verzichten und Wakefield auf ihrer Ehrenliste zu belassen, wo er auch heute noch zu finden ist. Ohne ihnen eine Schuld durch Assoziation vorwerfen zu wollen, verstehe ich nicht, warum die Mitarbeiter von Wakefields Unternehmen nicht um ihre Streichung gebeten haben. Ich habe mehrere von ihnen angeschrieben und sie auf Wakefields Falschdarstellung aufmerksam gemacht.

Mindestens zwei der dort abgebildeten ehrenwerten Persönlichkeiten können leider nicht mehr um ihre Streichung aus der Liste bitten, weil sie bereits tot sind; eine von ihnen, Florence Nightingale, ist im Jahr 1910 verstorben. Da ich nie meine Erlaubnis dazu gegeben hatte, in Sharavs Liste aufgenommen zu werden, fühlte ich mich missbraucht. Meine Glaubwürdigkeit war dazu benutzt worden, Wakefield in gutem Licht erscheinen zu lassen.

Wakefield veröffentlichte seine betrügerischen Forschungsarbeiten im Jahr 1998 im Lancet,[25] und Deer hat seinen Schwindel auf höchst scharfsinnige Weise aufgedeckt. Der Betrug und die anschließenden PR-Kampagnen Wakefields haben enormen Schaden angerichtet. Da viele Menschen die wahren Tatsachen leugnen oder nicht kennen und Wakefield als Helden darstellen, ist es in einem Buch über Impfungen wie diesem hier sehr wichtig, genau zu berichten, was damals passiert ist.[26-32]

Wakefields Untersuchungen waren von Anfang an fingiert. Er behauptete, ein neues Syndrom entdeckt zu haben, das er in einer später vom *American Journal of Gastroenterology* zurückgezogenen Publikation als »autistische Enterokolitis« bezeichnete. Wakefield behauptete, dass der Lebendimpfstoff gegen Masern sowohl Autismus als auch entzündliche Darmerkrankungen hervorrufe – ein Forschungsergebnis, zu dem er in Wirklichkeit nie gekommen ist, das er aber dringend brauchte, um seine ehrgeizigen geheimen Geschäftspläne zu verwirklichen.

Entgegen allen Regeln hat Wakefield seine finanziellen Interessenkonflikte nicht offengelegt. Er stellte sich zwar als objektiven Wissenschaftler dar; doch zwei Jahre vor Erscheinen des *Lancet*-Artikels – und bevor überhaupt eines der zwölf Kinder aus seiner Studie ins Krankenhaus eingewiesen wurde – war er von einem Anwalt namens Richard Barr dazu engagiert worden, den MMR-Impfstoff anzugreifen, da Barr hoffte, eine Sammelklage gegen die Hersteller einreichen zu können.

Wakefield hatte mit Barr einen infamen Vertrag zur Durchführung von klinischen Untersuchungen und Grundlagenforschung ausgehandelt. Das Ziel bestand darin, Beweise für etwas zu finden, das die beiden Männer als »neues Syndrom« bezeichneten. Dieses »Syndrom« sollte später im Mittelpunkt eines (später gescheiterten) Prozesses im Namen von 1600 britischen Familien stehen, die durch Medienberichte rekrutiert worden waren. Als Deer diesen Betrug im Jahr 2004 aufdeckte, hatte dies in Großbritannien einen öffentlichen Eklat und die längste Anhörung wegen beruflichen Fehlverhaltens durch den britischen General Medical Council (GMC) zur Folge. (Der GMC ist eine unabhängige Körperschaft zur Aufsicht über Ärzte in Großbritannien, ähnlich wie unsere Bundesärztekammer.)

Barr finanzierte Wakefields Tätigkeit mit Geldern aus dem von der Regierung verwalteten britischen Rechtshilfefonds, der eigentlich dazu gedacht war, armen Menschen Zugang zur Justiz zu ermöglichen. Wakefield verlangte allein für seine generische Forschungsarbeit den astronomischen Betrag von ungefähr 750 000 Dollar plus Spesen. Darüber hinaus erhielt er zunächst 55 000 Pfund für die Durchführung der später im *Lancet* veröffentlichten »wissenschaftlichen« Untersuchungen.

Der Geschäftsführer des Krankenhauses, in dem Wakefield arbeitete, schrieb ihm, dass für diesen Zweck ein Forschungsstipendium eingerichtet werden würde, und bestätigte ihm schriftlich, dass kein Interessenkonflikt vorliege. Als der Artikel im *Lancet* erschien und eine im Fernsehen übertragene Pressekonferenz die große Impfpanik ins Rollen brachte, wusste niemand, dass Wakefield enorme finanzielle Zuwendungen von Barr erhielt. Wegen der zu erwartenden Panik wurden zusätzliche Telefonleitungen und Anrufbeantworter installiert, und eine 23-minütige Video-Pressemitteilung mit den Behauptungen von Wakefield wurde an die Fernsehsender verschickt. In dem Video erklärte Wakefield, dass der MMR-Kombinationsimpfstoff vorläufig nicht mehr eingesetzt werden solle; stattdessen solle man die einzelnen Impfstoffe verwenden.

Acht Monate vor der Pressekonferenz hatte Wakefield ein Patent für einen Einzelimpstoff angemeldet und sich für eine einzelne Masernimpfung ausgesprochen, da diese »sicherer« sei. Sein Anreiz, eine Impfpanikwelle ins Rollen zu bringen und diese so lange wie möglich aufrechtzuerhalten, war sehr hoch: In einem 35-seitigen »streng vertraulichen« Papier hieß es, die ersten Kandidaten für einen diagnostischen Test auf der Grundlage eines im Jahr 1995 von Wakefield angemeldeten Patents würden Patienten mit »autistischer Enterokolitis« aus Großbritannien und den USA sein, die aufgrund eines Gerichtsprozesses untersucht werden sollten. Laut Beschreibung könne man mit dem patentierten Test »durch Nachweis des Masernvirus in Darmgewebe, Kot oder Körperflüssigkeiten Morbus Crohn oder Colitis ulcerosa diagnostizieren«. Schätzungen zufolge könnten sich die Einnahmen aus diesem Test innerhalb von drei Jahren auf ungefähr 3,3 Millionen Pfund belaufen und später bis auf 28 Millionen Pfund ansteigen.

Wakefields Anschubfinanzierung war Teil einer gigantischen Summe von 26 Millionen Pfund aus Steuergeldern (mehr als 56 Millionen Dollar, wenn man die Kurse von 2014 zugrunde legt). Diese Summe wurde schließlich unter der kleinen Gruppe von Ärzten und Anwälten aufgeteilt, die unter Barrs und Wakefields Leitung zu beweisen versuchten, dass MMR das bis dahin unbekannte »Syndrom« verursache. Bemerkenswerterweise hatte Wakefield die Existenz eines solchen Syndroms bereits behauptet, *bevor* er die Untersuchungen durchführte, durch die er es entdeckt haben will. Sechs Monate vor dem Erscheinen des Berichts im *Lancet* erinnerte der Anwalt den Arzt in einem vertraulichen Brief an ihr gemeinsames Ziel: »Ich habe Ihnen ja bereits gesagt, dass die vorrangige Zielsetzung darin besteht, vor Gericht unanfechtbare Beweise dafür zu erbringen, dass diese Impfstoffe gefährlich sind.«

Dieser Barr-Wakefield-Deal führte zu einer weltweiten Impfkrise. Schon als der *Lancet*-Artikel noch in Vorbereitung war, verhandelte Wakefield hinter den Kulissen über sehr merkwürdige Pläne, die allgemeine Panik dafür zu nutzen, mit geheimen Schachzügen seine Taschen zu füllen. Obwohl Wakefield alle derartigen Pläne bestritt, sind sie in vertraulichen Dokumenten zu finden: Dort ist von seinem geplanten Impfstoff und einem Netzwerk von Unternehmen die Rede, die Risikokapital für angebliche Erfindungen aufbringen sollten – darunter ein Ersatz für Lebendimpfstoffe gegen Virusinfektionen, kommerzielle Testsets und ein Behandlungsverfahren, mit dem Autismus sich, wie behauptet wurde, möglicherweise heilen lasse.

Deer deckte auf, dass fast alle zwölf Kinder durch MMR-Aktionsgruppen vorselektiert worden waren und dass zum Zeitpunkt ihrer Aufnahme in die Studie die meisten ihrer Eltern Kunden und Kontaktpersonen des Anwalts Barr waren. Das ist das bizarrste wissenschaftliche Untersuchungsdesign, von dem ich je gehört habe. Es ist, als würde man in einem Strafverfahren bereits das Urteil verkünden, bevor irgendwelche Beweise gesammelt worden sind und ohne zu wissen, was diese Beweise zeigen würden oder ob überhaupt jemals ein Verbrechen begangen worden ist.

Die angeblichen Erkenntnisse, um die es in dem *Lancet*-Artikel ging – ein plötzlicher Ausbruch von Autismus innerhalb weniger Tage nach der Impfung –, waren totaler Schwindel und beruhten auf nicht verifizierten, vagen, manchmal auch in ihrem Wortlaut veränderten Erinnerungen und Behauptungen einiger namenloser Eltern, die dem Impfstoff die Schuld an dem Problem geben mussten, weil ihre Kinder genau aus diesem Grund ins Krankenhaus gebracht worden waren – was der *Lancet* und seine Leser aber nicht wussten. Der ehemalige in Ausbildung befindliche Darmchirurg Wakefield bestritt dies.

Außerdem wurden die Kriterien der Patientenauswahl, Krankengeschichten und neuropsychiatrische Diagnosen gefälscht. Bei keinem einzigen dieser zwölf Kinder stimmten die Angaben im *Lancet*-Artikel mit der Dokumentation des National Health Service überein, und in keinem einzigen Fall konnte die angebliche Diagnose einer entzündlichen Darmerkrankung bestätigt werden. Als man anderen Fachleuten die Ergebnisse der pathologischen Untersuchungen zeigte, erklärten sie, dass diese Befunde größtenteils normal und die Veränderungen in fast jedem Darm zu finden seien. Die Originaldias sollen angeblich verloren gegangen sein – eine beliebte Ausrede von Menschen, die wegen Betrugs in Schwierigkeiten geraten: »Tut mir leid, aber die Termiten haben meine Unterlagen gefressen!«

Da ist es eigentlich kein Wunder, dass das Gremium des General Medical Council entschied, dass wichtige Teile des *Lancet*-Artikels auf absichtlicher Irreführung beruhten. Die Autoren hatten in dem Artikel das wichtigste gastroenterologische Problem der Kinder ausgelassen: Fast alle litten unter schwerer Verstopfung, und die Ergebnisse ihrer Standard-Bluttests auf Entzündungen waren normal; doch auch das wurde verschwiegen. Einige Kinder hatten bereits vor der Impfung besorgniserregende Gesundheitsprobleme gehabt. Einige wurden Monate danach als normal eingestuft. Einige litten gar nicht unter Autismus.

Wakefield behauptete, nichts mit den pathologischen Befunden zu tun zu haben, obwohl in dem Artikel stand, dass er die Biopsien gemeinsam mit dem Pathologen und einem Praktikanten begutachtet habe: »Alle Gewebeproben wurden von drei anderen klinischen und experimentellen Pathologen (APD, AA, AJW) untersucht.«[33] (Der *Lancet*-Artikel ist nach wie vor kostenlos auf der Webseite der medizinischen Fachzeitschrift nachzulesen; auf jeder Seite steht in großen, gefetteten roten Buchstaben »ZURÜCKGEZOGEN.«) Wakefield hat seitdem behauptet, dass diese Aussage falsch sei – ziemlich merkwürdig, zumal er doch Erstautor des Artikels ist und letztendlich die Verantwortung dafür trägt, dass alle darin gemachten Angaben stimmen – nicht zuletzt natürlich auch die Beschreibung der Rolle, die er selbst bei den Untersuchungen gespielt hat.

Keine seriöse Forschungsethikkommission hätte solche »Forschung« ins Blaue hinein, wie Wakefield sie im Auftrag von Barr unternommen hat, gebilligt. Und ohne diese Billigung hätte keine seriöse medizinische Fachzeitschrift einen Artikel auf der Basis solcher Untersuchungen veröffentlicht. Wakefield behauptete fälschlicherweise, dass eine aufwendige fünftägige Serie invasiver und belastender Eingriffe an den Kindern – einschließlich Anästhesie, Ileokoloskopien, Lumbalpunktionen, Hirn-MRTs, EEGs, Breischluck-Untersuchungen und Röntgenaufnahmen –, die als Basis für die geplante Klage vorgeschlagen wurden, von der Ethikkommission des Royal Free Krankenhauses genehmigt worden war.

Deer deckte auf, dass man der Kommission nicht die Wahrheit über das Projekt gesagt und dass es gar keine solche Genehmigung gegeben hatte. In einer Antwort auf Deers Anschuldigungen im Jahr 2004 bestritten Wakefield und seine wichtigsten Mitarbeiter, die Kinderärzte John Walker-Smith und Simon Murch, diese brisante Enthüllung und gaben eine offizielle Erklärung dazu ab. Doch nachdem sie bei der GMC-Anhörung mit den Beweisen konfrontiert worden waren, änderten sie ihre Darstellung und behaupteten nun, dass sie – trotz eindeutiger Vorschriften – gar keine solche Genehmigung gebraucht hätten.

Bei Wakefields Grundlagenforschung lag der Sachverhalt ganz ähnlich: Er hatte seine geschäftlichen Unternehmungen auf seiner eigenen Theorie aufgebaut, nach der sowohl entzündliche Darmkrankheiten als auch Autismus auf eine Dauerinfektion mit dem Masernvirus zurückzuführen seien, das als abgeschwächtes Lebendvirus im MMR-Impfstoff enthalten ist. Deer enthüllte jedoch, dass aufwendige molekulare Tests, die in Wakefields eigenem Labor durchgeführt und deren Ergebnisse verschwiegen worden waren, keine Spuren einer Maserninfektion in den Bauchorganen oder im Blut der Kinder ergeben hatten. Es gab auch entscheidende Mängel bei einer Studie, die offenbar Wakefield bestätigte, unter anderem basierend auf Materialien, die Wakefield geliefert hatte. Dieser Betrug führte Tausende von Familien mit autistischen Kindern sowohl in Großbritannien als auch in den USA in die Irre: Sie waren daraufhin jahrelang in hoffnungslose Rechtsstreitigkeiten verstrickt, die fast ausschließlich auf Wakefields Maserntheorie basierten.

Zwei Jahre vor den von Deer publizierten Enthüllungen fasste die American Academy of Pediatrics den Konsens zusammen: »Zahlreiche Studien haben Andrew Wakefields Theorie widerlegt, dass der MMR-Impfstoff mit Darmerkrankungen und Autismus in Zusammenhang steht. [...] Sämtliche Aspekte von Dr. Wakefields Theorie sind widerlegt worden.« In den USA kamen zu dem betrügerischen Barr-Wakefield-Deal auch noch die von amerikanischen Anwälten aufgestellten Behauptungen, dass ein quecksilberhaltiges Konservierungsmittel des Impfstoffs namens Thimerosal ebenfalls zu den Gesundheitsproblemen der Kinder beigetragen habe (siehe unten).

In ihrer Erwiderung auf Deers Enthüllungen bestritten Wakefields Unterstützer, dass sie Geld für seine wissenschaftlichen Untersuchungen angenommen hätten, und obwohl Deer den Arzt mit Anschuldigungen bombardierte (er habe teilweise bezahlte Abstriche durchgeführt und sei ein Spinner), priesen sie Wakefield als »Helden«. Durch Wakefields Schwindel kam es nun wieder zu manchmal tödlich verlaufenden oder hirnschädigenden Masernausbrüchen. Außerdem machten jetzt unzählige Eltern die Hölle durch, weil sie es für ihre eigene Schuld hielten, wenn ihr Sohn oder ihre Tochter Autismus entwickelte, weil sie der Impfung zugestimmt hatten.

Wakefield bestritt jegliche Interessenkonflikte und behauptete, nie gesagt zu haben, dass MMR Autismus verursachte. Aber Dokumente – und auch Patente – belegten dies eindeutig. Außerdem veröffentlichte Wakefield eine Reihe gefälschter Berichte, um den MMR-Impfstoff in Misskredit zu bringen. Selbst als er bereits wusste, dass seine Behauptungen als unbegründet entlarvt worden waren, promotete er sie von einem umstrittenen Unternehmen in Austin, Texas, aus nach wie vor. Nachdem er im Oktober 2001 vom Royal Free Hospital entlassen worden war, hatte er in diesem Unternehmen einen Posten mit einem Jahreseinkommen von 280 000 Dollar pro Jahr inne, der aus seiner Kampagne heraus entstanden war.

Während der gesamten Untersuchung verweigerte Wakefield die Zusammenarbeit, reichte grundlose Beschwerden ein und gab Erklärungen ab, in denen er alles leugnete. Außerdem initiierte er eine zweijährige, von der Medical Protection Society (einer Institution, die Ärzte gegen Patienten verteidigt) finanzierte Verleumdungsklage, nur um seine Gegner zum Schweigen zu bringen, und zog diese Klage dann zurück, nachdem sie 1,3 Millionen Pfund (2 Millionen Dollar) gekostet hatte. Als Reaktion darauf drängten Deer und Channel 4 auf ein zügiges Verfahren und beschuldigten Wakefield öffentlich, »immer nur auszuweichen und die Unwahrheit zu sagen«. Sein Verhalten während des Prozesses wurde auch von einem Richter des Obersten Gerichtshofs verurteilt, der erklärte, Wakefield versuche, aus der Existenz dieses Verfahrens jeden möglichen Vorteil zu ziehen, ohne es vorantreiben zu wollen, und benutze die Klage als Waffe, um die Diskussion und Debatte über ein wichtiges öffentliches Thema zum Schweigen zu bringen.

Mit erdrückenden Beweisen für sein Fehlverhalten konfrontiert, heckte Wakefield eine absurde Verschwörungstheorie aus, um die Angriffe gegen seine Person zu erklären und zu begründen, warum er das, was er als »Impfstoffgeheimnisse« bezeichnete, nicht preisgeben konnte. Er bestritt auch, die Ergebnisse seiner Untersuchungen manipuliert zu haben. »Die Vorstellung, dass irgendein Wissenschaftler seine Daten auf so raffinierte Art und Weise frisieren kann, dass die medizinische Welt nicht dahinterkommt, und daraus persönlichen Nutzen zieht, ist himmelschreiender Unsinn«, argumentierte er in einer Erklärung vom März 2009. »Mr. Deer behauptet, dass ein ausgebildeter Arzt und Wissenschaftler mit gutem Ruf plötzlich beschlossen hat, zum Zweck seiner eigenen Bereicherung Daten zu fälschen.«

Am 28. Januar 2010 – nach insgesamt 197 Tage dauernden Beweisführungen, Eingaben und Beratungen – fällte ein aus drei Ärzten und zwei medizinischen Laien bestehendes Gremium, das mit der Anhörung des GMC-Falls betraut war, ein Urteil, das Deer vollständig rehabilitierte. Die Mitglieder dieses Gremiums brandmarkten Wakefield als »unehrlich«, »unethisch« und »herzlos« und befanden ihn in ungefähr 36 Anklagepunkten für schuldig, darunter vier Punkten wegen Unehrlichkeit und zwölf wegen Missbrauchs von Kindern mit Entwicklungsstörungen. Seine Forschungsarbeit wurde für unredlich befunden; außerdem warf man ihm vor, sie ohne Zustimmung einer Ethikkommission durchgeführt zu haben. Fünf Tage später zog der *Lancet* seinen Artikel als »völlig falsch« zurück, was internationales Medieninteresse weckte und dazu führte, dass weitere wissenschaftliche Fachartikel zurückgezogen wurden.

Drei Wochen später, am 17. Februar 2010, wurde Wakefield von den Direktoren seines Unternehmens in Texas ausgebootet. Später strich man ihn aus dem britischen Ärzteverzeichnis. Das war das Ende seiner medizinischen Karriere.

Der Herausgeber des *Lancet*, Richard Horton, nahm Wakefield in Schutz. Nach viermonatigen Ermittlungen unterrichtete Deer das Führungsteam der medizinischen Fachzeitschrift im Jahr 2004 fünf Stunden lang über seine Erkenntnisse. Noch am selben Tag besprach er die Angelegenheit mit Horton und fünf weiteren Redakteuren. Deer hatte erwartet, dass Horton eine Untersuchung für notwendig erachten würde, um die komplexen Zusammenhänge zu entwirren und einen möglichen Forschungsbetrug, scrupellose Behandlung gefährdeter Kinder und Wakefields Interessenkonflikt aufgrund seiner Zusammenarbeit mit dem Anwalt aufzudecken. Doch innerhalb von 48 Stunden und in Kooperation mit den drei Hauptautoren der Zeitschrift setzte *Lancet* eine ganze Lawine von Leugnungen in Gang – Äußerungen, die die Zeitschrift seither nicht zurückgenommen hat.

Wakefield traf bereits im Verwaltungsgebäude des *Lancet* ein, bevor Deer es verließ. Alle drei Hauptautoren hatten früher beim Royal Free Hospital gearbeitet; auch Horton war dort Ende der 1980er-Jahre tätig gewesen: Ein Jahrzehnt vor dem Erscheinen von Wakefields Artikel hatte Horton in der Abteilung für Lebererkrankungen des Krankenhauses geforscht – Wakefield hatte auf demselben Korridor in der Gastroenterologie gearbeitet.

»Ich bedaure die Veröffentlichung des Wakefield-Artikels nicht«, schrieb Horton – auf dem Höhepunkt der britischen Impfpanik – im Jahr 2003 in einem Buch. »Medizinischer Fortschritt hängt davon ab, dass neue Ideen ungehindert geäußert werden können. Nur durch dieses Bekenntnis zur freien Meinungsäußerung in der Wissenschaft konnte der feste Zugriff, den die Religion früher auf das Weltverständnis der Menschen hatte, gelockert werden.«

Horton legte seine Position im März 2010 dar, nachdem die Ergebnisse des Gremiums des General Medical Council Deers Angaben hundertprozentig bestätigt hatten:

»Wir baten die Institution, in der die Forschungsarbeit stattgefunden hatte – das Royal Free Hospital –, eine Untersuchung durchzuführen […] Das haben sie daraufhin auch getan und Wakefield von jeglichem Fehlverhalten freigesprochen.« Aber aus den Dokumenten, E-Mails und Antworten, die im Namen des Informationsfreiheitsgesetzes beschafft wurden, ging nicht hervor, dass eine formelle Untersuchung stattgefunden hatte. Was dabei herauskam, war lediglich ein Gerangel mit dem Ziel, Deers Behauptungen gleich in den 48 Stunden, nachdem er seine Informationen offengelegt hatte, zu diskreditieren. Aus den Dokumenten ging hervor, dass Horton, die Hauptautoren der Zeitung und die medizinische Fakultät des Royal Free Hospital verzweifelt alle ihre Kräfte gegen Deer mobilisierten. Hätte es die Untersuchung durch das General Medical Council nicht gegeben, die Gerüchten zufolge 6 Millionen Pfund (9 Millionen Dollar) gekostet hat, wäre Wakefields Betrug wahrscheinlich für immer geleugnet und vertuscht worden.

Das Leugnen begann, kaum dass Deer am 18. Februar 2004 das *Lancet*-Gebäude verlassen hatte. In Hortons Privatbüro tauschten sich die Ärzte zu der Affäre aus und entwickelten eine Strategie. Wakefield leugnete, selbst Geld erhalten zu haben, und die Kindergastroenterologen Walker-Smith und Murch bestritten ebenfalls jegliches Fehlverhalten. Sie leugneten auch, dass einige der Kinder für Wakefields Untersuchung nicht spontan überwiesen, sondern gezielt angeworben worden waren, und dass es keine Genehmigung vonseiten einer Ethikkommission gegeben hatte. Kurzum: Die Angeklagten unterzogen ihr eigenes Verhalten einer Überprüfung, und am Ende wurde Wakefield, wie Horton erklärte, »von jeglichem Fehlverhalten freigesprochen«.

Doch nur 17 Tage später, am 6. März 2004, veröffentlichten zehn der elf Koautoren von Wakefield (den zwölften konnten sie nirgends erreichen), darunter Walker-Smith und Murch, eine sogenannte *Retraction of an interpretation* (»Rücknahme einer Interpretation«):[34]

»Hiermit möchten wir klarstellen, dass in diesem Artikel kein kausaler Zusammenhang zwischen MMR-Impfstoff und Autismus hergestellt wurde, weil die Daten dazu nicht ausreichten. Es wurde jedoch die Möglichkeit eines solchen Zusammenhangs angesprochen, und die daraus folgenden Ereignisse hatten erhebliche Konsequenzen für die öffentliche Gesundheit. In Anbetracht dieser Tatsache halten wir jetzt den Zeitpunkt für gekommen, die in dem Artikel vorgenommene Interpretation dieser Befunde gemäß einem Präzedenzfall gemeinsam offiziell zurückzuziehen.«

Der *Lancet* brauchte weitere sechs Jahre – also insgesamt zwölf Jahre –, um seinen auf Schwindel beruhenden Artikel zurückzuziehen. Als

Wakefield sich weigerte, die von seinen Arbeitgebern geforderte Wiederholungsstudie durchzuführen, entließen sie ihn.

Im Januar 2011 bezeichnete der Chefredakteur des *British Medical Journal* Wakefields Untersuchungen als »ausgeklügelten Schwindel« und beschuldigte die medizinische Fakultät des Royal Free Hospital und den *Lancet* »institutionellen und redaktionellen Fehlverhaltens«.[35,36] Obwohl das General Medical Council Wakefield in rund drei Dutzend Anklagepunkten für schuldig befunden hatte, deckte der *Lancet* ihn weiterhin. Die Herausgeber des *BMJ* schrieben dazu:[37]

»Der *Lancet*-Artikel wurde natürlich zurückgezogen – aber wegen eines sehr viel geringeren Fehlverhaltens, als inzwischen zutage getreten ist. In der Erklärung wird zitiert, was das GMC herausgefunden hatte: nämlich, dass die Patienten nicht nacheinander überwiesen worden waren und die Studie von keiner Ethikkommission genehmigt worden war. Dadurch bleibt für all jene, die weiterhin glauben wollen, dass die wissenschaftliche Untersuchung – so fehlerhaft sie auch gewesen sein mag – in ihren Ergebnissen trotzdem zutreffend ist, immer noch ein Hintertürchen offen. Wir hoffen, dass dieses Hintertürchen für immer verschlossen wird, wenn der Artikel als Schwindel deklariert wird.«

Wakefields Betrug hatte sowohl kurz- als auch langfristige Folgen. In England lehnten Eltern die MMR-Impfung für ihre Kinder ab, und die Impfraten sanken von 91 Prozent im Jahr 1998 auf unter 80 Prozent im Jahr 2003.[38]

In London kam es zu Masernausbrüchen, die sich schnell auch auf Schottland und Irland ausbreiteten. Im Jahr 2002 wurden in Irland 100 Kinder mit masernbedingter Bronchopneumonie oder akuter Gehirnentzündung ins Krankenhaus eingeliefert, und drei Kinder starben an Masern-Enzephalitis. Ein weiteres Kind verstarb im Jahr 2006 in England während einer Masern-Epidemie an Komplikationen dieser Erkrankung.

Vaxxed: Die schockierende Wahrheit – ein katastrophaler Film unter Regie von Dr. Wakefield

Gibt es Wakefield immer noch, und richtet er nach wie vor Schaden an? Oh ja – sogar eine ganze Menge. Im Jahr 2009 glaubte einer von fünf Vätern/Müttern in den USA, dass Impfstoffe Autismus verursachen.[39]

Im Jahr 2016 kam der Film *Vaxxed: Die schockierende Wahrheit* in die Kinos. Auf der Homepage vaxxedthemovie.com wurden folgende Informationen über diesen Film gegeben:

> »Im Jahr 2013 erhielt der Biologe Dr. Brian Hooker einen Anruf eines leitenden Wissenschaftlers der US-amerikanischen Seuchenschutzbehörde Centers for Disease Control and Prevention (CDC), der im Jahr 2004 die Studie der Behörde über den Masern-Mumps-Röteln-Impfstoff (MMR) und seine Zusammenhänge mit Autismus geleitet hatte.
>
> Dieser Wissenschaftler (ein Mann namens Dr. William Thompson) gestand in dem Telefonat ein, dass die CDC in ihrem Abschlussbericht wichtige Daten ausgelassen hatte, die einen kausalen Zusammenhang zwischen dem MMR-Impfstoff und Autismus zeigten. Über mehrere Monate hinweg zeichnet Dr. Hooker seine Telefongespräche mit Dr. Thompson auf, der ihm die von seinen Kollegen bei der CDC vernichteten vertraulichen Daten zur Verfügung stellt.
>
> Dr. Hooker bittet Dr. Andrew Wakefield um Hilfe – jenen britischen Gastroenterologen, der fälschlicherweise beschuldigt wird, die Anti-Impf-Bewegung ins Leben gerufen zu haben, als er im Jahr 1998 erstmals berichtete, dass der MMR-Impfstoff Autismus verursachen könnte. In seinem fortwährenden Engagement für die Gesundheit von Kindern führt Dr. Wakefield Regie bei diesem Dokumentarfilm, der die Beweise für eine entsetzliche Vertuschung untersucht – begangen von einer Regierungsbehörde, die doch eigentlich dem Schutz der Gesundheit amerikanischer Bürger dienen sollte.
>
> Interviews mit Pharma-Insidern, Ärzten, Politikern und Eltern durch Impfstoffe geschädigter Kinder enthüllen einen alarmierenden Betrug, der zu einem sprunghaften Anstieg der Häufigkeit von Autismus und zur vielleicht katastrophalsten Epidemie unserer Lebzeiten beigetragen hat.«

Die zwei wichtigsten Behauptungen dieses Films sind, dass der MMR-Impfstoff Autismus verursacht und dass die CDC einen Betrug begangen hat, um nicht zugeben zu müssen, dass ihre eigene Studie dieses Problem nachgewiesen hat. Wenn das alles stimmen würde, wäre *Vaxxed* ein guter

Film und hätte viele Preise gewonnen. Doch da beide Prämissen falsch sind, kann man ihn höchstens als Anti-Impf-Propagandafilm bezeichnen.

Wie bereits erwähnt, ist es durchaus verständlich, dass Eltern schwer autistischer Kinder, die vorher gesund gewesen waren, nach einer Erklärung für den Ausbruch dieser Erkrankung suchen. Autismus kann verheerende Auswirkungen haben. Die bekanntesten Symptome sind extreme Schwierigkeiten bei der Bewältigung unerwarteter Veränderungen im Tagesablauf oder persönlichen Umfeld und ein extremer Fokus auf sehr spezifischen Themen. Mit ihren rigiden Verhaltensweisen isolieren sich die Patienten oft selbst von ihrer Umgebung, haben aber ohnehin kein sehr großes Bedürfnis nach sozialen Interaktionen. Außerdem zeigen die Patienten Verhaltensweisen, die sich permanent wiederholen:

- wiederholte Körperbewegungen wie Wedeln mit den Händen, Hin-und-her-Schaukeln des Körpers, Sich-im-Kreis-Drehen oder ständige Bewegung
- zwanghafte Anhänglichkeit gegenüber ungewöhnlichen Gegenständen wie Gummibändern oder Lichtschaltern
- Wiederholung desselben Satzes
- große Verzweiflung oder Schwierigkeiten, wenn sie ihre Aufmerksamkeit auf etwas anderes richten sollen

Außerdem neigen Menschen mit Autismus manchmal zu einer ungewöhnlichen Körperhaltung oder Mimik, abnormalem Tonfall, ausdrucksloser oder monotoner Sprechweise und vermeiden Blickkontakt. Es kann zu Defiziten im Sprachverständnis und verzögertem Sprechenlernen kommen. Schwer betroffene Patienten benötigen große Unterstützung in ihrem täglichen Leben.

Ich gehe davon aus, dass der Produzent des Films – der Medizinjournalist Del Bigtree – wirklich daran glaubte, was er tat; aber das ist keine Entschuldigung, denn ein Journalist hat die Pflicht, objektiv und unparteiisch zu sein und seine Quellen zu überprüfen. Auf der Homepage, die erklärt, warum er diesen Film gedreht hat, erzählt er von den treibenden Kräften hinter der »Impfgegner«-Bewegung:

Bigtree schreibt, dass Wakefield »die wohl umstrittenste Figur der modernen Medizin« sei. Man habe ihn (Bigtree) darauf hingewiesen, dass ein leitender Wissenschaftler des CDC (Dr. William Thompson) im Internet zugegeben hatte, dass er und fünf Kollegen bei ihrer MMR-Impfstoffstudie im Jahr 2004 Betrug begangen hätten, indem sie die Tatsache vertuschten, dass der Impfstoff ursächlich mit Autismus in Verbindung gebracht wurde.

Bigtrees Meinung nach waren die Beweise unbestreitbar, und die »CDC schien die Welt belogen zu haben«. Bigtree verwies auf Thompson, als er behauptete, dass »während der Studie in mehreren verschiedenen Populationen hochsignifikante Zunahmen des Autismus-Risikos festgestellt worden seien und die CDC alles getan habe, um das zu vertuschen – vom Rauswurf von Kindern aus der Studie bis hin zum Wegwerfen von Daten«.

Bigtree erklärt, dass diese Geschichte ohne Wakefield nie aufgedeckt worden wäre. Bigtree war erstaunt darüber, dass die Anschuldigungen gegen Wakefield »von einem freiberuflichen Journalisten namens Brian Deer initiiert wurden – einem Mann, der für Rupert Murdoch einen Artikel in der Sunday Times schrieb, der wissenschaftlich ungefähr so korrekt war wie eine Klatschspalte«. Außerdem kritisierte Bigtree, dass das britische General Medical Council Wakefield die ärztliche Approbation entzogen hat. In Anbetracht der Tatsache, dass Wakefield zwölf Koautoren hatte, fand er es absurd zu behaupten, dieser habe mithilfe gefälschter Daten einen betrügerischen Artikel erstellt.

Bigtree bestreitet, Wakefield habe unnötige Eingriffe an unschuldigen Kindern vorgenommen, und meint, die Eltern hätten ihre Kinder ins Krankenhaus gebracht, weil sie zusätzlich zu ihrem Autismus auch noch unter quälenden Schmerzen im Magen-Darm-Trakt und Darmproblemen litten.

Bigtree vergleicht Wakefield mit Galileo, der ebenfalls verfolgt wurde, und schreibt, dass »wir möglicherweise die Schuld an einer Autismus-Epidemie auf uns laden, die das Ende unserer Zivilisation bedeuten könnte: In weniger als 40 Jahren sei die Häufigkeit dieser Erkrankung von 1 von 10 000 auf 1 von 45 Kindern in die Höhe geschnellt«. Er stellt fest, dass die Zunahme der Häufigkeit von Autismus einer perfekten Exponentialkurve folge und dass, wenn nichts dagegen getan würde, im Jahr 2032 eines von zwei Kindern, die zur Welt kämen, an einer Autismus-Spektrum-Störung leiden würden. Das sei eine Katastrophe von epischen Ausmaßen.

Hätte Bigtree die vielen Enthüllungen von Brian Deer im *British Medical Journal* gelesen und gewusst, welche Unterstützung Deer von dessen Redakteuren und dem *General Medical Council* erhalten hat,[40,41,42,43,44,45,46] hätte er so etwas nicht schreiben können – und wenn, dann höchstens aus vorsätzlicher Ignoranz. Es ist empörend, dass Bigtree Deers bahnbrechende

Recherchen mit einer Klatschspalte vergleicht und schreibt, er habe dieses unglückliche Hindernis für den medizinischen Fortschritts »ausgeheckt«.

Bigtree hält es für absurd zu glauben, dass Spitzenwissenschaftler aufgrund gefälschter Daten einen betrügerischen Artikel verfasst haben könnten. Als Produzent einer medizinischen Talkshow sollte er aber eigentlich wissen, dass so etwas schon oft passiert ist – und zwar auch in letzter Zeit. Außerdem ist es durchaus üblich, dass hochkarätige Forscher ihren Namen unter Artikel setzen, über die sie kaum etwas wissen, und dass ein Mitglied eines Autorenteams einen Betrug begeht – oft ohne Wissen der anderen Autoren.

Bigtree spricht von einer Autismus-Epidemie, die das Ende unserer Zivilisation bedeuten könnte. Natürlich ist es besorgniserregend, dass die Häufigkeit von Autismus zunimmt; aber sie ist bei Weitem nicht so hoch wie die von Bigtree postulierte Zunahme um das 200-Fache. Die diagnostischen Kriterien für Autismus und Autismus-Spektrum-Störungen sind in den letzten 40 Jahren deutlich erweitert worden. Man kann nicht behaupten, etwas hätte 200-fach zugenommen, wenn es sich um etwas anderes handelt. Laut Angaben des CDC hat die Häufigkeit des Autismus von 2000 bis 2014 nur um das 2,5-Fache zugenommen, und in Wirklichkeit ist die Zunahme wahrscheinlich noch viel geringer, weil die Häufigkeit psychiatrischer Diagnosen durch Medienkampagnen und erhöhte öffentliche Aufmerksamkeit auch unter Ärzten erheblich ansteigen kann. Viel interessanter wäre es, zu wissen, ob es auch einen Anstieg bei den schwersten Fällen gegeben hat, die immer diagnostiziert werden.

Der Film macht viel von der Vorhersage eines Informatikers her, der erklärt, dass – wenn das gegenwärtige exponentielle Wachstum der Anzahl von Autismus-Diagnosen anhält – bis zum Jahr 2032 80 Prozent aller Jungen Autisten sein werden. Geht es nicht noch ein bisschen höher? Warum nicht noch ein paar Jahre mehr hochrechnen und auf 100 Prozent kommen?

Entgegen Bigtrees Vorhersage hat die Pharmaindustrie keine Armee von Bloggern organisiert, um den MMR-Impfstoff zu verteidigen. Nur die Impfleugner haben das Internet mit ihren Schmutzkampagnen überzogen.

Der sogenannte CDC-Whistleblower hat keinen eindeutigen Beweis geliefert

Bigtree schreibt, dass Thompson einen hochsignifikanten Anstieg des Autismusrisikos in mehreren verschiedenen Populationen festgestellt hat.

Der ganze Film baut auf dieser Aussage auf, was auch in seinem Abspann deutlich wird: »Mit tief empfundenem Dank an Dr. William Thompson. Ein Film von Autism Media Channel, 2016.«

Wenn Thompsons Behauptung nicht stimmte, würde dies also dem ganzen Film seine Grundlage entziehen. Und sie stimmt tatsächlich nicht. Ich habe bei Google nach seinem sogenannten »Whistleblowing« gesucht, aber nichts Bedeutsames gefunden – keine Fakten, sondern nur Meinungsäußerungen von Impfleugnern, was mich in meinem Verdacht bestärkte, dass an der Geschichte etwas nicht stimmte. Auf der Webseite der Psychiaterin Kelly Brogan fand ich folgendes Statement:

> *»Wir Eltern auf der ganzen Welt wissen schon seit 7 Jahrzehnten [sic; 70 Jahren] – und die Grundlagenforschung bestätigt dies –, dass Impfstoffe tatsächlich Autismus verursachen [sic; fett gedruckt] […] Auf Dr. Brian Hookers Bitten um die Originalunterlagen der MMR-Studie (wobei er sich auf das Informationsfreiheitsgesetz berief) hat Dr. William Thompson, ein Impfsicherheitsforscher der CDC, dem Druck seines Gewissens nachgegeben und ist als Whistleblower aufgetreten. Diese Dokumente zeigten einen 3,4-fachen Anstieg der Inzidenz von Autismus bei afroamerikanischen Jungen, die in einem gewaltsamen Akt wissenschaftlichen Betrugs aus den Endergebnissen der Studie gelöscht wurden […] Dr. Hooker hat den unverfälschten Befund hier veröffentlicht.«*[47]

»Hier« war ein Link zu Hookers Studie. Brogan erwähnte aber nicht, dass diese Publikation zurückgezogen worden und auch dementsprechend gekennzeichnet war!

Es ist schwierig, den großen Wirbel zu verstehen, der um die CDC-Studie gemacht wurde. Sie ist nicht besonders interessant; interessant ist lediglich die Art und Weise, wie in dem Film Missbrauch damit getrieben wurde. Nachdem ich den Film gesehen und den Fachartikel über die Studie gelesen habe, muss ich sagen, dass das ganze Gedankengebäude des Films dadurch über den Haufen geworfen wird. Die Studie war gut gemacht. Die Wissenschaftler führten eine Fall-Kontroll-Studie in Atlanta durch, in der sie 624 Kinder mit Autismus mit 1824 Kontrollkindern ohne Autismus gegenüberstellten.[48] Ihre Studie ging von folgender Prämisse aus: Wenn der MMR-Impfstoff das Risiko für Autismus erhöht, der sich normalerweise vor dem 24. Lebensmonat entwickelt, dann müssten Kinder, die in jüngeren Jahren geimpft werden, ein höheres Risiko haben, an Autismus zu erkranken. Dies konnte aber nicht festgestellt werden. Die Gesamtaltersverteilung bei der ersten MMR-Impfung war bei Fall- und Kontrollkindern ähnlich ($p = 0{,}22$). Die Forscher analysierten ihre Daten auf verschiedene Weise, und ich finde ihre Ergebnisse sehr überzeugend.

Was hat Hooker also getan? Er verschaffte sich Zugang zu den Studiendaten von Thompson und begann dann einfach ins Blaue hinein nach Daten zu suchen, die in sein Bild passten, wobei er sich von Thompsons Ergebnissen leiten ließ. In der Forschung gilt dies als verbotene Datenexploration, wenn das Gesamtergebnis negativ ist. Wenn man dabei irgendetwas findet, ist es mit sehr hoher Wahrscheinlichkeit falsch.

Im Jahr 2014 berichtete Hooker, dass es einen Zusammenhang zwischen dem Zeitpunkt der MMR-Impfung und dem Auftreten von Autismus bei afroamerikanischen Kindern »ausschließlich bei Jungen« gebe, und zwar mit einem Risikoverhältnis (auch als relatives Risiko bezeichnet) von 1,73 (95-Prozent-Konfidenzintervall 1,09 bis 2,77) nach 24 Monaten und 3,36 (1,50 bis 7,51) nach 36 Monaten.[49] Solche Untersuchungen sind vollkommen hoffnungslos.

Erstens kann es in einer Fall-Kontroll-Studie keine Risikoverhältnisse geben, sondern nur Odds Ratios, worüber auch die CDC berichtet hatte.[50]

Zweitens sind schwarze Jungen eine Untergruppe einer Untergruppe; damit wird die »Suche ins Blaue hinein« bis zum Äußersten getrieben.

Drittens sind die Konfidenzintervalle breit, und die Untergrenze liegt nah bei eins. Eins würde bedeuten, dass es keinen Zusammenhang zwischen dem Impfzeitpunkt und der Entwicklung von Autismus gibt. Ein 95-Prozent-Konfidenzintervall von 1,09 bis 2,77 bedeutet, dass wir zu 95 Prozent sicher sind, dass die wahre Odds Ratio zwischen 1,09 und 2,77 liegt.

Viertens sind Fall-Kontroll-Studien Verzerrungen unterworfen, weshalb viele angesehene Epidemiologen erklären, dass aufgrund der Leichtigkeit, mit der man sich dabei täuschen lässt, nur überwältigende Ergebnisse glaubhaft sind.[51] Einige von ihnen halten eine Erhöhung der Odds Ratio nicht für überzeugend, es sei denn, das untere Ende des Konfidenzintervalls beträgt mindestens 3, was hier nicht der Fall war.

Fünftens: In der Wissenschaft kann eine Studie nicht für sich allein stehen, als sei sie die einzige Dokumentation im Universum. Normalerweise gibt es auch noch andere Studien, und in diesem Fall sind einige dieser Studien viel überzeugender. Die Wissenschaftler von der Centers for Disease Control and Prevention beziehen sich in ihrer Diskussion auf insgesamt sechs Beobachtungsstudien, die keinen Zusammenhang zwischen MMR-Impfung und Autismus feststellen konnten, und halten eine Kohortenstudie aus Dänemark in dieser Hinsicht für besonders überzeugend.[52] Ich stimme dem zu und werde im nächsten Abschnitt auf diese Studie eingehen. Wenn wir herausfinden möchten, ob ein Impfstoff Autismus verursacht, besteht das stärkste wissenschaftliche Studiendesign nicht darin, Kinder zu untersuchen, die bis auf sehr wenige Ausnahmen alle geimpft worden sind (wie die CDC es getan hat), sondern geimpfte mit ungeimpften Kindern zu vergleichen und sie danach zu beobachten, wie es in der dänischen Studie gemacht wurde.

Obwohl Bigtree und Wakefield die CDC-Studie kannten und in dem Film häufig zu Wort kommen, erwähnt keiner von ihnen, dass es viel stärkere Studien gibt, die keinen Zusammenhang zwischen dem Impfstoff und dem Auftreten von Autismus feststellen konnten. Das ist ganz typisch für diesen Film, der extrem einseitig ist. Seine Mission besteht darin, Wakefield zu rehabilitieren und der Welt klarzumachen, wie gefährlich der MMR-Impfstoff ist. Dabei handelt es sich nicht um einen Dokumentarfilm, sondern um reine Propaganda, die man am besten gleich wieder vergisst.

Vergessen werden sollte übrigens auch Hookers Studie, und das ist den Redakteuren auch sehr rasch klar geworden: Schon einen Monat nach ihrer Veröffentlichung zogen sie sie wieder zurück – was auch niemand, der sie liest, ignorieren kann, denn quer über dem Abstract steht in Großbuchstaben »Zurückgezogen«, und unter Hookers Namen gibt es auch einen Link zu einer Mitteilung, in der die Rücknahme erwähnt wird:

»Der Herausgeber und der Verleger bedauern, diesen Artikel zurückziehen zu müssen, da nicht deklarierte Interessenkonflikte des Autors bestanden, durch die der Peer-Review-Prozess beeinträchtigt wurde. Außerdem hat das Peer-Review nach der Veröffentlichung Bedenken hinsichtlich der Stichhaltigkeit der Methoden und der statistischen Analyse aufgeworfen, weshalb die Herausgeber kein Vertrauen mehr in die Richtigkeit der Ergebnisse haben. Wir entschuldigen uns bei allen Betroffenen für die entstandenen Unannehmlichkeiten.«[53]

In dem Film wurde nicht erwähnt, dass Hookers Studie zurückgezogen worden war; denn sonst hätte es ja keine Geschichte mehr zu erzählen gegeben. Stattdessen hat der Film Hookers Ergebnissen übermäßige Bedeutung beigemessen – was genauso ist, wie wenn jemand das Wort ergreift, obwohl er keine Argumente hat. Hooker behauptete, dass das Risiko für Afroamerikaner, nach der Impfung an Autismus zu erkranken, »astronomisch hoch« und statistisch hochsignifikant sei und dass es – handelte es sich um ein Erdbeben – bei Stärke acht auf der Richterskala liegen würde. Understatement scheint wirklich nicht Hookers Stärke zu sein!

Ich habe mir große Mühe gegeben, der Argumentation des Films zu folgen, der zu der Schlussfolgerung kam, dass die Wissenschaftler der CDC die Öffentlichkeit getäuscht hatten; aber es gab keine stichhaltigen Argumente dafür. Der Film versucht, die Zuschauer davon zu überzeugen, dass die CDC einen Betrug begangen hat, und zwar anhand von vier sogenannten Beweisstücken, wie in einem Gerichtsverfahren: Abweichung vom Analyseplan; Verschweigen von Daten; Vernichtung von Dokumenten und Behinderung der Justiz. Wir wollen diese Behauptungen nun einmal der Reihe nach unter die Lupe nehmen.

Wakefield behauptete, dass die Wissenschaftler von ihrem Analyseplan abwichen, als sie mit dem Risiko bei Afroamerikanern konfrontiert wurden. Darüber hinaus kritisierte er, dass die Daten über die ethnische Zugehörigkeit dieser Kinder nicht aus den Schulakten, sondern aus den Geburtsurkunden stammten, über die nur die Hälfte der Kinder verfügte, weil die übrigen in einem anderen Staat geboren worden waren. Die Wissenschaftler erklärten, dass sie sich auf diese Weise zusätzliche Informationen wie Geburtsgewicht und Schwangerschaftsalter sowie Gebärfähigkeit, Alter, ethnische Zugehörigkeit und Bildung der Mutter verschaffen konnten.[54]

Wurden Daten verschwiegen, und stellte dies ein Problem dar? Nein. Der Film ging auf die Altersgruppen ein, und es gab eine Tabelle (anscheinend aus Thompsons internem Bericht), die die Ergebnisse für sechs ziemlich eng beieinanderliegende Altersgruppen getrennt voneinander aufzeigte, während der veröffentlichte Artikel drei Altersgruppen anführte. Ich kann nicht erkennen, dass dies an den Ergebnissen etwas ändern würde, und die Auswahl der in dem Artikel genannten drei Altersgruppen war angesichts der Hypothese der Studie auch sehr sinnvoll. Wissenschaftler stellen ständig Gruppen zusammen, um mehr Klarheit zu schaffen. Der Film zeigte auch sogenannte handschriftliche Notizen von Coleen Boyle von der CDC – irgendetwas über die Neuformatierung und Zusammenlegung der Altersgruppen von 19–23 und 24–35 Monaten. Wakefield sagte dazu, dass die Wissenschaftler neue Altersgruppen – 0–11, 12–18 und 19–36 Monate –

ausprobiert hätten, dies aber fehlgeschlagen sei, sodass sie die Daten am Ende ganz verworfen hätten. Diese Kritik ist jedoch nicht gerechtfertigt. Die Wissenschaftler zeigten ihre Ergebnisse anhand dieser Altersgruppen auf und erklärten auch, warum: <18 Monate war ein Indikator für eine »pünktliche« Impfung gemäß dem empfohlenen Impfplan; <24 Monate war die Altersspanne, bis zu der sich bei den meisten Kindern mit Autismus eine atypische Entwicklung zeigt; und <36 Monate ist das Alter, bis zu dem autistische Merkmale aufgetreten sein müssen, um die DSM-IV-Kriterien für Autismus zu erfüllen.

Wurden Dokumente vernichtet? Laut Hooker wurde das getan, weil sie einen sehr starken statistisch signifikanten Effekt zeigten: Nur Thompson bewahrte diese Daten auf und gab sie Hooker, der eine offensichtlich unbegründete Beschwerde beim *Office of Research Integrity* einreichte. Dem Film zufolge bestritten alle beteiligten Personen außer Thompson, dass es ein Treffen gab, bei dem die Dokumente vernichtet wurden, und nannten ihn einen Lügner.

Thompson sollte die Ergebnisse der CDC-Studie vorstellen und kündigte an, er werde sagen, dass ein kausaler Zusammenhang bestehe. Doch dann nahm der Erstautor des Berichts, DeStefano,[55] die Sache in die Hand, und dem Film zufolge berichtete er dem Institute of Medicine fälschlicherweise, dass es keinen solchen Zusammenhang gebe. Ich muss sagen, dass ich Verständnis für die Entscheidung der CDC habe, Thompson die Ergebnisse nicht präsentieren zu lassen, da die Studie tatsächlich keinen kausalen Zusammenhang gezeigt hat. Und offensichtlich hat Thompson diese Schlussfolgerung sogar akzeptiert; schließlich war er Mitverfasser des CDC-Artikels.[56]

Mehr als zehn Jahre später übergab Thompson sämtliche Dokumente dem republikanischen Kongressabgeordneten Bill Posey, der am 29. Juli 2015 im Kongress einen Kommentar dazu abgab. Er empfahl eine gründliche Untersuchung und forderte den Kongress auf, Thompson vorzuladen, weil ihm eine Gefängnisstrafe drohe, wenn er sich ohne Vorladung zu Wort melde. Wakefield beklagte, dass der Kongress sieben Monate später immer noch nichts unternommen habe. Ich verstehe vollkommen, warum. Es gab einfach keine Befunde, aufgrund deren man etwas hätte unternehmen müssen.

Wurde die Justiz behindert? Nein. Der Film behauptete, dass die betrügerische Studie der CDC benutzt worden sei, um die Behauptungen zu bestreiten, dass Kinder durch den Impfstoff Autismus bekommen hätten. Aber für diese Behauptungen gibt es gar keine Grundlage.

Der Film ist auf verschiedenerlei Weise äußerst manipulativ. Ein kleiner Junge war angewiesen worden, zu sagen, dass isolierter Autismus ein großes Problem darstelle, weil alle gesunden Kinder dadurch gefährdet seien. Nach derselben Logik ist auch Fliegen ein großes Problem, weil wir dabei schließlich alle abstürzen könnten. Er sagt, dass seine Schwester 18 Monate alt sei und den MMR-Impfstoff bekommen solle und dass die Wahrscheinlichkeit, dass sie an Autismus erkrankt, siebenmal höher sei, als wenn die Eltern damit warten würden, bis sie drei Jahre alt ist. Bigtree verweist auf die CDC-Daten als Beweis für das »bis zu siebenfach« erhöhte Risiko. Aber die Kinder waren keine Afroamerikaner, sondern Weiße! Und die Konfidenzintervalle waren so breit, dass Bigtree genauso gut hätte sagen können: »fast kein erhöhtes Risiko«.[57] Als Kind gewann ich einmal einen Preis im Wert von 200 Dänischen Kronen für ein Foto, das ich mit einer Verschlusszeit von 1/250 Sekunden aufgenommen hatte. Ich könnte also jetzt sagen: »Schon als Kind habe ich viel Geld verdient – ganze 180 Millionen Dänische Kronen pro Stunde!« Stattdessen könnte ich aber auch sagen, dass ich damals nur 2 Kronen pro Stunde mit dem Pflücken von Erdbeeren verdient habe.

Der Film zeigt viele herzzerreißende Interviews mit Eltern, die glauben, dass ihr Kind durch Impfungen an Autismus erkrankt sei – durchsetzt mit Videoaufnahmen der in ihrer Funktionsfähigkeit stark eingeschränkten autistischen Kinder im Kontrast zu früheren Videos, in denen dieselben Kinder vor der Impfung glücklich und normal wirkten. Manchmal brechen die Eltern beim Erzählen dieser Geschichten in Tränen aus – ein kluger Schachzug, damit die Zuschauer diesen Einzelfallberichten mehr Glauben schenken als wissenschaftlichen Erkenntnissen.[58] Natürlich tun mir diese Eltern leid, und ich habe auch nichts gegen stark gefühlsbetonte Filmsequenzen, um Menschen davon zu überzeugen, dass sie handeln müssen – aber nur, wenn die Prämissen stimmen, was hier nicht der Fall ist.

Die Figuren des Films wurden sorgfältig ausgewählt, um den Zuschauern eine falsche Geschichte zu vermitteln. Luc Montagnier wurde für die Entdeckung des AIDS-Virus mit dem Nobelpreis ausgezeichnet, und der Film zeigt Teile dieser Zeremonie in Stockholm. In dem Film spricht Montagnier sich für die Autismustheorie aus. Er erwähnt, dass Autismus bei Afroamerikanern eine besonders wichtige Rolle spielt, und sagt, dass »dies natürlich ein hochgradiger Betrug« sei.

Eine Spezialistin für Autismus, Doreen Granpeesheh, spricht über die Ursachen dieser Erkrankung und erwähnt in diesem Zusammenhang eine sogenannte Unfähigkeit des Körpers, das zu entgiften, was er eigentlich entgiften sollte (Ausdrücke, die normalerweise nur von Quacksalbern verwendet werden). Die Gifte stammen von Impfstoffen, gentechnisch veränderten Produkten (ich glaube nicht, dass es damit irgendwelche Toxizitätsprobleme gibt) und Pestiziden in unserer Nahrung (dabei wurde nie ein Zusammenhang zwischen Pestiziden und Autismus nachgewiesen). Am schlimmsten ist, dass sie den Masernausbruch in Disneyland im Jahr 2014 (mit 644 Masernfällen) mit der Anzahl der Autismusfälle (die mit 1 082 353 angegeben wird) vergleicht.

Auch die Eltern in dem Film sind sorgfältig ausgewählt: Polly Tommey hat einen autistischen Sohn, dessen Erkrankung sie auf den MMR-Impfstoff schiebt. Sie ist Herausgeberin des *Autism File Magazine*, das pseudowissenschaftliche Anti-Impf-Parolen verbreitet und quacksalberische Autismus-Therapien promotet,[59] und bezeichnet ihre Mutter als »Homöopathie-Hippie«. Tommey hat beim *Autism Media Channel* eng mit Wakefield zusammengearbeitet.

Ich habe schon oft beobachtet, dass Menschen, die gegen Impfungen sind, eine enge Beziehung zur Alternativmedizin haben, obwohl diese vollkommen wirkungslos ist.[60] Denn wenn es anders wäre, würden die Ärzte sie nicht mehr als Alternativmedizin bezeichnen, sondern sie einfach anwenden.

In einem Großteil des Films wiederholt Wakefield dieselben Lügen, die er schon seit 20 Jahren darüber verbreitet, wie er dazu kam, Impfstoffe und Autismus zu untersuchen, ohne zu erwähnen, dass er dafür große Geldsummen von einem Anwalt angenommen hat, der Impfstoffhersteller verklagen wollte. Er vermittelt die klare Botschaft, dass der »CDC-Whistleblower« ihn rehabilitiert, und erzählt, wie er statt des MMR-Dreifachimpfstoffs den Einzelimpfstoff gegen Masern empfahl, ohne sein Patent auf diesen Impfstoff zu erwähnen.

Brian Deer, nach dessen Enthüllungen Wakefield splitternackt dastand wie in dem Märchen »Des Kaisers neue Kleider«, wird in dem Film jedoch nicht erwähnt.

Wakefield führte bei diesem Film Regie und sagt auf der Homepage des Films Folgendes darüber:

»In den letzten 20 Jahren musste ich mit ansehen, wie sich das Leiden von Autismus betroffener Menschen von Jahr zu Jahr vervielfacht. Was mit der Hoffnung auf ein neues Verständnis, auf neue und wirksame Behandlungsmethoden, ja sogar Vorbeugung begann, verwandelte sich in Verzweiflung, als Einzelinteressen ihren Einfluss auf die Medien ausnutzten, um die Wissenschaft und die Wissenschaftler zu vernichten.« Eine ziemlich gewagte Bemerkung, wenn man bedenkt, dass die Einzelinteressen, die diesen ganzen Sachverhalt verzerrt haben, seine eigenen waren. Und er fährt fort:

»Und dann – zwei Jahrzehnte und eine Million geschädigter Kinder später – beschloss ein Mann namens Dr. William Thompson (ein CDC-Insider), die Wahrheit zu sagen, und ließ das schon fast verglommene Feuer dieser ersten Hoffnung wiederaufflammen. Vor ein paar Jahren kam ich auf den Gedanken, dass man eigentlich selbst zu einem Medium werden müsste, um es mit den Medien aufnehmen zu können. Das beste Medium für diese Geschichte ist der Film. Unser Ziel war es, diese komplizierte Geschichte eines hochgradigen Betrugs mit diesem Film in einen größeren Zusammenhang zu stellen und darin die tragischen Geschichten ganz gewöhnlicher Familien zu erzählen, die von Autismus betroffen sind. Dieser Film zeigt der Öffentlichkeit eine finstere, unbequeme Wahrheit. Sie zu ignorieren, wäre äußerst unklug.«

Wakefield erkennt die Ironie seiner eigenen Worte nicht. Der »hochgradige Betrug« wurde von ihm selbst begangen, und der Film zeigt der Öffentlichkeit keine finstere, unbequeme Wahrheit, sondern eine finstere, unbequeme Lüge.

Der Film wurde vom New Yorker Tribeca Film Festival 2016 zurückgezogen, nachdem es deshalb einen öffentlichen Aufschrei gegeben hatte.[61] Der Mitbegründer des Festivals, Robert de Niro, der ein autistisches Kind hat, hatte das Auswahlverfahren umgangen, um dem Film *Vaxxed* bei diesem Festival eine Bühne zu geben. Er musste seine Entscheidung revidieren, was Wakefield als »Akt der Zensur« bezeichnete.

Im Jahr 2018 stellte der *Guardian* fest, dass Wakefield unter der Anti-Establishment-Präsidentschaft von Donald Trump in den USA zu einer führenden Kapazität geworden war und weltweit einen geradezu erschreckenden Einfluss ausübte.[62] Wakefield und seine Unterstützer beharren darauf, dass die Mainstream-Wissenschaft im Irrtum sei und sich einfach nicht vom Gegenteil überzeugen lassen wolle. Die Verschwörungstheorien der Anti-Impf-Bewegung, für die *Vaxxed* eines der besten Beispiele ist, sind überall im Internet zu finden, und die offensichtliche Akzeptanz

Wakefields in der US-amerikanischen Oberschicht kann diese Theorien nur noch weiter anheizen.

Das erinnert mich an einen berühmten dänischen Geschäftsmann, der einmal gesagt hat: »Es ist ganz egal, ob du schlechte Presse bekommst; das ist immer noch besser als gar keine Presse.«

Wakefield ist der Hauptgrund, warum viele Eltern sich weigern, ihre Kinder impfen zu lassen und alle möglichen Bedenken verbreiten – nicht nur im Hinblick auf MMR, sondern auf Impfungen im Allgemeinen.

In Amerika entstand eine erbitterte Anti-Impf-Bewegung, nachdem Wakefield bei vielen Autismus-Konferenzen in den USA Vorträge gehalten hatte und im November 2000 sogar im CBS-Nachrichtenmagazin *60 Minutes* aufgetreten war, wo er den MMR-Impfstoff mit einer – wie er es nannte – »Autismus-Epidemie« in Zusammenhang brachte. Als Nächstes behaupteten Aktivisten, dass alle Impfstoffe verdächtig seien.

Wakefields falsche Behauptungen bilden die Grundlage für eine kontinuierliche Spendensammelaktion von Eltern autistischer Kinder, von denen viele glauben, dass Wakefield sich für ihre Sache einsetze.

Die Alliance for Human Research Protection bezeichnet Wakefield als Helden

Als ich im Jahr 2016 darum bat, meinen Namen von der Webseite https://ahrp.org/ der Alliance zu entfernen, bestand die Biografie von Wakefield noch aus zwei Seiten. Als ich 2019 nochmals nachschaute, waren daraus bereits zwölf Seiten geworden. In beiden Versionen wird Wakefield folgendermaßen zitiert:

> *»Ich war nicht für ihre klinische Betreuung verantwortlich – das wurde von einer Gruppe hervorragender Gastroenterologen übernommen, die zweifelsfrei bestätigten, dass diese Kinder an einer entzündlichen Darmkrankheit leiden, und diese Erkenntnis ist inzwischen weltweit repliziert worden.«*

Dabei litt keines der zwölf Kinder, über die Wakefield im *Lancet*-Artikel schrieb, an einer chronisch-entzündlichen Darmerkrankung, und diese

»Erkenntnis« wurde auch nicht repliziert. In der Biografie wimmelt es auch noch von anderen gravierenden Fehlern, abfälligen Kommentaren, schillernden Adjektiven und Verschwörungstheorien, wie sie für Impfleugner typisch sind. Sie ist gleichzeitig auch eine Hetzkampagne gegen Brian Deer und hebt Wakefield in den Himmel.

Wakefields »schlechter Ruf« soll durch eine Reihe schonungsloser, sensationslüsterner Artikel entstanden und diese Kampagne soll vom Chefredakteur des *British Medical Journal* neu entfacht worden sein: »Das *BMJ* startete eine Verleumdungskampagne, um Dr. Wakefield größtmöglichen Schaden zuzufügen.« Ich frage mich, wie Vera Sharav, die Vorsitzende der Alliance, wissen kann, welche Motive die Menschen bewegen?

In der neuesten Version von Wakefields Biografie war dieser Satz gestrichen worden: »In einer konzertierten Anstrengung versuchte man von der Tatsache abzulenken, dass die Behörden es versäumt haben, unsere Kinder zu schützen. Stattdessen haben die Massenmedien sich Brian Deers Kampfhundstrategien zu eigen gemacht und einen gnadenlosen Kreuzzug geführt, um Dr. Wakefields Ruf und Charakter zu zerstören.« Dabei hat Wakefield sich durch seine Unehrlichkeit selbst zerstört; dazu waren weder eine Verschwörung (konzertierte Anstrengung), ein Kreuzzug noch ein Hundekampf notwendig.

Auch die folgende Aussage ist falsch: »Die Eltern der Kinder, die an der *Lancet*-Studie teilnahmen, suchten bei Dr. Wakefield Hilfe, weil sie von seinen früheren Publikationen erfahren hatten.« Sharav erwähnt mit keinem Wort, dass Wakefields Mitwirkung an dem geplanten Gerichtsverfahren ihn dazu motiviert hatte, gezielt nach solchen Eltern zu suchen.

»Die Anklagen gegen Andrew Wakefield werden von Unternehmen vorangetrieben, die ihre finanziellen Interessen durch unabhängige medizinische Untersuchungen gefährdet sehen, welche lästige Sicherheitsprobleme aufdecken.« Auch das stimmt nicht. Wakefields Entlarvung ist nur einem einzigen mutigen Mann zu verdanken: Brian Deer. Deer wurde im Jahr 2011 bei der jährlichen Verleihung der Pressepreise der britischen Zeitungsbranche zum Fachjournalisten des Jahres ernannt. Die Jury der Society of Editors lobte seine »überdurchschnittliche Ausdauer, sein Durchhaltevermögen und seine Enthüllungen zu einem Thema von großer Bedeutung«.

Sharav spricht von einem Klima der Einschüchterung, das die pharmazeutische Industrie angeblich geschaffen haben soll, um Wakefield zu schaden. Doch in Wirklichkeit hatte die Pharmaindustrie gar nichts mit Wakefields selbst verschuldetem Untergang zu tun, und die Einschüchterungstaktik verlief genau in umgekehrter Richtung: Wakefield bedrängte Deer mit sinnlosen Prozessen. Dazu sagt Sharav freilich nichts, und wir sollen diesen Schurken auch noch bemitleiden: »Wakefield wurde verunglimpft und fälschlich beschuldigt, und zwar von den eng miteinander verflochtenen Schatten, die die Verbreitung medizinischer Informationen kontrollieren. Sie waren entschlossen, seinen Ruf, seine Glaubwürdigkeit, seine berufliche Integrität und seine Karriere zu zerstören.«

Wakefields »Erkenntnis«, dass der Masernimpfstoff Ursache eines von ihm erfundenen neuen Syndroms – der autistischen Enterokolitis – sei, wurde nie von anderen Wissenschaftlern repliziert. Trotzdem schreibt Sharav: »Lesen Sie unsere Zusammenstellung von ›Wissenschaftlichen Berichten‹, die die im *Lancet* beschriebenen ›kontroversen‹ Ergebnisse bestätigen‹.«

Sharav erwähnt auch, dass Thomas Verstraeten das mit Thimerosal – dem in manchen Impfstoffen enthaltenen quecksilberhaltigen Konservierungsmittel – einhergehende Risiko anhand einer großen US-Datenbank bewertete. Er hat festgestellt, dass eine Exposition gegenüber Thimerosal während des ersten Lebensmonats das relative Autismusrisiko um 7,6 Prozent erhöhe. Sie stellt einen Abstract aus dem Jahr 1999 falsch dar, in dem festgestellt worden war, dass das Risikoverhältnis 7,6 (1,8 bis 31,5) betrug.[63] Somit war das Risiko um das 7,6-Fache erhöht, was weit mehr ist als 7,6 Prozent; doch auch dieses Ergebnis ist höchst unsicher, wie das breite Konfidenzintervall zeigt. Außerdem sind Registerstudien verzerrungsanfällig, und Ergebnisse, die nur in Abstracts veröffentlicht werden, sind oft irreführend. Ich konnte keine Veröffentlichung von Verstraetens Studie finden, aber er hat im Jahr 2003 eine weitere große Datenbankstudie publiziert.[64] In dieser Studie waren die negativen Auswirkungen von Thimerosal so minimal, dass sie ignoriert werden sollten. Es bestand ein erhöhtes Risiko für Tics, Risikoverhältnis 1,89 (1,05 bis 3,38) und Sprachentwicklungsverzögerungen, Risikoverhältnis 1,13 (1,01 bis 1,27). In keiner der Analysen wurde ein signifikant erhöhtes Risiko für Autismus oder Aufmerksamkeitsdefizitstörungen festgestellt. Verstraeten kam zu dem Schluss, dass keine eindeutigen Zusammenhänge zwischen thimerosalhaltigen Impfstoffen und der Neuroentwicklung von Impflingen beobachtet werden konnten.

Sharav erwähnt allerdings nicht diese Studie, sondern drei andere Studien,[65,66,67] die keinen Zusammenhang zwischen thimerosalhaltigen

Impfstoffen und Autismus ergaben. Diese einflussreichen Studien lehnt sie mit der Behauptung ab, andere hätten gezeigt, dass sie betrügerisch seien. Wenn man behauptet, dass wichtige Studien auf Schwindel beruhen, muss man immer die Referenzen dazu angeben, doch in dieser Hinsicht lässt Sharav ihre Leser völlig im Dunkeln.

Diese drei Studien wurden in renommierten Zeitschriften veröffentlicht: *New England Journal of Medicine,*[68] *Pediatrics*[69] und *Journal of the American Medical Association (JAMA)*[70] Alle stammten aus Dänemark. Wir Dänen sind weltberühmt für unsere akribischen Registerstudien und verfügen über einige der besten Register der Welt. Alle drei Studien sind sehr überzeugend; und da es sich um große Studien handelt, ist es unwahrscheinlich, dass dabei etwas übersehen wurde.

In der ersten Studie aus dem Jahr 2002 hatten 82 Prozent von 537 303 Kindern der Kohorte den MMR-Impfstoff erhalten.[71] Die Autoren identifizierten 316 Kinder mit Autismus und 422 mit Störungen des autistischen Spektrums. Nach Bereinigung um potenzielle Störfaktoren betrug das Risikoverhältnis für Autismus unter den geimpften im Vergleich zu den ungeimpften Kindern 0,92 (0,68 bis 1,24), und das Risikoverhältnis für Autismus-Spektrum-Störungen betrug 0,83 (0,65 bis 1,07). Es gab keinen Zusammenhang zwischen dem Alter zum Zeitpunkt der Impfung, der seit der Impfung vergangenen Zeit oder dem Impfdatum und der Entstehung autistischer Störungen. Die Autoren kamen zu dem Schluss, dass ihre Studie starke Beweise gegen die Hypothese liefert, dass die MMR-Impfung Autismus verursache. Dem stimme ich zu. Es handelt sich dabei um eine sehr aussagekräftige Studie – ein Schluss, zu dem übrigens auch die CDC-Forscher kamen: Sie sei viel stärker als ihre eigene Studie.[72] Dennoch haben Del Bigtree und Andrew Wakefield einen ganzen Film über die CDC-Studie gedreht und die dänische Studie ignoriert!

Die zweite Studie umfasste 956 Kinder, bei denen im Zeitraum von 1971 bis 2000 Autismus diagnostiziert worden war.[73] In der Zeit, als in Dänemark Thimerosal eingesetzt wurde (bis 1990), gab es keinen Anstieg in der Inzidenz (Erkrankungshäufigkeit) von Autismus. Ab 1991 nahm die Inzidenz zu, allerdings auch bei Kindern, die zur Welt gekommen waren, *nachdem* Thimerosal nicht mehr verabreicht wurde.

In der dritten Studie mit einer Kohorte von 467 450 Kindern verglichen die Wissenschaftler die Kinder, die mit einem thimerosalhaltigen Impfstoff geimpft wurden, mit denjenigen, die eine andere Rezeptur des gleichen

Impfstoffs erhalten hatten.[74] Es gab 440 Fälle von Autismus und 787 Fälle anderer Störungen des autistischen Spektrums. Das Risiko war in beiden Gruppen ähnlich; das Risikoverhältnis betrug 0,85 (0,60 bis 1,20) für Autismus und 1,12 (0,88 bis 1,43) für andere Autismus-Spektrum-Störungen. Und es gab auch keine Dosis-Wirkungs-Beziehung – ein Anstieg des Risikoverhältnisses pro 25 Mikrogramm Ethylquecksilber war nicht zu beobachten: 0,98 (0,90 bis 1,06) für Autismus und 1,03 (0,98 bis 1,09) für andere Autismus-Spektrum-Störungen.

Sharav erwähnt diese drei sehr überzeugenden Studien mit keinem Wort, sondern postuliert lediglich – ohne jeden Beweis –, dass es sich dabei um Schwindel handele. Außerdem erklärt sie uns, dass Dr. Wakefield keinem Kind Schaden zugefügt habe, während die medizinischen Fachzeitschriften und die Medien ihre Augen vor den katastrophalen Schäden verschlossen, unter denen Hunderttausende von Kindern und deren Familien leideten.

Sharav geht auch kurz auf William Thompsons »Whistleblowing« ein und schreibt, dass in den Daten eine um das Vierfache erhöhte Rate von Autismus bei schwarzen männlichen Babys verschwiegen worden sei – und so weiter und so fort. Die Ermittlungen des GMC gegen Wakefield bezeichnet sie als »Femegericht« und ist der Ansicht, dass es sich bei den Anschuldigungen gegen ihn um reine Erfindungen handele, dass er keine Interessenkonflikte gehabt habe und ein ehrlicher Wissenschaftler sei.

Deers bahnbrechende Untersuchungen bezeichnet sie als »verantwortungslosen, flammenwerfenden Journalismus«, und der *BMJ*-Leitartikel[75] ist in ihren Augen »ehrenrührig«. Aber Fakten können nicht ehrenrührig sein. Es ist nun mal eine Tatsache, dass Wakefield die Daten gefälscht hat.

Sharav schreibt, dass der britische Oberste Gerichtshof das Urteil des GMC-Gremiums für null und nichtig erkläre und einen von Wakefields Koautoren, John Walker-Smith, entlastet habe, der gegen die Untersuchung des GMC Berufung eingelegt hatte. Wakefield-Apologeten missbrauchen dieses Urteil, um gleichzeitig auch Wakefield zu entlasten; doch hatte das Urteil gar nichts mit ihm zu tun. Laut Informationen von Brian Deer wurden Walker-Smith und Wakefield beide von der *Medical Protection Society* finanziell unterstützt, die damit einverstanden gewesen war, dass Walker-Smith Berufung einlegte, sich bei Wakefield aber auf Anraten seines eigenen Anwaltsteams dagegen aussprach. Denn wenn Wakefield Berufung eingelegt hätte, so hätte der GMC das Gremium wieder einberufen und ihn höchstwahrscheinlich erneut aus dem Approbationsregister gestrichen. Das war das gute Recht des GMC, und er hätte es auch bei Walker-Smith tun können, verzichtete aber darauf, weil Walker-Smith zu diesem Zeitpunkt ungefähr 73 Jahre alt war und eine Verlängerung des Albtraums, den er durch Wakefields Schuld durchgemacht hatte, seiner Gesundheit ernsthaft geschadet hätte.

Sharav behauptet, dass die Entscheidung des Obersten Gerichtshofs die Ermittlungen des GMC und seine Betrugsanschuldigung gegen Wakefield für null und nichtig erkläre und dass es bei der *Lancet*-Studie keinen Betrug gegeben habe. Es ist unglaublich, wie manipulativ sie in ihrer Argumentation ist. In ihrem Brief an mich schrieb sie, dass das Verfahren des GMC gegen Wakefield dadurch in Misskredit gebracht worden sei. Das stimmt aber nicht: Damit hat es nach wie vor seine Richtigkeit, und das gesamte Beweismaterial wurde von den eigenen Anwälten des GMC zusammengetragen.

Sharav schreibt, dass auch der Betrugsvorwurf des *BMJ* eine Erfindung gewesen sei und dass diese Schlammschlacht den Anforderungen eines Gerichts niemals standhalten würde. Auch das stimmt natürlich nicht; außerdem erklärte die *BMJ*-Redaktion, es gebe eindeutige Beweise für eine Fälschung.[76]

Sharav behauptet, Wakefields Erkenntnisse seien durch andere Wissenschaftler repliziert worden. Dazu bietet sie einen Hyperlink an, der aber nicht funktioniert. Da ich das Material auch bei einer Google-Suche nicht finden konnte, nehme ich an, dass es mittlerweile aus dem Internet entfernt worden ist, falls es überhaupt jemals existiert hat. Dem *BMJ* und mir sind keine Studien bekannt, die Wakefields Ergebnisse bestätigen würden. Abgesehen davon wird es immer viele mit groben Fehlern behaftete wissenschaftliche Artikel geben, die vorgeben, Beweise für weitverbreitete Ansichten zu liefern. Es geht also nicht darum, ob es ein paar merkwürdige Fachartikel wie beispielsweise die zurückgezogene Studie von Hooker gibt, sondern darum, ob *verlässliche* Untersuchungen vorliegen. Die Hypothese von dem Masernimpfstoff, der Autismus verursacht, sollte auf den Friedhof der diskreditierten medizinischen Hypothesen verbannt werden – falls dort überhaupt noch Platz ist.

Sharav beendet ihre Lobhudelei auf Wakefield mit einer Bemerkung, über die man laut lachen könnte, wenn ihre Ausführungen nicht so traurig wären: »Selbst eine kursorische Prüfung der wissenschaftlichen Berichte, die Dr. Wakefields umstrittene Ergebnisse bestätigen, überzeugt uns von der wissenschaftlichen Integrität dieses so häufig verunglimpften Artikels. Daher sind wir zu dem Schluss gekommen, dass Dr. Andrew Wakefields mutige Haltung wirklich heldenhaft ist.«

Eine flüchtige Prüfung kann Wakefields Ergebnisse nur dann bestätigen, wenn man sie mit geschlossenen Augen durchführt. Die Impfleugner ignorieren den unbestreitbaren wissenschaftlichen Beweis, dass Wakefields Forschung auf Schwindel beruht,[77-84] und stellen ihn als Opfer einer gesellschaftlichen Verschwörung dar, die ihn dazu gezwungen hat, England zu verlassen und in die Vereinigten Staaten zu gehen. Ich sage »unbestreitbar«, weil die Beweise nun einmal unbestreitbar sind. Es kommt sehr selten vor, dass in der Wissenschaft etwas unbestreitbar ist; aber in diesem Fall ist es so. Die Betrugsbeweise sind in allen Details so frappierend, dass man sie beim besten Willen nicht anzweifeln kann.

Bei Wakefields sogenannter Biografie werden keine Autoren genannt. Ich vermute, dass sie von Sharav geschrieben wurde, obwohl es darin heißt, dass »wir« Wakefield als Helden bezeichnen. Ich habe Sharav und den Vorstand danach gefragt und erfuhr, dass nur Sharav Wakefield als Helden bezeichnet hat.

Öffentliche Erklärungen von Physicians for Informed Consent (PIC)

Die Ärztin Shira Miller gründete Physicians for Informed Consent (PIC) im Jahr 2015, nachdem in Kalifornien das Gesetz über Pflichtimpfungen (SB277) für den Schulbesuch verabschiedet wurde. Bei Physicians for Informed Consent handelt es sich um eine gemeinnützige Organisation, die sich für eine informierte Zustimmung zu (und informierte Verweigerung von) Impfungen einsetzt. Miller schrieb mir, dass die ehrenamtliche Leitung von PIC aus Ärzten, Wissenschaftlern und Anwälten bestehe und dass zu den Mitgliedern Tausende von Patienten, medizinischen Laien und ein Zusammenschluss von über 100 internationalen Organisationen gehörten. Wie bereits erwähnt, ermutigte sie mich bei ihrer Einladung, einen Vortrag auf ihrer Konferenz im März 2019 zu halten, dazu, ihre Äußerungen über Masern zu kritisieren, was ich jetzt tun will.

Miller schrieb im *British Medical Journal*,[85] ihre Organisation habe »festgestellt, dass nicht erwiesen ist, dass es durch den MMR-Impfstoff zu weniger Todesfällen oder dauerhaften Behinderungen kommt, als bei Masern zu erwarten wären«.[86] Sie argumentierte, dass das Risiko, an Masern zu sterben oder dadurch bleibende Schäden zu erleiden, in den USA schon vor der Einführung des Masernimpfstoffs im Jahr 1963 sehr gering gewesen sei und dass das Risiko, an Masern zu sterben, zu jener Zeit nur bei 1 zu 10 000 (oder 0,01 Prozent) gelegen habe.[87] Sie behauptete, dass das von offiziellen Stellen – zum Beispiel von der CDC – angegebene Risiko von 1 zu 1000 so hoch sei, weil nur 10 Prozent aller Masernfälle gemeldet würden.

Miller zitierte eine große dänische Studie, laut der innerhalb von zwei Wochen nach der Impfung 1,56 Fälle MMR-bedingter Fieberkrämpfe pro 1000 geimpfter Kinder im Alter von 15 bis 17 Monaten aufgetreten waren.[88] Die Wissenschaftler beschrieben den Risikounterschied zu ungeimpften Kindern als gering, und er bestand auch nur vorübergehend (zwei Wochen später war das Risiko in der geimpften Gruppe sogar etwas niedriger als in der ungeimpften). Das muss man unbedingt richtig einordnen. Obwohl 82 Prozent der Kinder geimpft waren, traten nur 5 Prozent (973) der Fieberkrämpfe innerhalb von zwei Wochen nach der Impfung auf. Somit hätte es statt 973 nur 624 Fieberkrämpfe ohne Impfung gegeben (973/1,56). Das bedeutet, dass nur 2 Prozent (349/17 986) der Fieberkrämpfe durch die Impfung verursacht wurden, und dies führte auch nicht zu mehr Epilepsiefällen. Es handelt sich hierbei also lediglich um einen unbedeutenden gesundheitlichen Schaden, vor allem im Vergleich zu den positiven Auswirkungen des Impfstoffs auf die Mortalität und Morbidität.

Miller schrieb, dass das Risiko für Fieberkrämpfe nach einer MMR-Impfung mit 1 von 640[89] fünffach höher sei als das Risiko für Masern; aber die von ihr verglichenen Daten sind nicht miteinander vergleichbar. Erstens sind die dänischen Register sehr viel vollständiger als die US-Register, und die Daten, die Miller für ihren Vergleich heranzog, stammten von der CDC,[90] die sie kurz zuvor wegen einer Unterberichterstattung um 90 Prozent kritisiert hatte. Zweitens ist Millers Schätzung indirekt und höchst unsicher. Sie argumentierte, dass die Masern-Surveillance drei- bis dreieinhalbmal mehr Masernfieberkrämpfe als Maserntodesfälle ergeben habe,[91] und berechnete dann aufgrund ihrer eigenen niedrigen Masern-Todesfallrate von 1 zu 10 000 eine Fieberkrampfrate von 1 zu 3100. Drittens sollte das Fieberkrampfrisiko nach der Impfung nicht mit dem nach Masern verglichen werden. Was man vergleichen sollte, ist die Gesamtmortalität und -morbidität (man sollte in den Vergleich also nicht nur Fieberkrämpfe, sondern beispielsweise auch dauerhafte Hirnschäden mit einbeziehen). Wenn man das tut, besteht kein Zweifel daran, dass die Impfung bei Weitem besser abschneidet und dass der Unterschied im Hinblick auf Fieberkrämpfe belanglos ist.

Problematisch ist auch die Informationsbroschüre von PIC über den MMR-Impfstoff.[92] Miller zitiert die Aussage der CDC, laut der schwere allergische Reaktionen einmal pro einer Million Dosen auftreten. »Andere schwere Nebenwirkungen sind jedoch Taubheit, epileptische Langzeitanfälle, Koma, Bewusstseinstrübung, bleibende Hirnschäden und Tod. Während die CDC angibt, dass diese Nebenwirkungen selten sind, sind die genauen Zahlen unbekannt.« Solche Informationen sind äußerst irreführend und sehen sehr nach einer Panikkampagne aus. Da es sich bei MMR um einen abgeschwächten Lebendimpfstoff handelt, kann er ähnliche Probleme verursachen wie Infektionen mit Masern, Mumps und Röteln; aber die Infektionen selbst sind weitaus schlimmer als die Impfstoffe. Ohne Impfung würden Millionen Menschen sterben, und noch viel mehr würden gesundheitliche Schäden davontragen.

Sie schreibt: »Außerdem heißt es in der Packungsbeilage des Herstellers: ›Der M-M-R II-Impfstoff wurde nicht auf sein karzinogenes oder mutagenes Potenzial oder auf sein Potenzial zur Beeinträchtigung der Fruchtbarkeit geprüft.‹« Auch das ist äußerst irreführend: Denn was ist mit dem Potenzial der Infektionen, solche Schäden zu verursachen? Röteln können zum Beispiel zu Fehl-, Früh- oder Totgeburten und zu verschiedenen Geburtsfehlern führen; doch darüber verliert Miller kein Wort.

Eine Zahl in der Broschüre zeigt, dass das Risiko eines bleibenden Gesundheitsschadens durch den MMR-Impfstoff viermal so hoch ist wie das Risiko, in den USA an Masern zu sterben.[93] Es ist jedoch unklar, woraus Miller das Risiko eines bleibenden Gesundheitsschadens (4 zu 10 000) abgeleitet hat oder was genau unter diesem Begriff zu verstehen ist. Dieses Risiko ist enorm hoch – 32-mal höher als Millers Schätzung für bleibende Gesundheitsschäden nach Masern in derselben Broschüre (1 zu 80 000) –, was nicht stimmen kann. Miller zitiert dieses niedrige Erkrankungsrisiko aus einer anderen ihrer Infobroschüren. Daraus geht auch hervor, dass mit »bleibendem Gesundheitsschaden« eine dauerhafte Behinderung durch Masern-Enzephalitis – also eine Hirnschädigung – gemeint ist. Andererseits sagt Miller selbst, dass einer von 10 000 Menschen an Masern stirbt (in Wirklichkeit sind es mindestens 10 von 10 000, worauf ich gleich noch eingehen werde). Ist es etwa keine »bleibende Behinderung«, tot zu sein, die man daher auch in diese Berechnung hätte einbeziehen müssen?

Millers Schätzungen stimmen hinten und vorne nicht, und sie vergleicht Äpfel mit Birnen. Ihr schlimmster Irrtum besteht darin, dass der Grund, warum so wenige Menschen sterben, in Wirklichkeit darin liegt, dass fast die gesamte Bevölkerung gegen Masern geimpft ist!

Miller kritisiert eine der großen dänischen Studien – die aus dem *New England Journal of Medicine*[94] –, aber ihre Ausführungen über diese Studie entziehen sich jeder Interpretation. Sie stellt fest, dass es einen Unterschied zwischen den (in der Arbeit angegebenen) um Confounder (Störfaktor) bereinigten Daten und den (nicht darin angeführten) Rohdaten gab, erklärt aber nicht, woher sie die Rohdaten hatte und was sie zeigten. Ich verstehe auch nicht, wie sie behaupten kann, dass die Studie die Möglichkeit nicht ausschließt, dass der MMR-Impfstoff das Risiko unerwünschter Ereignisse um bis zu 77 Prozent erhöht, das möglicherweise zu bleibenden Gesundheitsschäden führt. Sie hätte ebenso gut sagen können, dass die Studie die Möglichkeit nicht ausschließt, dass der Impfstoff das Risiko eines unerwünschten Ereignisses um einen gewissen Prozentsatz senkt. Tatsächlich *senkt* der Impfstoff das Risiko für bleibende Gesundheitsschäden sogar ganz erheblich. Aber Impfleugner haben kein Interesse an der Wahrheit: Wenn sie auf eine wahre Aussage stoßen, verzerren sie sie bis zur Unkenntlichkeit.

Warum sind Masernimpfungen wichtig?

Laut WHO gab es im Jahr 2017 110 000 Todesfälle durch Masern, die meisten davon bei Kindern unter fünf Jahren.[95] Die Impfung führte zwischen den Jahren 2000 und 2017 zu einem Rückgang dieser Todesfälle um 80 Prozent und verhinderte damit schätzungsweise 21 Millionen Maserntote. Vor der Einführung des Impfstoffs im Jahr 1963 kam es zu großen Epidemien, die jedes Jahr schätzungsweise 2,6 Millionen Todesfälle verursachten. Zu den schwerwiegendsten Komplikationen der Masern gehören Erblindung, Enzephalitis (eine Infektion, die Hirnschwellungen verursacht), schwere Durchfälle und Dehydrierung, Ohrinfektionen und schwere Atemwegsinfektionen wie beispielsweise eine bakterielle Lungenentzündung.

Die WHO erwähnte nicht, dass der Impfstoff auch vor einem erhöhten Risiko schützt, an anderen Infektionen zu sterben. Eine im Jahr 2015 in der Fachzeitschrift *Science* veröffentlichte wissenschaftliche Studie ergab, dass das Risiko, nach einer Maserninfektion an anderen Infektionen zu versterben, in den folgenden zwei bis drei Jahren erhöht ist.[96] Nach Angaben der Autoren ist dies darauf zurückzuführen, dass Masern eine Immunsuppression verursachen – wahrscheinlich durch eine Depletion an B- und T-Lymphozyten. Anscheinend haben sich die Wissenschaftler jedoch nur diejenigen Daten herausgepickt, die in ihr Bild passten.[97] Jedenfalls kann ihre Hypothese Aabys Erkenntnis, dass die Masernimpfung die Gesamtmortalität viel stärker senkt, als aufgrund ihrer spezifischen Wirkung gegen Masern zu erwarten wäre, nicht erklären.[98] Somit ist es wahrscheinlich, dass der Masernimpfstoff das Immunsystems »trainiert« und dass auch die Masern selbst solche Auswirkungen haben könnten. Die Forscher bestätigten Aabys Erkenntnis, dass diese unspezifischen Vorteile einer Masernimpfung bei Frauen stärker ausgeprägt sind als bei Männern.

Es ist wichtig, eine Infektion zu vermeiden, da es keine antivirale Therapie gegen Masern gibt. Die WHO empfiehlt, allen Kindern mit Masern im Abstand von 24 Stunden zwei Dosen Vitamin A zu verabreichen, um eine Erblindung und anderen Augenschäden vorzubeugen und weil die Anzahl der Maserntodesfälle dadurch um 50 Prozent gesenkt wird.[99]

Ist diese Empfehlung sinnvoll? Eine Google-Suche zu *Vitamin A Cochrane Masern* liefert folgende Cochrane-Übersichtsarbeit:[100]

Nach einer Einzeldosis gab es keine signifikante Abnahme der Mortalität in der Vitamin-A-Gruppe, Risikoverhältnis 0,70 (0,42 bis 1,15). Dagegen konnten zwei Dosen Vitamin A (200 000 internationale Einheiten an aufeinanderfolgenden Tagen) die Mortalität bei Kindern unter zwei Jahren senken, Risikoverhältnis 0,21 (0,07 bis 0;66).

Wir sollten stets die Evidenz (also die wissenschaftliche Datenlage) hinter offiziellen Empfehlungen prüfen. Obwohl ich nicht daran zweifle, dass Masernimpfstoffe Millionen von Menschenleben retten, bat ich die WHO nach den Beweisen für die Anzahl geretteter Leben.[101] Es war gar nicht so einfach, herauszufinden, an wen man sich wenden sollte, da bei dem Bericht keine Autoren angegeben waren. Auf der Webseite der WHO, wo ich den Bericht entdeckt hatte, ging ich vom Menüpunkt *Wer wir sind* zum Menüpunkt *Kontakt*, der einen Briefumschlag zeigte – was normalerweise bedeutet, dass man auf diesem Weg Fragen einreichen kann –, aber der Link war tot. Ich konnte auch keine E-Mail-Adresse finden. Es gab zwar eine Telefonnummer, aber ich stelle wissenschaftliche Fragen niemals telefonisch; für solche Zwecke brauche ich eine schriftliche Antwort. Daher wende ich mich in solchen Situationen oft an einen Ansprechpartner für Medienanfragen. Auf der Webseite gab es zwar eine Option *Allgemeine Anfragen* – doch dieser Menüpunkt schickte mich wieder zurück auf die Seite mit der Telefonnummer, von der ich gekommen war!

Ich war schon kurz davor aufzugeben, als ich eine E-Mail-Adresse für dringende Fälle fand: mediainquiries@who.int. Ich musste also so tun, als sei ich Journalist und als sei meine Anfrage dringend. Das ist ein häufiges Problem bei großen Organisationen. An den Hauptsitz eines Pharmaunternehmens zu schreiben ist normalerweise unmöglich. Es gibt nirgends eine E-Mail-Adresse. Manche Organisationen scheinen von niemandem kontaktiert werden zu wollen.

In meiner E-Mail schlug ich vor, dass die WHO einen Link zu ihrer wissenschaftlichen Evidenz anbieten solle; denn wenn die WHO eine evidenzbasierte Organisation sein will, muss sie Wissenschaftlern eine solche Überprüfungsmöglichkeit geben. »Können Sie meinen Vorschlag bitte an die zuständige Stelle senden und mich in Kopie setzen, damit ich die E-Mail-Adresse sehe?«

Leider bekam ich von der Pressestelle der WHO keine Antwort; also hakte ich nach einiger Zeit nochmals nach, was aber auch nichts half.

Es ist einfach, den Cochrane-Review zu dem MMR-Impfstoff nachzuschlagen: Man braucht nur *Masern Cochrane* zu googeln.[102] Die Autoren berücksichtigten in ihrer Übersichtsarbeit folgende Studien: fünf randomisierte Studien, eine kontrollierte klinische Studie, 27 Kohortenstudien, 17 Fall-Kontroll-Studien, fünf Zeitreihenstudien, eine Fall-Crossover-Studie, zwei ökologische Studien und sechs selbst kontrollierte Fallserienstudien, an denen insgesamt etwa 15 Millionen Menschen teilgenommen hatten.

Eine MMR-Impfstoffdosis senkte das Masernrisiko um 95 Prozent und das Risiko für Ansteckungen bei Haushaltskontakten um 92 Prozent. Das Risiko für Fieberkrämpfe war in einer großen Kohortenstudie mit einer halben Million Kindern leicht erhöht; das Risikoverhältnis betrug 1,10 (1,05 bis 1,15) und etwas mehr in anderen Studien; die relative Inzidenz lag bei 4,09 (3,10 bis 5,33) und 5,68 (2,31 bis 13,97). Das Risiko einer thrombozytopenischen Purpura, Bluten unter der Hautoberfläche, war in einer Fall-Kontroll-Studie erhöht, Odds Ratio 6,3 (1,3 bis 30,1).

Es wurde kein Zusammenhang zwischen dem MMR-Impfstoff und Autismus, Asthma, Leukämie, Heuschnupfen, Typ-1-Diabetes, Gangstörungen, Morbus Crohn, demyelinisierenden Erkrankungen, bakteriellen oder viralen Infektionen festgestellt. Die Autoren kamen zu dem Schluss, dass die Studiendesigns und Angaben zu den Sicherheitsergebnissen der in das Review aufgenommenen Studien weitgehend unzulänglich waren.

Menschen, die sich wegen der zunehmenden Häufigkeit von Autismus Sorgen machen und glauben, dass diese Erkrankung durch Impfstoffe verursacht wird, sind auf dem Holzweg. Wenn Autismus durch irgendeinen äußeren Faktor verursacht wird, wäre es weitaus relevanter, zu untersuchen, welchen Effekt im Gehirn wirksame Substanzen wie beispielsweise Antidepressiva haben, wenn man sie schwangeren Frauen oder trächtigen Versuchstieren verabreicht.

In dem Cochrane-Review gab es keinerlei Daten zu Todesfällen in den Studien. Wenn der Impfstoff jedoch bei der Vorbeugung von Masern hochwirksam ist, wäre zu erwarten, dass er auch bei der Senkung der Sterblichkeit hochwirksam ist. Die Beobachtungsdaten zur Inzidenz und Mortalität von Masern sind sehr überzeugend. Im Folgenden zeige ich ein Diagramm der CDC, das etwas ungenau ist (die Einführung des Impfstoffs erfolgte im Jahr 1963, also etwas früher, als der Pfeil anzeigt):[103]

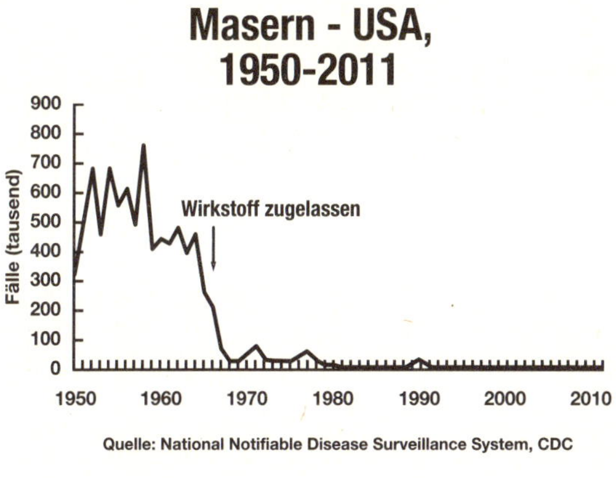

Auch Masernausbrüche liefern starke Beweise für den Nutzen des Impfstoffs. In den USA kam es in den Jahren 1989 bis 1990 zu einem Wiederaufflammen der Masern, von dem in erster Linie ungeimpfte Kinder ethnischer Minderheiten unter fünf Jahren betroffen waren, die in Innenstädten lebten.[104] Dabei traten 66 (0,1 Prozent) Enzephalitis-Fälle auf. Im Jahr 1989 wurde eine vorläufige Gesamtzahl von 41 Maserntodesfällen gemeldet (2,3 Todesfälle pro 1000 Masernfälle), die im Jahr 1990 auf 89 (3,2 Todesfälle pro 1000 Fälle) anstieg.

Im Jahr 2000 erklärte die CDC die Masern in den USA für ausgerottet; doch seither hat es aufgrund importierter Fälle mehrere Ausbrüche gegeben.[105] Im Jahr 2018 kam es zu insgesamt 17 Ausbrüchen. Einer davon – in New York – ging auf infizierte Personen zurück, die sich in Israel aufgehalten hatten, und umfasste 182 Fälle in orthodoxen jüdischen Gemeinden mit einer Impfrate von nur 50 Prozent.[106]

Man kann nicht genau sagen, wie hoch das Risiko ist, an Masern zu sterben. Wie bereits erwähnt, hängt das Sterberisiko mit der Infektionsdosis zusammen, die in Gegenden mit Überbevölkerung höher ist. Wir können nur sagen, wie hoch das Sterberisiko bei bisherigen Masernausbrüchen war, und eine häufige Schätzung liegt bei zwei Todesfällen pro 1000 Fällen. Aber die Zahlen können auch viel schlechter sein: Während einer Epidemie in Kopenhagen im Jahr 1887 starben mindestens 5 Prozent der Kinder, also 50 von 1000 Masernfällen.[107] Wahrscheinlich war die Sterblichkeit sogar noch höher, weil nur diejenigen verstorbenen Patienten mitgezählt wurden, die einen Hautausschlag hatten. In Wien betrug die Masernsterblichkeit zu Beginn des 20. Jahrhunderts 11 Prozent unter den Ärmsten und 0,6 Prozent unter den Reichsten.

Ein Masernausbruch in Madagaskar, der im Jahr 2018 begann, hatte im April 2019 bereits über 1200 Todesfälle verursacht, was ungefähr einem Prozent der Infizierten entspricht.[108] Nur rund 60 Prozent der Bevölkerung von Madagaskar sind geimpft.

Wir alle sollten uns gegen Masern impfen lassen. Auch unsere Kinder sollten diese Impfung erhalten. In Deutschland[109] beispielsweise[110] besteht seit März 2020 eine gesetzliche Impfpflicht für Kinder ab dem ersten Lebensjahr. Kindergarten- und Schulkinder, die nicht gegen Masern geimpft sind, können sogar vom Besuch der Einrichtung ausgeschlossen werden. Die Impfpflicht besteht auch für Betreuer und Lehrer.

Alle Kinder sollten also geimpft werden, und zwar mit nur sehr wenigen Ausnahmen. Zu den Kontraindikationen (Gegenanzeigen) für den Impfstoff gehören eine schwere allergische Reaktion in der Vorgeschichte auf irgendeinen Bestandteil des Impfstoffs (einschließlich Neomycin), Schwangerschaft (eine Masernerkrankung während der Schwangerschaft erhöht das Risiko für vorzeitige Wehen, Fehlgeburten und Säuglinge mit zu niedrigem Geburtsgewicht) und schwere Immunsuppression.[111]

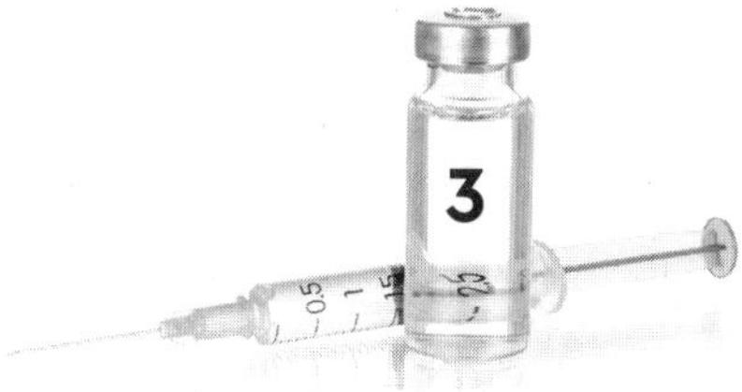

Sollte es eine Impfpflicht geben?

Als Auftakt zu diesem Kapitel möchte ich auf ein paar interessante Ereignisse in Japan hinweisen. Japan verbot die Verwendung des MMR-Impfstoffs im Jahr 1993, nachdem viele Kinder an Meningitis erkrankten und andere unerwünschte Reaktionen entwickelt hatten.[1] Es waren drei Todesfälle aufgetreten, und acht Kinder hatten dauerhafte Behinderungen zurückbehalten – von Hörschäden und Erblindung bis hin zum Verlust der Kontrolle über ihre Gliedmaßen. In Japan wurde ein MMR-Impfstoff mit einem speziellen Mumps-Impfstamm verwendet, der später aufgrund von Sicherheitsbedenken nicht mehr zum Einsatz kam (siehe Kapitel 7).

Schon bald nach seiner Einführung im April 1989 erkannte die japanische Regierung, dass es ein Problem mit dem MMR-Impfstoff gab, den sie verwendete. Damals war diese Impfung vorgeschrieben: Eltern, die sich weigerten, ihr Kind impfen zu lassen, mussten eine kleine Geldstrafe zahlen. Jedes 900. geimpfte Kind – mehr als das 2000-Fache der zu erwartenden Rate – entwickelte Gesundheitsprobleme.

Nachdem die Besorgnis wegen des Grippeimpfstoffs zu einem öffentlichen Aufschrei geführt hatte, nahm die japanische Regierung im Jahr 1993 von der Impfpflicht für Kinder Abstand, und man begann, die Impfstoffe nicht mehr in Kombination, sondern einzeln zu verabreichen. Doch dieses Vorgehen kostete einen hohen Preis: Obwohl schon viele Jahre vergangen sind, sanken die Impfraten, und es kam zu Masernausbrüchen, die in den letzten fünf Jahren (bis 2019) 94 Menschenleben gefordert haben.[2]

Die in Japan gemachten Erfahrungen zeigen, dass Impfungen ein heikles Thema sind und dass man leicht vom Regen in die Traufe kommt, wenn die Öffentlichkeit aufgrund seltener Impfschäden folgenschwere Entscheidungen trifft. Impfstoffe sind im Allgemeinen sehr sicher, und einige wenige Todesfälle sollten nicht gleich zu einer Anti-Impf-Stimmung führen. Flugzeugreisen sind relativ ungefährlich – viel sicherer, als sich am Boden fortzubewegen –, aber die Menschen reagieren nun einmal unterschiedlich: Obwohl schon Tausende von Menschen bei Abstürzen ums Leben gekommen sind, reisen wir trotzdem weiterhin mit dem Flugzeug. Daher verstehe ich nicht, warum dieselben Menschen nicht akzeptieren, dass auch bei Impfungen – wenn auch nur sehr selten – etwas schiefgehen kann und dass wir uns von solchen seltenen Unglücksfällen nicht in unseren Entscheidungen beeinflussen lassen sollten.

Aber wir tun es eben doch – sogar dann, wenn ein Schaden aufgrund eines ganz anderen Impfstoffes aufgetreten ist. Am 14. Februar 2019 berichtete das *British Medical Journal*, dass auf den Philippinen seit Anfang 2019 – also in weniger als zwei Monaten – 70 Menschen (hauptsächlich Kinder) an Masern gestorben seien.[3] Im Jahr 2018 hatte es dort über 18 000 Masernfälle gegeben, während es im Jahr zuvor nur rund 2400 gewesen waren. Die Masernimpfrate war von einem Höchststand von 88 Prozent im Jahr 2014 auf rund 55 Prozent im Jahr 2018 gesunken. Grund dafür waren politische Querelen um den Dengvaxia-Impfstoff von Sanofi gegen Dengue-Fieber, der auf den Philippinen im Jahr 2018 vom Markt genommen wurde, nachdem bei damit geimpften Kindern mehrere Todesfälle aufgetreten waren (siehe Kapitel 9).

Angesichts solch negativer Erfahrungen mit irrationalen Reaktionen von Bürgern kann ich verstehen, warum manche Behörden die Impfung gegen bestimmte Virusinfektionen zur Pflicht erhoben haben oder warum sie Kindern, die nicht gegen Masern geimpft sind, den Zugang zum Schulunterricht verweigern. Manchmal sind drastische Maßnahmen zum Schutz der Allgemeinheit erforderlich. Im Mittelalter war eine wochenlange Quarantäne für die Besatzung von Schiffen vorgeschrieben, die aus Asien in italienische Häfen einliefen, um die Menschen vor der Pest zu schützen, an der während der schlimmsten Epidemien ein Drittel der Bevölkerung starb. Die Menschen hatten eine panische Angst vor dieser Seuche. Die Pest wurde als »Schwarzer Tod« bezeichnet, weil sie Blutungen verursachte, die schwarze Krusten hinterließen.

Drastische Maßnahmen können durchaus eine Wirkung haben. Nachdem die nichtmedizinischen Ausnahmeregelung, die es Menschen erlaubt, eine Impfung aus religiösen oder philosophischen Überzeugungen zu verweigern, abgeschafft worden war, führte dies in einigen US-Bundesstaaten hat zu einer erhöhten Durchimpfungsrate mit dem MMR-Impfstoff.[4]

Es sollte jedoch darüber diskutiert werden, ob solche drastischen Maßnahmen auch dann vertretbar sind, wenn es um etwas geht, was bei Weitem nicht so bedrohlich ist wie die Pest. In Kalifornien kann eine Schule oder sonstige Institution laut Gesetz von jedem Besucher einen schriftlichen Nachweis über seinen Impfstatus verlangen. Verpflichtend sind die Impfungen gegen Diphtherie, Hepatitis B, Haemophilus influenzae Typ b, Masern, Mumps, Keuchhusten, Poliomyelitis, Röteln, Tetanus, Varizellen (Windpocken) und eventuell auch noch andere Erkrankungen, bei denen das Ministerium einen Impfschutz für angebracht hält.

Im Jahr 2015 wurde die oben erwähnte Ausnahmeregelung aufgehoben.[5] Im ersten Jahr nach dieser Gesetzesänderung sank der Prozentsatz der Kindergartenkinder, die bei ihrer Einschulung nicht auf dem neuesten Stand der Impfungen waren, von 7,2 auf 4,4 Prozent.[6]

Im schlimmsten Fall können Zwangsimpfungen zu Katastrophen führen, wenn sich herausstellt, dass ein bestimmter Impfstoff oder Kombinationsimpfstoff zu schweren Schäden geführt hat.

Durch die in den USA empfohlenen Impfungen hat die Häufigkeit mehrerer Infektionskrankheiten, zum Beispiel Masern, Mumps und Röteln,[7] um über 99 Prozent abgenommen, und einige – beispielsweise Diphtherie, Polio und Pocken – gelten sogar als ausgerottet.[8] Schätzungen zufolge werden pro Geburtskohorte fast 20 Millionen Erkrankungen und über 40 000 Todesfälle verhindert. Eine andere Analyse ergab, dass eine Investition in zehn Impfstoffe in 94 Ländern mit niedrigem bis mittlerem Einkommen zu fast 50-mal so hohen Einsparungen führte, wenn man den wirtschaftlichen Nutzen mitberücksichtigte.

Länder unterscheiden sich sehr stark in den Idealen, die sie vertreten. Ich bezweifle, dass man in meinem Land – Dänemark – jemals wieder zu so drastischen Maßnahmen wie Zwangsimpfungen greifen wird (wir hatten sie von 1810 bis 1976 gegen Pocken). Dazu ist uns unsere persönliche Freiheit viel zu wichtig; doch in den Vereinigten Staaten sieht das anders aus. Dort ist religiöser Fundamentalismus viel verbreiteter als in anderen westlichen Ländern. Dieser Fundamentalismus geht mit irrationalen Überzeugungen und seltsamen Ideen und Regeln darüber einher, was man tun und lassen sollte – Vorstellungen, die unseren solidesten wissenschaftlichen Erkenntnissen widersprechen.

Hier ein konkretes Beispiel dazu: Was soll man mit Eltern wie jenen tun, die ihren sechsjährigen Jungen nicht gegen Tetanus impfen ließen und dessen medizinische Versorgung im Rahmen einer Tetanusinfektion fast 1 Million Dollar kostete?[9] Der Junge hatte sich beim Spielen auf einem Bauernhof eine Platzwunde an der Stirn zugezogen. Nachdem er 57 Tage lang auf einer pädiatrischen Akutstation in Oregon gelegen hatte, lehnten seine Eltern die empfohlene zweite Tetanus-Impfdosis ab. Empfohlen werden fünf Dosen im Kindesalter; im Laufe des Lebens soll alle zehn Jahre eine Auffrischimpfung erfolgen. Der Kinderarzt sagte dazu: »Ich hatte schon fast 100 Patienten, die wegen einer durch Impfung vermeidbaren Erkrankung auf der Intensivstation versorgt werden mussten. Ich musste aber noch nie einen Patienten aufgrund von Impfkomplikationen intensivmedizinisch versorgen.«

Ich kann verstehen, warum amerikanische Behörden unter dem Eindruck stehen, drastische Maßnahmen einführen zu müssen, wenn zu viele Menschen für rationale Argumente unzugänglich sind und wenn sich dieses Problem sogar noch weiter zuspitzt, weil mächtige Lobbygruppen tödliche Fehlinformationen über Impfstoffe im Internet verbreiten. In Dänemark habe ich noch nie von einer Anti-Impf-Bewegung gehört, ebenso wenig ist hier der Name Wakefield geläufig. Wir ignorieren diesen Mann einfach. Auch die dänischen Medien stehen Fake News weitaus kritischer gegenüber als die amerikanischen, was bedeutet, dass jeder Versuch einer verlogenen Panikmache im Zusammenhang mit Impfschäden schnell als solcher entlarvt werden würde.

Aber die Situation in den USA scheint nicht so außergewöhnlich zu sein. Auch in Europa gibt es vorgeschriebene Impfungen. Als ich auf Google danach suchte, stieß ich auf eine Webseite, die von mehreren Impfstoffherstellern gesponsert wird: *VaccinesToday*. Ich checke auf Webseiten immer zuallererst den Abschnitt *Über uns* und würde eine von einem Arzneimittelhersteller gesponserte Webseite normalerweise gar nicht lesen. Doch in diesem Fall machte ich eine Ausnahme, weil ich dort einen Artikel aus dem Jahr 2017 entdeckte, der auf soliden Tatsachen zu beruhen schien.[10] Außerdem kam der Artikel zu dem Schluss, dass der Nutzen einer Impfpflicht fragwürdig ist – eine Aussage, die nicht im Interesse der Sponsoren liegt –, also las ich weiter.

In Großbritannien wurde die Impfpflicht erstmals durch das Impfgesetz im Jahr 1853 eingeführt. Laut diesem Gesetz mussten alle Kinder (deren

Gesundheitszustand es zuließ) gegen Pocken geimpft werden. Die Ärzte waren verpflichtet, den Patienten die Durchführung der Impfung zu bescheinigen. Eltern, die sich weigerten, konnten mit einer Geldstrafe von 1 Pfund (was heute etwa einen Betrag von 130 Pfund entsprechen würde) belegt werden.

Zurzeit gibt es in Großbritannien keine Impfpflicht.[11] Führende Vertreter des Gesundheitswesens haben sich lange gegen Zwangsimpfungen gewehrt, und zwar mit der Begründung, sie würden das Vertrauen zwischen der Öffentlichkeit und den Angehörigen von Gesundheitsberufen untergraben, dies werde für kontraproduktiv gehalten. Doch mittlerweile wird in Großbritannien wieder stärker auf Pflichtimpfungen gedrängt,[12] und dieses Land wird den USA auch sonst immer ähnlicher.[13] Auch die persönlichen Einschränkungen der Freiheit sind in Großbritannien ähnlich rigoros wie in den USA: Mitarbeiter des National Health Service (NHS), die die Grippeschutzimpfung ablehnen, müssen dem Arbeitgeber ihre Gründe dafür mitteilen.[14] Der Präsident des NHS sagte dazu: »Wir alle tragen in unserem Beruf die Verantwortung dafür, uns selbst zu schützen und dadurch auch unseren Patienten einen besseren Schutz zu bieten, damit das Gesundheitssystem seltener in Anspruch genommen werden muss.« Solchen Unsinn hört man von den Verantwortlichen ständig. Außerdem ist diese Aussage nicht evidenzbasiert (siehe nächstes Kapitel) und verstößt gegen die grundlegendsten Menschenrechte. Was ist da nur los? Sicherlich haben Mitarbeiter im Gesundheitswesen eine ethische Verpflichtung, Schaden von ihren Patienten abzuwenden; doch diese Verpflichtung wurde eben leider auch schon oft als Argument für eine Impfpflicht missbraucht.[15] Das Gegenargument ist sehr viel überzeugender: Durch solche Zwänge verweigert man Gesundheitsdienstleistern ein Grundrecht, das jedem anderen Patienten zugestanden wird – das Recht auf informierte Zustimmung.[16]

Ich halte es für unmöglich, rationale Argumente für eine Grippeschutz-Impfpflicht für Mitarbeiter im Gesundheitswesen zu finden mit dem Ziel, Patienten vor dem theoretischen Risiko einer Grippeinfektion zu schützen. Schließlich handelt es sich dabei um einen Eingriff in den Körper einer Person, nur um *möglicherweise* (was noch nicht einmal durch solide wissenschaftliche Untersuchungen nachgewiesen ist) das Risiko zu senken, dass einer anderen Person etwas Unerwünschtes zustößt. Ich kann mich an keinen anderen Fall in der Öffentlichkeit erinnern, in dem wir von jemandem verlangen, ein Opfer zum möglichen Nutzen einer anderen Person zu bringen (außer in Kriegszeiten), oder ihm solches Verhalten womöglich sogar vorschreiben. Keine Impfung ist mit hundertprozentiger Sicherheit harmlos. Im schlimmsten Fall kann der Gesundheitsdienstleister daran sterben, zum Beispiel an einem durch den Impfstoff verursachten anaphylaktischen Schock, an einem Ohnmachtsanfall mit Kopfverletzung nach der Injektion oder durch ein Guillain-Barré-Syndrom – allesamt potenziell tödliche Nebenwirkungen.

In diesem Buch habe ich das Unrecht angeprangert, das von Impfleugnern begangen wird; doch auch auf der Gegenseite gibt es große Probleme. Manche Fundamentalisten sehen nur die positiven Folgen von Impfungen. Wenn solche Menschen an der Macht sind, kann eine Menge schiefgehen. Im Jahr 2017 wurde einer hochrangigen Mitarbeiterin der medizinischen Fakultät der New York University, die noch nicht einmal im klinischen Bereich tätig war, gekündigt, weil sie sich nicht gegen Grippe hatte impfen lassen.[17] Die Universität begründete das damit, dass »die Immunisierung gegen Grippe für den Schutz unserer Patienten, Besucher und Kollegen von entscheidender Wichtigkeit ist. Da wir bedauerlicherweise keinen Nachweis über Ihre Impfung erhalten haben, wird Ihre nicht vergütete Stellung an unserer Fakultät mit sofortiger Wirkung beendet.«

Es ist kein Wunder, dass manche Leute von Gesundheitsfaschismus sprechen, wenn solche Gutmenschen bei der Verletzung grundlegender Menschenrechte keine Grenzen zu kennen scheinen. Ein anderes Beispiel aus New York veranschaulicht, dass wir den Kampf gegen derartige Zwangsmaßnahmen nicht aufgeben sollten: Ein Anwalt ging erfolgreich gegen die illegale Forderung des New Yorker Gesundheitsamts nach einer Grippeschutzimpfung für Vorschulkinder vor.[18] Das war ein wohlverdienter Sieg für die Menschenrechte, denn diese Forderung war weder ethisch noch wissenschaftlich gerechtfertigt gewesen (siehe nächstes Kapitel). Leider wurde dieses begrüßenswerte Urteil später durch den Obersten Gerichtshof wieder gekippt.

In ethischen Diskussionen spielt das Dammbruchargument eine wichtige Rolle. Es hängt eng mit dem Konsistenzprinzip zusammen und lautet ungefähr so: Auch wenn es in einem konkreten Fall vernünftig erscheinen mag, etwas Bestimmtes zu tun, könnten wir dadurch anderen Vorgehensweisen Tür und Tor öffnen, die wir nicht akzeptieren möchten, die wir dann aber hinnehmen müssten, weil kein ethisch relevanter Unterschied zwischen diesen beiden Situationen zu erkennen ist. Im juristischen Bereich gibt es ein ganz ähnliches Argument: Ich könnte zum Beispiel versucht sein, mich in einer bestimmten Situation betrügerisch zu verhalten. Aber was wäre, wenn alle anderen Menschen in ähnlichen Situationen auch betrügen würden? Vielleicht würden wir dann das Vertrauen zueinander verlieren, und unsere Gesellschaft würde zusammenbrechen?

Die Beispiele mit der Grippeschutzimpfung in New York veranschaulichen die Bedeutung des Dammbrucharguments. Die Impfpflicht in Kalifornien umfasste zwar keine Grippeschutzimpfung; doch das könnte sich ändern, da das Gesetz auf sämtliche Erkrankungen anwendbar ist, bei denen das Ministerium einen Impfschutz für angebracht hält. Man sollte Menschen, die bereits viel Macht besitzen, auf gar keinen Fall noch mehr Macht geben. Die Geschichte lehrt uns, dass so etwas immer schiefgeht.

Im Bundesstaat New York existiert ein Gesetzesentwurf, der Kindern den Schulbesuch verbieten soll, wenn sie nicht gegen Humane Papillomaviren (HPV) geimpft sind. Aber HPV verbreiten sich nicht in Klassenzimmern. Der Wahnsinn im öffentlichen Gesundheitswesen scheint keine Grenzen zu kennen. Oder sehen wir hier nur die Folgen von Korruption?

Das australische Gesundheitssystem weist ebenfalls viele Ähnlichkeiten mit dem amerikanischen System auf. Daher ist es kein Wunder, dass die Einschulung in die Vorschule und die Zahlung von Familienbeihilfen in diesem Land an die Einhaltung der Impfpläne für Kinder gebunden ist (»Ohne Spritze kein Geld«).[19]

In den meisten Fällen, in denen es eine Impfpflicht gibt, gilt sie nur für Kinder. In manchen Institutionen – vor allem in Gesundheitseinrichtungen – ist eine Beschäftigung an bestimmte Impfungen gebunden. Dabei handelt es sich nicht um eine gesetzliche Impfpflicht, sondern um eine Form von Diskriminierung. Ein Kollege aus Großbritannien berichtete, dass an manchen britischen Krankenhäusern keine Gelder für eine Vertretung bewilligt werden, wenn Beschäftigte an Grippe erkranken, ohne geimpft zu sein. Ein Gewerkschaftsvertreter, der in einem britischen Krankenhaus tätig war, das seinen Mitarbeitern Grippeschutzimpfungen vorschrieb, hatte sich bei der Verwaltung beschwert, aber nicht recht bekommen. Die Gewerkschaft stand zwar auf seiner Seite; doch dem Personal waren Disziplinarmaßnahmen angedroht worden, wenn es die Impfung verweigerte, das war durch eine entsprechende Klausel in ihrem Arbeitsvertrag festgelegt.

Die Unsicherheiten im Hinblick auf die wissenschaftliche und ethische Begründbarkeit einer Impfpflicht spiegeln sich in den sehr unterschiedlichen Impfgepflogenheiten in verschiedenen europäischen Ländern wider. Eine im Jahr 2010 in 27 EU-Ländern (plus Island und Norwegen) durchgeführte Studie ergab, dass es in 15 dieser Länder keinerlei Impfpflicht gab.[20] Seitdem »hat Italien seiner Liste von Pflichtimpfungen zehn Impfstoffe hinzugefügt, Frankreich und Rumänien bereiten neue Gesetze vor, die Strafen für Eltern ungeimpfter Kinder vorsehen, und in Finnland soll im März 2018 ein Gesetz eingeführt werden, das Gesundheits- und Sozialfürsorgeeinrichtungen verpflichtet, dafür zu sorgen, dass das Personal gegen Masern, Varizellen, Keuchhusten und Grippe geimpft ist«.

Im Jahr 2017 schrieb Robb Butler von der WHO einen Brief an die Gesundheitskommission des US-Senats. Darin stellte er fest, dass laut einem Bericht aus dem Jahr 2011 die Impfung gegen Polio in zwölf westeuropäischen Ländern, die Impfung gegen Diphtherie und Tetanus in elf und die Impfung gegen Hepatitis B in zehn Ländern Pflicht sei. Das WHO-Papier zum Thema Masernimpfung empfiehlt, dass Kinder bei der Einschulung auf ihren Masern-Impfstatus hin überprüft und dass alle, die nicht zwei Dosen erhalten haben, geimpft werden sollten. Zwölf Länder verlangten einen Impfnachweis bei der Einschulung.

Butler erwähnte, dass es sehr wichtig sei, um die negativen Auswirkungen von Fehlinformationen in Grenzen zu halten, der Bevölkerung korrekte, evidenzbasierte Informationen über Nutzen und Sicherheit von Impfstoffen zur Verfügung zu stellen. Außerdem sollten wir den Sorgen der Eltern und der allgemeinen Öffentlichkeit aufmerksam Gehör schenken und besser auf ihre Bedürfnisse eingehen, damit sie fundierte Impfentscheidungen für sich und ihre Kinder treffen können.

Die Auswirkungen der Impfpflicht in Europa wurden im Rahmen des von der EU finanzierten Projekts ASSET untersucht, das keinen eindeutigen Zusammenhang zwischen einer Impfpflicht und der Nutzung von Impfungen feststellen konnte. Außerdem argumentierten die ASSET-Experten, dass die Impfpflicht zwar vielleicht das Problem kurzfristig lösen könne, aber keine langfristige Lösung darstelle. Eine bessere Organisation der Gesundheitssysteme und überzeugende Kommunikationsstrategien könnten sich als wirksamer erweisen. Der für Gesundheit zuständige EU-Kommissar bemerkte dazu: »Das legitime Ziel, möglichst hohe Impfraten zu erreichen, kann durch weniger strikte Maßnahmen erreicht werden, und die meisten Mitgliedstaaten geben lieber ›Empfehlungen‹ ab oder entscheiden sich für eine Mischung aus Impfpflicht und Impfempfehlungen.« Ein Professor kommentierte, dass eine Impfpflicht das Vertrauen der Bevölkerung zu Impfstoffen nicht verbessere, sondern den Widerstand gegen Impfungen ganz im Gegenteil sogar noch verstärke.[21]

Dieser Meinung bin ich auch. Doch wie bereits im vorigen Kapitel dargestellt, sagte ich meinen Vortrag gegen die Impfpflicht in Kalifornien trotzdem ab, als ich feststellte, dass der respektable Titel der Organisation, *Physicians for Informed Consent* (Ärzte für informierte Zustimmung), in Wirklichkeit nur eine Verklausulierung dafür war, dass man »aus Prinzip« gegen Impfungen ist, was unbestreitbar falsch ist. Außerdem kann man nicht von einer informierten Entscheidung gegen eine Impfung (beispielsweise gegen Masern) sprechen, wenn die Eltern von Ärzten wie Wakefield und seinen Anhängern gravierende Fehlinformationen erhalten haben.

Prinzipien für eine ethische Argumentation

Ich habe bereits das Dammbruchargument und das Konsistenzprinzip erwähnt. Im Umgang mit einem ethischen Dilemma darf man sich bei seinen Entscheidungen nicht von Intuition und Gefühlen leiten lassen, was richtig oder falsch ist. Die Leute sagen zwar immer: »Ich denke, ich fühle, ich glaube …«, doch solche Aussagen haben keine ethische Aussagekraft. In einer rationalen ethischen Debatte muss man sich an bestimmte Regeln halten:[22]

Erstens muss man von den Tatsachen ausgehen, genau wie bei einem Gerichtsverfahren. Was sagt die Wissenschaft?

Zweitens: Selbst wenn wir uns über die Fakten einig sind, können wir aus einem »Ist« noch lange kein »Sollte« ableiten, da das »Sollte« eine ethische Entscheidung beinhaltet. Aus einem »Wir können« kann man kein »Wir müssen« herleiten.

Drittens muss es, wie bereits erwähnt, eine gewisse Konsistenz geben. Wenn in zwei Fällen unterschiedlich vorgegangen wird, muss ein ethisch relevanter Unterschied zwischen diesen Fällen nachweisbar sein. Dieses Prinzip wird in Debatten leider oft ignoriert.

Viertens müssen wir entscheiden, ob wir der Perspektive der Deontologie, der Pflichtethik, bei der es beim ersten Anschein um Pflichten wie Respekt vor der Eigenverantwortung des Menschen geht, einen höheren Stellenwert einräumen sollen als der utilitaristischen Perspektive. Utilitarismus hat etwas mit den Konsequenzen unseres Handelns zu tun, und wir streben dabei nach dem größten Wohl für die größtmögliche Anzahl von Menschen. Dieser Ansatz ist in Gestalt von Bevormundung, die in drei verschiedenen Formen vorkommt, wohlbekannt:

- echte Bevormundung, bei der zum Beispiel Eltern für ihre Kinder sorgen oder Ärzte ihr Bestes tun, um Menschen, die im Koma liegen, das Leben zu retten
- erbetene Bevormundung, bei der ein Patient, der vor mehreren verschiedenen Optionen steht, den Arzt beispielsweise bittet, für ihn zu entscheiden, oder ein Gast in einem Restaurant angesichts der großen Auswahl an Gerichten überfordert ist und den Kellner auffordert, etwas für ihn auszuwählen
- und unerbetene Bevormundung, bei der der Patient anderen Menschen keine Erlaubnis zum Eingreifen gegeben hat (zum Beispiel bei der Zwangsmedikation in der Psychiatrie). Es wird oft argumentiert, dass psychotische Patienten nicht für sich selbst sorgen können. Doch dieses Argument ist zweifelhaft, da sie völlig rational denken können, wenn sie die Behandlung mit einem Neuroleptikum ablehnen, weil sie wissen, dass dieses höchst unangenehme und gefährliche Nebenwirkungen hat.[23]

Aus utilitaristischer Perspektive könnte man argumentieren, dass es erlaubt ist, einen Menschen aus einem sinkenden Boot über Bord zu werfen, wenn dies den anderen Menschen zum Überleben verhilft. Hier wird das Prinzip der Deontologie wichtig: Dabei geht es um Verpflichtungen, die unabhängig von den Konsequenzen unseres Handelns existieren – und eine unserer Pflichten besteht nun einmal darin, keine Menschen zu töten. Wenn die Prinzipien des Utilitarismus und der Deontologie miteinander in Kollision geraten, verhalten wir uns also normalerweise wie Deontologen – doch das ist nicht überall so. In manchen Kulturen spielt die Gesellschaft eine weitaus wichtigere Rolle als das Individuum. Bei der Pflichtethik geht es auch um unsere Rechte; ein Beispiel dafür ist die Achtung der Autonomie und der Würde des Patienten.

Eines der Hauptprobleme im Gesundheitswesen sind die vielen Wichtigtuer, die anderen gern vorschreiben, was sie tun sollen, auch wenn sie niemand danach gefragt hat. Sie legen auch oft eine unverhohlene Arroganz an den Tag, vor allem, wenn Patienten anderer Meinung sind als sie. Die Ergebnisse dieser unerbetenen Bevormundung sind überall zu beobachten. Das hört sich dann so an, als traue man den Menschen nicht zu, selbstständig zu denken. In diesem Sinn könnte der Titel einer offiziellen Informationsbroschüre beispielsweise lauten: »Warum Sie sich auf Brustkrebs untersuchen lassen sollten« statt »Sollten Sie sich auf Brustkrebs untersuchen lassen?«

Um auf das Thema Impfungen zurückzukommen: Sollen Eltern Impfungen für ihre Kinder aufgrund irriger Überzeugungen ablehnen dürfen? Wir wollen versuchen, das Prinzip der Konsistenz auf diese Frage anzuwenden. In Dänemark haben Erwachsene das Recht, eine lebensrettende Bluttransfusion zu verweigern. Angehörige der Zeugen Jehovas lehnen Bluttransfusionen kategorisch ab. Einer Frau dieser Glaubensrichtung, die nach einer Entbindung stark blutete, wurde gesagt, dass sie sehr wahrscheinlich sterben würde, wenn sie Transfusionen verweigerte. Sie sagte trotzdem Nein und starb. Da diese Frau bei vollem Bewusstsein und sich über die Folgen ihrer Entscheidung im Klaren war, durfte man ihr keine Transfusionen verabreichen – auch dann nicht, wenn sie das Bewusstsein verloren hätte. Das mag grausam erscheinen; doch ihr Wunsch wurde respektiert, und es sind auch schon andere Menschen wegen ihrer religiösen Überzeugung gestorben.

Wenn jedoch das Kind eines Zeugen Jehovas nach einem Verkehrsunfall ins Krankenhaus eingeliefert wird und die Eltern lebensrettende Bluttransfusionen verweigern, ist der Staat wie in jedem anderen Fall von Kindesvernachlässigung verpflichtet, das gefährdete minderjährige Kind zu schützen und dafür zu sorgen, dass es die Transfusion erhält.

Man kann diese Situation zwar nicht direkt mit dem Fall von Eltern vergleichen, die sich weigern, ihr Kind gegen Masern impfen zu lassen, weil das Kind dabei ja nicht in unmittelbarer Gefahr ist, doch wenn man diese Impfverweigerung als Kindesvernachlässigung betrachten könnte, dürfte der Staat auch in diesem Fall eingreifen.

Wir sind auch einander verpflichtet, und durch ihre Impfverweigerung erhöhen Eltern das Risiko, dass ihr Kind (und indirekt auch sie selbst als Entscheidungsträger) anderen Menschen Schaden zufügt.

Es gibt auch Trittbrettfahrer: »Wenn die anderen Menschen nur ein sehr geringes Risiko eingehen, durch den Impfstoff geschädigt zu werden, dann lasse ich mich nicht impfen, weil durch die Impfung ja eine Herdenimmunität entsteht und ich mich daher dann auch nicht mehr infizieren werde.« Es ist leicht nachzuvollziehen, dass diese Haltung unethisch ist:

Wenn jeder so denken würde, wären wir alle übel dran. Das Gegenteil einer solchen parasitären Beziehung zu unseren Mitmenschen ist Solidarität, die in von Habgier geprägten Gesellschaften mit extremer Ausrichtung auf individuellen und wirtschaftlichen Erfolg allerdings seltener anzutreffen ist.

Es ist einfacher, Entscheidungen über Impfstoffe zu treffen, bei denen die Schaden-Nutzen-Bilanz weniger klar ist, wie zum Beispiel bei der Grippeschutz- und der HPV-Impfung. Bei ihnen ist eine Impfpflicht meiner Ansicht nach nicht zu rechtfertigen, worauf ich in den nächsten Kapiteln noch näher eingehen werde. Die obligatorische Grippeschutzimpfung für Kinder in New York zeigt, dass Politiker zu weit gehen können. Außerdem besteht immer dann, wenn etwas vorgeschrieben wird, ein eindeutiges Korruptionsrisiko. Ein häufiges Argument für eine Grippeschutz-Impfpflicht lautet, dass sie die Übertragung des Virus auf andere Menschen verhindert. Dafür gibt es jedoch keine Beweise; und wenn außerdem unbekannt ist, wie viele Menschen an Grippe sterben (siehe nächstes Kapitel), kann man nicht einmal beurteilen, ob das Geld der Steuerzahler für solche Zwangsmaßnahmen sinnvoll ausgegeben wäre.[24]

Wir sollten auf eine Impfpflicht verzichten, auch wenn es sich dabei nur um indirekten Zwang handelt, wie beispielsweise bei einer Verweigerung des Zugangs zum Schulunterricht für ungeimpfte Kinder. Denn ein solcher Zwang kann sie stigmatisieren und ihre Chancen im Leben schmälern, zum Beispiel, wenn ihre Eltern sie dann zu Hause unterrichten lassen.

Ich gebe zu, dass meine langjährigen Recherchen zu psychiatrischen Fragen und Problemen mich in meiner Einstellung geprägt haben. Dadurch bin ich zu dem Schluss gekommen, dass Zwangseinweisung und Zwangstherapie weit mehr Schaden als Nutzen bringen und gesetzlich verboten werden sollten, so wie es die Konvention der Vereinten Nationen über die Rechte von Menschen mit Behinderungen fordert.[25]

In der Allgemeinen Erklärung über Bioethik und Menschenrechte der UNESCO heißt es: »Jede präventive, diagnostische und therapeutische medizinische Intervention hat nur mit vorheriger, freier und nach Aufklärung erteilter Zustimmung der betroffenen Person auf der Grundlage angemessener Informationen zu erfolgen. Die Einwilligung soll, wenn es sachgerecht ist, ausdrücklich erfolgen und kann von der betroffenen Person jederzeit und aus jedem Grund widerrufen werden, ohne dass die betroffene Person einen Nachteil oder Schaden erleiden darf.«[26] Dementsprechend dürfen Impfstoffe niemandem direkt oder indirekt durch Entzug von Privilegien aufgezwungen werden, die die betreffende Person sonst gehabt hätte (beispielsweise das Recht, zur Schule zu gehen, einen Arbeitsplatz zu haben oder sich ihren Lebensunterhalt zu verdienen), denn all das kann mit Zwang gleichgesetzt werden.[27]

Eine aktive Verweigerung sämtlicher Impfungen kommt selten vor: In Ländern mit hohem Einkommen liegt dieser Anteil nur bei ungefähr 1 bis 2 Prozent.[28] Daher sollte es möglich sein, durch Dialog und straffreie Maßnahmen bei den wichtigsten Impfungen eine nahezu hundertprozentige Durchimpfung zu erreichen.

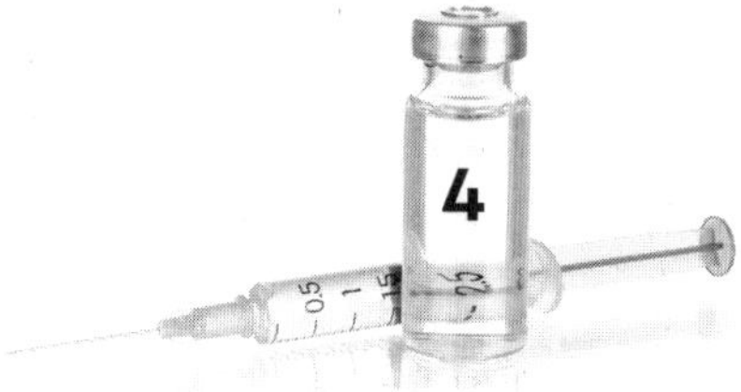

Grippe

Sich gegen Grippe (Influenza) impfen zu lassen, mag auf den ersten Blick selbstverständlich erscheinen, ist es aber nicht. Die Grippeschutzimpfung ist umstritten und ein Beispiel dafür, dass gut informierte Menschen durchaus zu sinnvollen Schlussfolgerungen kommen können, die gegen offizielle Richtlinien oder Vorschriften verstoßen. Ich habe die Grippe als Fallbeispiel in mein Buch *Survival in an overmedicated world: look up the evidence yourself* aufgenommen – einen Ratgeber, der den Lesern zeigt, wie man im Internet zuverlässige Informationen findet.[1] In diesem Kapitel will ich diese Arbeit für Sie erledigen.

Die meisten Menschen meinen mit »Grippe« einfach nur einen grippalen Infekt. Viele Virusinfektionen können grippeähnliche Symptome hervorrufen. Die relevanteste Übersichtsarbeit zu Grippeimpfstoffen ist sehr umfangreich: Sie umfasst 52 klinische Studien und über 80 000 Personen.[2] Totimpfstoffe gegen Grippe senkten die Häufigkeit dieser Erkrankung bei gesunden Erwachsenen von 2,3 auf 0,9 Prozent; das Risikoverhältnis betrug 0,41 (0,36 bis 0,47). Auf Bevölkerungsebene ist das zwar ein beachtlicher Effekt; doch die individuelle vorbeugende Wirkung ist nur gering: Man muss 71 gesunde Erwachsene impfen, um zu verhindern, dass einer von ihnen an Grippe erkrankt. Enttäuschend ist außerdem, dass diese Impfung weder die Anzahl von Krankenhauseinweisungen, Risikoverhältnis 0,96 (0,85 bis 1,08), noch die Anzahl der Krankheitstage (–0,04 Tage; –0,14 bis 0,06) verringerte.

Eine ähnliche Übersichtsarbeit gibt es auch für Kinder.[3] Abgeschwächte Lebendimpfstoffe gegen Grippe reduzierten die Häufigkeit dieser Erkrankung bei Kindern von 18 auf 4 Prozent, Risikoverhältnis 0,22 (0,11 bis 0,41). Nur sieben Kinder müssten geimpft werden, um einen Grippefall zu verhindern. Die Inzidenz der akuten Mittelohrentzündung war nach Verabreichung einer Impfung ähnlich hoch wie unter Placebo, Risikoverhältnis 0,98 (0,95 bis 1,01). Es lagen nicht genügend Informationen vor, um die Auswirkungen auf die Schulfehltage zu ermitteln, wohingegen die Impfung jedoch dazu führen könnte, dass weniger Eltern sich von der Arbeit freinehmen müssen, obwohl das Konfidenzintervall den Messwert für »keinen Effekt« enthielt, Risikoverhältnis 0,69 (0,46 bis 1,03). Daten zu den schwersten Grippekomplikationen, die zu Krankenhauseinweisungen führten, standen nicht zur Verfügung.

Totimpfstoffe senkten die Häufigkeit von Grippefällen bei Kindern von 30 auf 11 Prozent, Risikoverhältnis 0,36 (0,28 bis 0,48). Nur fünf Kinder müssten geimpft werden, um einen Grippefall zu verhindern. Auch hier war das Risiko einer Mittelohrentzündung ähnlich hoch: 31 gegenüber 27 Prozent; Risikoverhältnis 1,15 (0,95 bis 1,40). Es lagen weder ausreichende Informationen über Schulfehltage noch Daten über Arbeitsausfälle der Eltern oder Krankenhauseinweisungen vor. Eine Marke eines Pandemie-Einfachimpfstoffs verursachte einen plötzlichen Verlust des Muskeltonus (Kataplexie) und Schlafkrankheit (Narkolepsie).

Viele Vertreter des öffentlichen Gesundheitswesens sind der Überzeugung, dass diese Impfung viele Leben rettet. Aber trifft das zu oder ist es auch nur wahrscheinlich, wenn man die fehlende Auswirkung auf Krankenhauseinweisungen und Krankheitstage bedenkt?

Um die möglichen Auswirkungen einer Grippeschutzimpfung auf die Mortalität zu untersuchen, könnten wir nach Übersichtsarbeiten über Studien an gebrechlichen Menschen suchen. Ein solches Cochrane-Review umfasste acht Studien mit 5000 Probanden ab einem Alter von 65 Jahren.[4] Darin wurde die Häufigkeit der Grippe innerhalb einer einzigen Saison von 6,0 auf 2,4 Prozent gesenkt; das Risikoverhältnis lag bei 0,42 (0,27 bis 0,66), doch die Evidenz war aufgrund von Unsicherheiten darüber, wie die Grippe diagnostiziert wurde, gering. Die Ergebnisse dieser Übersichtsarbeit deuteten darauf hin, dass 30 Menschen geimpft werden müssten, um den Ausbruch einer Grippe bei einer Person zu verhindern. Nur eine einzige Studie lieferte Daten zu Lungenentzündungen und Mortalität: In dieser Studie traten keine Lungenentzündungen auf, und es gab nur drei Todesfälle unter 522 Studienteilnehmern in der Impfgruppe und einen Todesfall unter 177 Teilnehmern in der Placebogruppe, Risikoverhältnis 1,02 (0,11 bis 9,72). Über Krankenhauseinweisungen lagen keine Daten vor.

Im Jahr 2013 »arrangierte« eine Gruppe von Wissenschaftlern die Daten in dieser Cochrane-Übersichtsarbeit neu und fand »deutliche Belege für die Fähigkeit des Grippeimpfstoffs, das Risiko für eine Grippeinfektion und für grippebedingte Erkrankungen und Todesfälle bei älteren Menschen zu senken«.[5] Dies war ein verblüffender statistischer Trick, der zu der Schlussfolgerung führte, dass der Impfstoff die Häufigkeit von Todesfälle reduziert, obwohl in der Studie insgesamt nur vier Menschen starben und das Risikoverhältnis eins betrug! Dieser Artikel wurde in einem dänischen Forschungszentrum diskutiert, und wie sich herausstellte, hatte der Gastautor ihn »auf Einladung von Cochrane« hin verfasst.[6] Das ist problematisch. Die Cochrane Collaboration war ursprünglich eine idealistische Basisorganisation gewesen, hat sich jedoch inzwischen in die falsche Richtung entwickelt und steht der Industrie und anderen Interessengruppen zu nahe.[7] Die Chefredakteurin des *British Medical Journal*, Fiona Godlee, schrieb im Jahr 2018, dass Cochrane sich dafür einsetzen sollte, Industrie und Wissenschaft zur Rechenschaft zu ziehen, und dass sich in meinem Ausschluss aus der Cochrane Collaboration »eine grundlegende Meinungsverschiedenheit darüber zeigt, wie eng die Beziehungen zur Industrie sein dürfen«.[8]

Außerdem stellte sich heraus, dass der Gastautor des von Cochrane angeregten Artikels berüchtigt ist. Vier Jahre zuvor war er beschuldigt worden, die Bedrohung durch die Schweinegrippe aufgrund persönlicher wirtschaftlicher Interessen übertrieben zu haben. Sein Heimatland, die Niederlande, hatte im Jahr 2009 riesige Mengen an Impfstoffen aufgekauft. Später stellte sich heraus, dass der Autor 10 Prozent der Aktien der Arzneimittelfirma ViroClinics B.V. besaß. Dieses Unternehmen gibt auf seiner Webseite (im Jahr 2019) folgende Erklärung ab:

»Die klinischen diagnostischen Test-Dienstleistungen unterstützen und beschleunigen den Marktzugang für neue Medikamente, Impfstoffe und Virostatika und helfen bei Überwachungsprogrammen vor und nach der Markteinführung. Diese Dienstleistungen sind auf spezifische Bedürfnisse zugeschnitten und ermöglichen eine maximale Flexibilität, von der täglichen Analyse bis hin zu Massenanalysen mit hohem Durchsatz.«

Bei meinen Untersuchungen zur Mortalität aufgrund der zu geringen Anzahl an Todesfälle in der Studie, googelte ich *Grippeimpfstoffe senken die Mortalität*. Schon der erste Fachartikel, auf den ich dabei stieß, war hochinteressant.[9] Die Autoren hatten versucht, ihre Arbeit entsprechend der Verzerrung zu adjustieren, die zwangsläufig dadurch entsteht, dass

Menschen, die sich impfen lassen, vor dieser Impfung ein anderes Sterberisiko haben als Menschen, die sich nicht impfen lassen. Sie stellten fest, dass die Sterblichkeit kurz nach der Impfung niedrig war und dann im Lauf der Zeit in einem Muster anstieg, das auf eine Stichprobenverzerrung hindeutet: »Gerade dieser allmähliche Anstieg der Sterblichkeit seit der Impfung stellt für die Einschätzung der Wirksamkeit des Impfstoffs ein besonderes Problem dar.«

Diese Studie ist sehr viel besser als die meisten anderen Beobachtungsstudien. Die Forscher schlossen alle Kunden des Gesundheitsdienstleisters und Krankversicherers Kaiser Permanente in Kalifornien ab 65 Jahren ein. Sie untersuchten die Mortalität vor, während und nach neun Grippesaisons im Verhältnis zum Impfstatus von 1996 bis 2005. Dabei handelte es sich um eine sehr große Studie; insgesamt gab es 115 823 Todesfälle (darunter 20 484 während labordefinierter Grippesaisons), und die Durchimpfungsrate lag im Durchschnitt bei 63 Prozent. Daher eignete sich diese Studie gut dazu, die Mortalität in Relation zum Impfstatus zu untersuchen.

Die Methoden der Forscher waren sehr ausgefeilt, und sie fanden einen kurvilinearen Zusammenhang zwischen Vorhersagevariablen zur Sterblichkeit und Impfstatus. Patienten mit Herz-Kreislauf-Erkrankungen, Diabetes oder chronisch-obstruktiver Lungenerkrankung wurden mit höherer Wahrscheinlichkeit gegen Grippe geimpft als andere Menschen. Die meisten dieser Patienten hatten jedoch nur ein mäßig erhöhtes Sterberisiko, oft in dem Bereich, in dem die Durchimpfung am höchsten war. Bei Patienten mit höherem Risiko nahm die Durchimpfung ab.

Es erscheint plausibel, dass Gebrechlichkeit gegen Ende des Lebens ein Hindernis für Impfungen darstellt und dass Patienten und Ärzte dann vielleicht eher auf vorbeugende Maßnahmen verzichten. Bis dahin haben Patienten mit chronischen Erkrankungen jedoch mehr Anlass und Gelegenheit, sich impfen zu lassen, als gesunde Menschen, da sie grippeanfälliger sind und mehr Kontakte zu Angehörigen von Gesundheitsberufen haben, die ihnen eine Impfung empfehlen.

Obwohl mich diese Studie beeindruckt hat, fand ich ihren Grad an Komplexität doch etwas beunruhigend: »Wir arbeiteten mit Polynomen für die Anzahl von Tagen seit dem 15. September, Quadrat- und Kubiktageszahlen, um den Verlauf der Odds Ratio während des Grippejahrs zu untersuchen. [...] Schließlich bestimmten wir die durchschnittliche Höhe der (auf Grippefälle zurückzuführenden) Übersterblichkeit während der Grippesaison, indem wir ein Poisson-Regressionsmodell an die Daten von 39 420 Personentags-Strata anpassten (zwölf Alter-Geschlechts-Gruppen × neun Jahre × 365 Kalendertage, wobei wir die zwei zusätzlichen Schalttage mit dem 28. Februar kombinierten). Die Anzahl der Todesfälle wurde aufgrund eines Grippesaisonindikators und aufgrund von Kovariablen regressiert, wobei die Risikopersonenzeit als Offset-Term eingeschlossen wurde. Die Kovariablen umfassten die Anzahl der Tage seit dem 15. September, die Tage im Quadrat, einen Indikator für jedes Grippejahr und einen Indikator für jeden Kalendermonat.«

Du meine Güte! Vielleicht haben Sie das alles nicht verstanden; aber man braucht sich auch nicht mit Statistiken auszukennen, um Folgendes zu begreifen: Je komplizierter ein statistisches Modell ist, umso weniger erfahren wir, ob die Einschätzung der Wirksamkeit eines Impfstoffs die zuverlässigste ist, zu der wir aufgrund der vorliegenden Daten gelangen können. Was ich vermisse, sind Ergebnisse einfacherer Modelle, aus denen ich eine Gewissheit darüber ableiten könnte, dass die endgültige Einschätzung halbwegs zuverlässig war, wenn die verschiedenen Modelle nicht zu weit auseinanderliegende Ergebnisse lieferten.

Das lässt sich mit dem Klimawandel vergleichen: Der wurde anhand so vieler verschiedener Methoden mit so vielen verschiedenen Datensätzen und in so vielen verschiedenen Modellen untersucht (von denen manche sehr viel komplexer waren als andere), dass ich nicht den geringsten Zweifel daran habe, dass wir Menschen für die globale Erwärmung verantwortlich sind und dass diese in naher Zukunft in einer Katastrophe enden könnte.

Über die Einschränkungen ihrer Studie sagten die Wissenschaftler, dass ihnen möglicherweise Grippeschutzimpfungen entgangen sein könnten, die von anderen Anbietern als Kaiser Permanente verabreicht wurden – zum Beispiel in Pflegeheimen an Patienten, die dem Tod nah waren. Außerdem übersahen sie die Herdeneffekte: Auch ungeimpfte Personen könnten von Impfungen profitieren, weil ihr Infektionsrisiko durch Herdenimmunität sinkt. Und nicht zuletzt erwähnten die Autoren, dass sie in der Studie auch Spätfolgen übersehen haben, »wenn die Impfung dem Auftreten von Komplikationen vorbeugt, die die Sterblichkeit nach der Grippesaison erhöhen können«. Dem möchte ich hinzufügen, dass Spätfolgen in beiden Richtungen denkbar sind: Da es sich bei dem üblicherweise verwendeten Grippeimpfstoff nicht um einen Lebendimpfstoff handelt, könnte er die Gesamtmortalität erhöhen (siehe Kapitel 1).

Als weitere Einschränkung stellten die Forscher fest, dass ihre Einschätzung vom Schweregrad der Grippesaisons und von der Übereinstimmung der Impfstoffe mit den zirkulierenden Virusstämmen abhänge. Diese Einschränkung liegt jedoch bei allen wissenschaftlichen Untersuchungen zu diesem Thema vor – auch bei randomisierten Studien mit einer ungeimpften Kontrollgruppe.

Welche Auswirkungen hatten Grippeschutzimpfungen also bei älteren Menschen? So gut wie gar keine. Die Wissenschaftler berechneten, dass pro 4000 geimpften Personen ein Todesfall verhindert werden konnte. Doch auch diese Einschätzung steht auf sehr wackligen Füßen: Die Autoren geben zwar kein Konfidenzintervall an, aber das untere Ende dieses Intervalls muss sehr nahe an »kein Effekt« liegen.

So kleinen Effekten sollte man bei Beobachtungsstudien keinen Glauben schenken. Die Verzerrungen sind selbst nach aufwendigen Anpassungen, wie sie in der vorliegenden Studie durchgeführt wurden, oft viel größer als der geschätzte Effekt. Andere Studien haben größere Senkungen der Mortalität ergeben; allerdings sind sie weniger zuverlässig als die hier beschriebene Studie.[10]

Man muss auch berücksichtigen, wie hoch die Wahrscheinlichkeit einer Grippeinfektion bei ungeimpften Personen ist. Da Pandemien selten vorkommen und auch nur selten große Teile der Bevölkerung betreffen, ist diese Wahrscheinlichkeit sehr gering. Da das Virus außerdem schnell mutiert, können wir auch nicht sicher sein, ob der durch Impfung erzielte Effekt der gleiche sein wird wie in den randomisierten Studien. Man kann nicht einmal sagen, wie hoch das Sterberisiko ist, da manche Virusstämme lebensbedrohlicher sind als andere.

Schließlich müssen wir auch die Gesundheitsschäden berücksichtigen, die durch eine Impfung entstehen können. Wenn wir von der Schätzung ausgehen, dass auf 4000 geimpfte Personen ein verhinderter Grippetod kommt, bedeutet dies, dass 3999 Personen nicht von einer Impfung profitieren und dass viele dieser Menschen durch die Impfung geschädigt werden. Das sind zwar keine schweren Schäden, doch je geringer der Nutzen einer Impfung, umso schwerer fallen die Impfschäden ins Gewicht – sowohl bei der individuellen Entscheidung pro oder kontra Impfung als auch bei Empfehlungen durch Behörden.

Die offiziellen Empfehlungen für eine Grippeschutzimpfung sind nicht evidenzbasiert

Ich bin noch nie gegen Grippe geimpft worden, und nachdem ich die Datenlage gründlich studiert habe, bin ich mir sicher, dass ich mich dieser Impfung auch niemals unterziehen werde. Mehrere meiner Kollegen, die sich auf Infektionskrankheiten spezialisiert haben, sagen das Gleiche – ebenso wie meine Frau, die Professorin für klinische Mikrobiologie ist.

Die Empfehlungen der Behörden lauten jedoch ganz anders und sind außerdem verwirrend. Wenn ich herausfinden möchte, wie schädlich Medikamente sind, rufe ich oft erst einmal die Packungsbeilagen im Internet auf. Manchmal erscheint eine lange Liste unerwünschter Ereignisse eines Wirkstoffs, über die klinische Studien berichten, aber keinen Vergleich mit Placebo. Deshalb ist beim Lesen von Packungsbeilagen Vorsicht geboten, weil es dabei manchmal viel »Hintergrundrauschen« gibt. Die besten Packungsbeilagen vermitteln Ihnen eine gute Vorstellung davon, welche Nebenwirkungen tatsächlich durch das betreffende Medikament hervorgerufen worden sein könnten.

Normalerweise ist es sehr einfach, die Packungsbeilage zu finden. Beim Antidepressivum Duloxetin stößt man beispielsweise zuallererst darauf, wenn man *Duloxetin FDA* (FDA, Food and Drug Administration, die amerikanische Gesundheitsbehörde) googelt, und gleich oben auf der ersten Seite springt einem eine fettgedruckte Black-Box-Warnung ins Auge:

WARNHINWEIS: Medikamente gegen Suizidalität und Depressionen

Den kompletten Warnhinweis finden Sie in der vollständigen Fachinformation.

- Erhöhtes Risiko für Suizidgedanken und -verhalten bei Kindern, Jugendlichen und jungen Erwachsenen, die Antidepressiva zur Behandlung von schweren depressiven Störungen und anderer psychiatrischer Erkrankungen einnehmen. Cymbalta ist nicht für die Anwendung bei pädiatrischen Patienten zugelassen (5.1).

Mit der gleichen Recherche habe ich es auch bei Grippeimpfstoffen versucht: Ich googelte *Grippeimpfstoff FDA*; und noch während ich diese Suchbegriffe eingab, schlug Google mir andere Optionen vor, und zwar als Erstes *Grippeimpfstoff FDA Label*. Beim obersten Treffer schien es sich um eine Packungsbeilage zu handeln, und die Überschrift lautete *Grippevirus-Impfstoff, vierwertig, Typ A und Typ B.*[11] Leider konnte ich jedoch weder Angaben zu Impfschäden noch Warnhinweise finden. Bei den Haupteinträgen ging es um den intranasalen und den injizierbaren Impfstoff, und die Rubrik *Informationen für Sie* umfasste drei Untereinträge: *Sicherheit von Grippevirus-Impfstoffen; Zugelassene Biologika mit weiteren Unterlagen* und *In den USA zur Anwendung zugelassene Impfstoffe*.

Als ich auf *Sicherheit von Grippevirus-Impfstoffen* klickte, schlug meine Verblüffung in Misstrauen um. Wer sich über die negativen Auswirkungen von Grippeimpfstoffen informieren möchte, stößt sehr wahrscheinlich auf diesen Link. Doch obwohl die Überschrift *Sicherheit & Verfügbarkeit von Grippevirus-Impfstoffen* lautete, ging es in dem Eintrag gar nicht darum, die Leser über die Schädlichkeit der Impfstoffe zu informieren. Es handelte sich vielmehr um reine Propaganda, wie man sie sonst nur von Pharmaunternehmen kennt. Diese Ausführungen standen in direktem Widerspruch zu dem, was ich weiter oben dargelegt habe, und schockierten mich so sehr, dass ich hier die ganze Seite zitieren möchte:

»Die Grippe – in der medizinischen Fachsprache auch Influenza genannt – ist eine ansteckende Atemwegserkrankung, die durch Grippeviren verursacht wird. Diese Viren infizieren die Atemwege (Nase, Rachen und Lunge) beim Menschen. Die Grippe unterscheidet sich von einer Erkältung vor allem dadurch, dass ihre Symptome und Komplikationen schwerwiegender sind. Sie tritt normalerweise plötzlich auf und kann sich in folgenden Symptomen äußern: Fieber, Kopfschmerzen und allgemeinem Krankheitsgefühl (einem Gefühl der Unpässlichkeit und Energielosigkeit, das sehr ausgeprägt sein kann), Husten, Halsschmerzen, verstopfter Nase und Gliederschmerzen.

Ein großer Teil der durch das Grippevirus verursachten Erkrankungen und Todesfälle kann durch eine jährliche Grippeschutzimpfung verhindert werden. Die meisten Menschen ab einem Alter von sechs Monaten sollten sich alljährlich gegen Grippe impfen lassen. Besonders wichtig ist dies für Angehörige von Hochrisikogruppen und Menschen, die in engem Kontakt mit Hochrisikopersonen stehen, so empfiehlt es der Beratende Ausschuss für Impfpraktiken (ACIP) der amerikanischen Seuchenschutzbehörde CDC.

Der Impfstoff kann den meisten Menschen ab dem Alter von sechs Monaten zum Schutz gegen Grippe verabreicht werden. Wer in systemrelevanten Berufen arbeitet (zum Beispiel Mitarbeiter von Polizei, Feuerwehr oder Rettungsdiensten), sollte erwägen, sich ebenfalls gegen Grippe impfen zu lassen, damit der reibungslose Ablauf dieser Dienstleistungen auch während eines Grippeausbruchs gewährleistet ist.

Informationen zur Grippesaison

- Zugelassene Impfstoffe
- Hintergrundinformationen
- Hintergrundinformationen der Centers for Disease Control (CDC)
- Weiterführende Links
- www.Flu.gov – One-Stop-Zugang zu Informationen der US-amerikanischen Regierung über H1N1, Vogelgrippe und Grippepandemien«

Es ist kaum zu glauben, dass die Überschrift dieser Seite *Sicherheit & Verfügbarkeit von Grippevirus-Impfstoffen* lautet. Ich war auf der Suche nach Informationen zum Thema Sicherheit (einem beschönigenden Begriff für unerwünschte Nebenwirkungen oder Gesundheitsschäden), fand aber keinerlei Informationen dazu. Die FDA schreibt: »Ein großer Teil der durch das Grippevirus verursachten Erkrankungen und Todesfälle kann durch eine jährliche Grippeschutzimpfung verhindert werden.« Das stimmt schlicht und einfach nicht, Der nächste Satz lautet: »Die meisten Menschen ab einem Alter von sechs Monaten sollten sich alljährlich gegen Grippe impfen lassen.« Die Impfstoffhersteller selbst hätten keine bessere Werbung für ihre Produkte machen können! Die FDA hätte ihnen verboten, damit zu werben, dass ihre Impfstoffe die Todesrate senken, da dies nicht nachgewiesen ist (siehe die Sanktionen der FDA gegen die fantastischen Behauptungen der Firma Roche über Tamiflu im nächsten Abschnitt).

Die Menschen werden Aussagen wie »Ein großer Teil der […] Erkrankungen […] kann […] verhindert werden« falsch interpretieren. Viele werden glauben, dass die Chance, das die Impfung sie schützt, über 50 Prozent beträgt, dabei liegt sie in Wirklichkeit unter 2 Prozent, weil 71 gesunde Erwachsene geimpft werden müssen, um einen davon vor Grippe zu schützen.[12] Außerdem senkt der Impfstoff weder die Anzahl von Krankenhauseinweisungen noch verkürzt er die Fehlzeiten bei der Arbeit – was bringt er denn dann eigentlich?

Dass diese Taktik der FDA, den Deutungsrahmen zu verschieben, äußerst irreführend ist, zeigt eine Studie mit Tausenden von Frauen in neun europäischen Ländern. Sie wurden in persönlichen Interviews gefragt, wie viele von 1000 Frauen, die alle zwei Jahre am Mammografie-Screening teilnehmen, ihrer Einschätzung nach im Vergleich zu Frauen, die sich nicht mammografieren ließen, nach zehn Jahren von dem Screening profitiert hätten.[13] Die Antwortmöglichkeiten waren 0, 1, 10, 50, 100 und 200 pro 1000 oder »weiß nicht«. 25 Prozent aller britischen Frauen glaubten, dass 200 von 1000 Frauen durch das Screening davon verschont bleiben würden, an Brustkrebs zu sterben. Die richtige Antwort lautete 1 pro 1000. Doch die Propaganda des National Health Service hat den Nutzen des Screenings als Senkung der Brustkrebssterblichkeit um 20 Prozent dargestellt, und wahrscheinlich war die Fehleinschätzung der befragten Frauen auf diese Angaben zurückzuführen. In der von mir veröffentlichten und seit 2001 aktualisierten Übersichtsarbeit über das Brustkrebsscreening steht, dass die Studien fehlerhaft waren und dass die drei besten Studien keine statistisch signifikante Senkung der Brustkrebsmortalität nach 13 Jahren festgestellt haben, Risikoverhältnis 0,90 (0,79 bis 1,02).[14]

Tamiflu und Relenza zur Behandlung der Grippe

Den meisten Menschen ist Tamiflu (der Handelsname für Oseltamivir) ein Begriff. Wir haben für dieses weitgehend unwirksame Medikament und ein ähnliches – Zanamivir (Relenza) – Milliarden in verschiedensten Währungen vergeudet und tun dies auch heute noch. Ein Cochrane-Review der Studien hat ergeben, dass Oseltamivir die Zeit bis zur ersten Linderung der Symptome um 17 Stunden verkürzte[15] – ein geringfügiger, womöglich noch nicht einmal vorhandener Effekt. Die Doppelblindstudien waren nicht effektiv diskret, da das Medikament so deutlich spürbare Nebenwirkungen hat, dass in vielen Fällen leicht zu erraten ist, wer den Wirkstoff und wer das Placebo erhalten hat. Da die Aussage, wann eine Grippe abklingt, sehr subjektiv ist, ist das Ergebnis durch die fehlende Verschleierung wahrscheinlich zu positiv ausgefallen.

Noch problematischer ist, dass es ebenso wie bei den Grippeimpfstoffen keine sicher nachweisbaren Auswirkungen auf wichtige Folgen – Todesfälle, Krankenhauseinweisungen, Lungenentzündungen, als schwerwiegend eingestufte Komplikationen oder verringerte Übertragung des Virus auf andere Menschen – gab. Leider hat der Arzneimittelhersteller Roche die meisten Daten seiner klinischen Studien nicht veröffentlicht und sich auch geweigert, sie unabhängigen Wissenschaftlern mitzuteilen.[16] Auf der Basis unveröffentlichter Studien behauptete Roche, dass Tamiflu die Anzahl von Krankenhauseinweisungen um 61 Prozent, die Anzahl von Folgekomplikationen um 67 Prozent und die Anzahl von Infektionen der unteren Atemwege, die mit Antibiotika behandelt werden müssen, um 55 Prozent senkt. Diese Aussage halte ich für betrügerisch.[17] Unter Betrug versteht man eine unrechtmäßige oder kriminelle Täuschung mit dem Ziel, finanziellen oder persönlichen Gewinn daraus zu ziehen – normalerweise, indem man unrechtmäßigerweise bestimmte Errungenschaften oder Qualitäten behauptet oder sich diese zuschreiben lässt.

Die Food and Drug Administration forderte Roche auf, künftig nicht mehr zu behaupten, dass Tamiflu den Schweregrad und die Häufigkeit von Sekundärinfektionen verringere, während die Europäische Arzneimittelagentur die Behauptung akzeptierte, das Medikament reduziere die Häufigkeit von Komplikationen der unteren Atemwege.

Zanamivir wurde vom Beratungsausschuss der FDA mit 13 zu 4 Stimmen abgelehnt, weil es nicht besser wirkte als Placebo, wenn die Patienten auch noch andere Medikamente wie beispielsweise Paracetamol einnahmen. Doch nachdem das Unternehmen dagegen protestiert hatte, überstimmte die FDA ihren eigenen Ausschuss und ließ das Medikament zu – weshalb sie zu einem späteren Zeitpunkt im selben Jahr dann auch Oseltamivir zulassen musste.[18]

Viele Menschen fragten sich, warum die WHO für die Erstellung von Empfehlungen zu Grippemedikamenten Autoren auswählte, die von den Unternehmen, die diese Medikamente vertrieben, bezahlt wurden, und warum dies in ihren Berichten nicht offengelegt wurde. Die Verheimlichungstaktik war so ausgeprägt, dass Außenstehende sich nicht einmal Informationen darüber verschaffen konnten, wer im WHO-Ausschuss saß.[19]

Doch damit war noch kein Ende der Skandale abzusehen. Im Juni 2009 proklamierte die WHO den Beginn einer Grippepandemie durch das Schweinegrippevirus H1N1, die sich jedoch bald als ganz gewöhnlicher Grippeausbruch erwies, der sogar noch milder ausfiel als frühere Wellen. Das war nur deshalb möglich, weil kurz zuvor trotz der Proteste einiger Mitgliedstaaten eine neue Pandemie-Definition verabschiedet worden war.[20] Schätzungen zufolge wurden im Rahmen dieser Pandemie 18 Milliarden Dollar investiert, um Millionen von Menschen zu impfen – und das, ohne zu wissen, ob der Impfstoff überhaupt half, da er nie klinisch getestet worden war.[21]

In den zehn Jahren vor dem Ausruf der Pandemie durch die WHO im Jahr 2009 wirkten Wissenschaftler mehr oder weniger an allen Phasen der

Entwicklung dieser Programme mit.[22] Sie arbeiteten mit den Unternehmen zusammen, die später von den »Pandemie-Bereitschaftsprogrammen« der WHO profitieren sollten (darunter Roche und GlaxoSmithKline). Roy Anderson, ein bekannter britischer Epidemiologe und Berater sowohl der WHO als auch der britischen Regierung, erklärte einem BBC-Radiopublikum eindringlich, dass nur Relenza und Tamiflu eine Katastrophe vom Ausmaß der Grippepandemie des Jahres 1918 verhindern könnten. Damals erhielt Anderson 116 000 Pfund pro Jahr von GlaxoSmithKline, dem Hersteller von Relenza. Die WHO hätte die Interessen von Roche gar nicht besser vertreten können, als sie es durch die Ausrufung einer Pandemie und durch die Bevorratung von Tamiflu als Reaktion darauf getan hat.

Im Jahr 2008 behauptete eine Gruppe Autoren, die von Roche beauftragt wurden, in der Zeitschrift *Drug Safety*, dass bei Ratten und Mäusen, denen eine sehr hohe Dosis Tamiflu verabreicht worden war, keine negativen Wirkungen aufgetreten seien. Laut Unterlagen, die dem japanischen Gesundheitsministerium von Chugai (der japanischen Roche-Tochtergesellschaft) vorgelegt wurden, starben an genau der gleichen Dosis Tamiflu jedoch mehr als die Hälfte der Tiere.[23] Bei ihrem Tod wiesen die Ratten viele Symptome im Bereich des zentralen Nervensystems auf, die ein Wissenschaftler in seiner Anwendungsbeobachtung bei japanischen Kindern beschrieben hatte. Außerdem waren im Rahmen der von Roche durchgeführten Überwachung von Tamiflu nach der Markteinführung ziemlich häufig Fälle von Halluzinationen und seltsamen Unfällen aufgetreten.[24]

Nachdem die Centers for Disease Control and Prevention und ihre Stiftung dafür kritisiert worden waren, dass sie eine Spende von Roche für die *Take-3-Flu*-Kampagne der Behörde angenommen hatten, in der die Bevölkerung dazu ermutigt wurde, »Virostatika einzunehmen, wenn Ihr Arzt sie Ihnen verschreibt«, veröffentlichte die CDC auf ihrer Website einen Artikel mit dem Titel: »Warum die CDC Virostatika gegen Grippe empfiehlt«.[25] Darin zitierte die Behörde mehrere Beobachtungsstudien und von der Industrie finanzierte Studien, darunter auch eine Metaanalyse, die als »unabhängig« bezeichnet wurde, obwohl sie von Roche gesponsert war. Alle vier Autoren hatten finanzielle Verbindungen zu Roche, Genentech oder Gilead. Trotz der langen Liste von Studien wurde das Cochrane-Review in dem CDC-Artikel nicht zitiert, obwohl auch dieses im *British Medical Journal*, einer der besten und bekanntesten medizinischen Fachzeitschriften der Welt, veröffentlicht worden war.[26]

Der Direktor der CDC erklärte der Allgemeinbevölkerung, dass diese Medikamente »Ihnen das Leben retten könnten« – was wie ein typisches perfides Marketing wirkte, bei dem die Industrie vertrauenswürdigen »unabhängigen« Personen oder Institutionen Botschaften in den Mund legt. Es gibt keine zuverlässigen Beweise dafür, dass diese Medikamente Leben retten – ganz im Gegenteil: Dies ist sogar äußerst unwahrscheinlich.

Oseltamivir verursacht psychiatrische Nebenwirkungen, Kopfschmerzen, Nierenversagen, Übelkeit und Erbrechen. Ich würde dieses Medikament (oder auch Zanamivir) nicht einnehmen, sollte ich jemals eine Grippe bekommen.

Gibt es einen Grund, medizinisches Personal gegen Grippe zu impfen?

Auf der Webseite der Food and Drug Administration über die Sicherheit von Grippeimpfstoffen erfuhren wir zwar nichts zu diesem Thema, trotzdem empfahl sie Mitarbeitern im Gesundheitswesen, sich impfen zu lassen.[27] Sinkt dadurch das Risiko einer Übertragung des Virus auf andere Menschen? Da in der großen Cochrane-Übersichtsarbeit keine Informationen darüber zu finden waren,[28] habe ich diese Frage gegoogelt. Das erste Suchergebnis war ein Artikel von der Website der Centers for Disease Control and Prevention mit der Überschrift *Impfstoffwirksamkeit: Wie gut wirken die Grippeimpfstoffe?*[29] Dort fand ich aber nichts über die eventuelle Vorbeugung einer Virusübertragung, sondern nur Lobeshymnen auf den Impfstoff; also suchte ich weiter. Weiter unten auf der Google-Seite entdeckte ich Informationen für Mitarbeiter im Gesundheitswesen von der CDC:[30]

»Die Ergebnisse einer Übersichtsarbeit der CDC über die einschlägige veröffentlichte Literatur deuten darauf hin, dass eine Grippeschutzimpfung von medizinischem Personal die Patientensicherheit erhöhen kann.« Dazu gab es zwei Literaturangaben: eine systematische Übersichtsarbeit der CDC aus dem Jahr 2014 und einen Leitartikel, der diese Arbeit kommentiert.[31,32]

Bereits in der Einleitung zu der Übersichtsarbeit wird deutlich, dass es umstritten ist, ob die Morbidität und Mortalität der Patienten sich durch eine Impfung von medizinischem Personal verringert. Es wurden zwei andere kürzlich erschienene systematische Übersichtsarbeiten zitiert: Die eine kam zu dem Schluss, dass es wahrscheinlich einen positiven Effekt auf Patienten in Langzeitpflegeeinrichtungen gibt, weil sie möglicherweise vor einer Krankheit geschützt werden. Die andere erklärte, dafür gebe es keine Evidenz. Die Übersichtsarbeit der CDC (vier ihrer fünf Autoren waren bei der CDC tätig) umfasste vier Cluster-randomisierte Studien, zwei Kohortenstudien und zwei Fall-Kontroll-Studien. Das machte mich etwas skeptisch. Die Zulassungsbehörden verlangen für die Arzneimittelzulassung randomisierte Studien, da dies das einzige Studiendesign ist, das uns zuverlässig sagen kann, was Medikamente bei Menschen bewirken. Diese Studien sind normalerweise placebokontrolliert, um eine zuverlässigere Beurteilung der Ergebnisse zu ermöglichen.

In einer Situation, in der Menschen – in diesem Fall Mitarbeiter im Gesundheitswesen – ein Medikament nicht zu ihrem eigenen Nutzen, sondern zum Nutzen anderer Personen anwenden, müssen die Beweise für seine Wirksamkeit besonders überzeugend sein. Kohortenstudien, in denen Gruppen verglichen werden, die ein Medikament entweder angewendet oder nicht angewendet haben, sind zu unzuverlässig, um uns etwas über deren Wirksamkeit zu sagen – es sei denn, der Effekt ist sehr groß. Es gibt viele Gründe, warum zwei Gruppen, die ohne Randomisierung zusammengestellt wurden, nicht miteinander vergleichbar sind. Außerdem unterscheidet sich der Gesundheitszustand von Menschen, die sich impfen lassen, von demjenigen von Menschen, die nicht geimpft werden.[33] Noch unzuverlässiger sind Fall-Kontroll-Studien, in denen beispielsweise tote und lebende Menschen daraufhin miteinander verglichen werden, ob sie geimpft wurden oder nicht.

Die vier Cluster-randomisierten Studien stellten Daten aus 116 Langzeitpflegeeinrichtungen vor, deren medizinisches Personal zufällig den Impf- und Kontrollgruppen zugeteilt wurde. Somit waren alle medizinischen Mitarbeiter einer solchen Einrichtung entweder geimpft oder nicht. Dieses Design führte zu sehr kleinen Stichprobengrößen: Im Durchschnitt waren es nur 15 Einrichtungen pro Studie in jeder Gruppe. Bei so kleinen Stichprobenumfängen kann die zufällige Verteilung nicht sicherstellen, dass die Gruppen überhaupt miteinander vergleichbar waren. Die Autoren räumten dieses Problem auch ein und erklärten, dass sie Verzerrungen aufgrund unterschiedlicher Zirkulationsmuster der Viren innerhalb der Interventions- und Kontrolleinrichtungen nicht ausschließen konnten.

Das Durchschnittsalter der Patienten betrug zwischen 77 und 86 Jahre. Die angegebenen Impfraten bei den medizinischen Mitarbeitern bewegten sich zwischen 48 und 70 Prozent in den Interventionsgruppen und 5 und 32 Prozent in den Kontrollgruppen. Einige Mitarbeiter waren also anscheinend bereits vor Beginn der Studie geimpft worden; oder man hatte in vielen Fällen gegen das Studienprotokoll verstoßen, weil Mitarbeiter, die eigentlich keine Impfung erhalten sollten, im Verlauf der Studie dann offensichtlich doch geimpft wurden.

Die Ergebnisse sind nicht überzeugend. Das Risikoverhältnis für die Gesamtmortalität betrug 0,71 (0,59 bis 0,85), was auf eine Abnahme der Todesfälle um 29 Prozent (15 bis 41 Prozent) hindeutet. Die Autoren stellten dieses Ergebnis jedoch infrage, da die Grippe schätzungsweise zu weniger als 10 Prozent aller im Winter auftretenden Todesfälle bei Menschen ab 65 Jahren beiträgt. Selbst wenn der Impfstoff bei der Verhinderung von Todesfällen durch Grippe zu 100 Prozent wirksam gewesen wäre, hätte die Gesamtzahl von Todesfällen also um weniger als 10 Prozent abnehmen müssen. Außerdem besteht der Impfstoff fast immer aus inaktivierten Viren, und die Studien von Aaby deuten darauf hin, dass sich dadurch die Gesamtmortalität erhöht (siehe Kapitel 1). Daher ist das Ergebnis äußerst unplausibel.

Für grippeähnliche Erkrankungen lag das Risikoverhältnis bei 0,58 (0,46 bis 0,73), während es keine statistisch signifikanten Auswirkungen auf Krankenhauseinweisungen, Risikoverhältnis 0,91 (0,61 bis 1,19), oder auf laborbestätigte Grippefälle, Risikoverhältnis 0,80 (0,31 bis 2,08), gab.

Man sollte von Mitarbeitern im Gesundheitswesen nicht verlangen, dass sie sich impfen lassen, ohne zu wissen, ob dies zu weniger Krankenhauseinweisungen oder Grippekomplikationen führt, und das Ergebnis im Hinblick auf die Gesamtmortalität sollte ignoriert werden.

Es ist unentschuldbar, dass die CDC auf ihrer Webseite nicht das Cochrane-Review über die Grippeschutzimpfung für Mitarbeiter im Gesundheitswesen erwähnt, die ältere Menschen in Langzeitpflegeeinrichtungen betreuen – eine Übersichtsarbeit, die erstmals 2006 veröffentlicht und in den Jahren 2010, 2013 und 2016 aktualisiert wurde.[34] Die Fassung aus dem Jahr 2016 umfasst 60 Seiten und ist so detailliert, dass der Leser gut beurteilen kann, ob er derselben Meinung ist wie die Autoren oder nicht. Die CDC suchte in der Cochrane Library nach Studien, zitierte Cochrane-Arbeitshilfen und das Cochrane Handbook for Systematic Reviews (Cochrane-Handbuch für systematische Übersichtsarbeiten) und verwendete darüber hinaus Cochrane-Software für ihre Metaanalysen.

Daher scheint Absicht dahinterzustecken, dass die Behörde das Cochrane-Review ignorierte und stattdessen lieber ihr eigenes Review zitierte, obwohl dabei weitaus weniger rigoros vorgegangen worden war als bei der Cochrane-Übersichtsarbeit.

Solche Praktiken habe ich schon oft beobachtet. Nationale Gesundheitsbehörden, Arzneimittel- und sonstige Behörden berufen sich lieber auf minderwertige wissenschaftliche Untersuchungen und ignorieren qualitativ bessere Forschungsarbeiten, die ihre politische Agenda infrage stellen würden. Oder die Studien stimmen nicht mit den Erwartungen ihrer Geldgeber (der Politiker, die die Macht haben, bestimmten diagnostischen oder therapeutischen Verfahren die Finanzierung zu entziehen) überein. Die schlimmsten Erfahrungen habe ich in dieser Hinsicht mit dem Mammografie-Screening gemacht. Das dänische Gesundheitsministerium hat sich dabei immer wieder auf sehr schlechte wissenschaftliche Untersuchungen berufen, deren Ergebnisse ihm genehm waren, und nicht auf unsere weitaus rigorosere Forschung, die in medizinischen Fachzeitschriften veröffentlicht wurde. Ich habe auf diesem Gebiet sehr viel geforscht, und die Verzerrung der Wahrheit – auch durch Wissenschaftler, die Mammografien befürworten –, die zum Teil an Betrug grenzte, war so allgegenwärtig, dass ich ein Buch darüber geschrieben habe: *Mammography screening: truth, lies and controversy* (Mammographie-Screening: Wahrheit, Lügen und Kontroversen).[35]

Das Cochrane-Review stellt in seinem Abstract fest, dass die Grippeschutzimpfung wenig wirksam ist: »Eine systematische Übersichtsarbeit ergab, dass 3 Prozent aller berufstätigen Erwachsenen, die eine Grippeimpfung erhalten hatten, und 5 Prozent aller ungeimpften berufstätigen Erwachsenen pro Saison an einer laborbestätigten Grippe erkrankten.«[36]

Die Übersichtsarbeit umfasste dieselben vier Studien wie das CDC-Review. In den Studien sorgten hauptsächliche folgende Aspekte für Verzerrungen: Patientenschwund, fehlende Verblindung, Impfungen in den Kontrollgruppen und niedrige Durchimpfungsraten in den Interventionsgruppen. Das veranlasste die Autoren dazu, die Qualität der Evidenz für sämtliche Studienergebnisse aufgrund eines schweren Verzerrungsrisikos herabzustufen. Sie entdeckten keinerlei Informationen über Maßnahmen, die zusätzlich zur Grippeschutzimpfung des medizinischen Personals sonst noch praktiziert wurden: Händewaschen, Gesichtsmasken, Grippe-Früherkennung durch Laboruntersuchungen, Quarantäne, Vermeidung von Krankenhauseinweisungen, Einnahme von Virostatika und die Aufforderung an Mitarbeiter mit Grippe oder grippeähnlichen Erkrankungen, nicht arbeiten zu gehen, sondern lieber zu Hause zu bleiben. All diese Maßnahmen könnten die Ergebnisse der Studien dahingehend verzerrt haben, dass sie eine Wirksamkeit der Impfung zeigten. In keiner der Studien wurde ausdrücklich angegeben, dass die beteiligten Wissenschaftler über geeignete Methoden verfügten, um die Teilnehmer oder das Studienpersonal über die Zuordnung zu den beiden Gruppen im Unklaren zu lassen. Doch in zwei Studien wurde erwähnt, dass die Durchführenden darüber informiert wurden, wenn ein Patient Grippesymptome entwickelte, oder gelegentlich zusätzliche Nasen- und Rachenabstriche von solchen Patienten nahmen. Dies könnte die Inzidenz laborbestätigter Grippefälle in der ungeimpften Gruppe erhöht haben.

Es war kein statistisch signifikanter Effekt der Impfung auf folgende Parameter zu beobachten: laborbestätigte Grippefälle, Risikodifferenz 0 (–0,03 bis 0,03), Infektionen der unteren Atemwege, Risikodifferenz –0,02 (–0,04 bis 0,01; in einer Studie mit 3400 Personen gingen solche Infektionen von 6 auf 4 Prozent zurück) oder Krankenhauseinweisungen wegen Atemwegserkrankungen, Risikodifferenz 0 (–0,02 bis 0,02). Die Autoren entschieden, die Daten zu Todesfällen aufgrund von Infektionen der unteren Atemwege oder Todesfällen aller Ursachen nicht miteinander zu kombinieren, da Richtung und Größe des Risikounterschieds zwischen den Studien variierten. Aufgrund der sehr schlechten Qualität der Belege waren sie auch im Hinblick auf die Auswirkungen der Impfung auf diese Ergebnisse unsicher. Sie kamen zu dem Schluss, dass ihre Übersichtsarbeit keine plausiblen Daten lieferte, die dafür sprechen, medizinische Mitarbeiter gegen Grippe zu impfen, um einer Ansteckung pflegebedürftiger älterer Menschen vorzubeugen.

Dieser Meinung bin ich auch. Die vier Studien beinhalten viel zu viele Unsicherheiten. Der Leitartikel zu dem CDC-Review zeigte sich ebenfalls kritisch und wies auf zusätzliche Erkenntnisse hin, die keinen Sinn ergaben.[37] Schätzungen der Autoren zufolge nahm die Häufigkeit grippeähnlicher Erkrankungen um 42 Prozent ab, während die Abnahme der Häufigkeit des spezifischeren Ergebnisses (laborbestätigte Grippefälle) nicht höher war, sondern nur 20 Prozent betrug. Zu Denken gab außerdem die Tatsache, dass das Sterberisiko stärker (um 40 Prozent) abnahm, wenn die Analyse einen größeren Zeitraum umfasste, als wenn sie sich auf den Zeitraum beschränkte, in dem die Grippe kursierte (22 Prozent). Wenn die Geimpften in den Heimen durch den Zufallsprozess richtig auf die Versuchsgruppen verteilt gewesen wären und die Impfung tatsächlich Schutz böte, hätten die stärksten Auswirkungen während der Grippezeiten zu beobachten gewesen sein müssen.

Kanadische Forscher haben die Beweise zu diesem Thema vor Kurzem untersucht und den Cochrane-Wissenschaftlern zugestimmt.[38] Es gibt keine stichhaltigen Beweise für die Hypothese, dass eine Impfung von medizinischem Personal Patienten vor Grippe schützt. Eine Wissenschaftlerin erwähnte, dass die Impfung gegen den H3N2-Subtyp mit einer Impfstoffwirksamkeit von ungefähr 40 Prozent einherging – was bedeutet, dass drei von fünf geimpften Mitarbeitern im Gesundheitswesen genauso anfällig für H3N2 bleiben, als wenn sie nicht geimpft worden wären. Sie fügte hinzu: »Sich angesichts dieser Tatsachen ausschließlich auf das Risiko zu konzentrieren, das von ungeimpften Mitarbeitern ausgeht – sie als Parias zu behandeln oder (noch schlimmer) ihr Arbeitsverhältnis zu beenden –, und dabei das Risiko zu übersehen, das von geimpften Arbeitnehmern ausgeht, stellt eine potenzielle Gefährdung der Patienten dar.«

Allerdings! Die Impfung kann den Mitarbeitern nämlich ein falsches Sicherheitsgefühl vermitteln, sodass sie sich dann vielleicht seltener die Hände waschen und das Ansteckungsrisiko der Patienten infolgedessen womöglich eher steigt als sinkt. Um herauszufinden, ob die Impfung medizinischer Mitarbeiter den von ihnen betreuten Patienten zugute kommt, brauchen wir eine große, qualitativ hochwertige Studie. Andererseits würde eine solche Studie wahrscheinlich keine konkreten Vorteile für eine Impfung zeigen. Wie ich bereits im vorigen Kapitel dargelegt habe, ist es unethisch, von Mitarbeitern im Gesundheitswesen zu verlangen, das Risiko einer ernsthaften Gesundheitsschädigung einzugehen, nur um möglicherweise andere Menschen zu schützen. Daher würde ich eine solche Studie für unethisch halten.

Die CDC empfiehlt allen Beschäftigten im Gesundheitswesen in den USA sich alljährlich gegen Grippe impfen zu lassen.[39] Natürlich empfiehlt sie das – denn wenn sie es nicht täte, könnten ihr finanzielle Fördermittel verloren gehen.

Andere irreführende Botschaften der Centers for Disease Control and Prevention

Viele Informationen, die auf offiziellen Webseiten verbreitet werden, sind extrem irreführend. Es ist eine unfassbare Verfälschung unseres wissenschaftlichen Kenntnisstands, solche Fehlinformationen zu verbreiten und mit einem staatlichen Stempel scheinbarer Respektabilität zu versehen. Dazu möchte ich noch ein paar weitere Beispiele anführen.

Die Webseite der CDC ist eine wahre Fundgrube für Fehlinformationen – noch schlimmer als das, was ich auf den Webseiten von Arzneimittelherstellern gesehen habe. Sie verheißt enorme Auswirkungen von Impfungen, ohne auch nur die leiseste Andeutung darüber zu verlieren, dass diese Einschätzungen auf höchst unzuverlässigen wissenschaftlichen Untersuchungen wie beispielsweise Fall-Kontroll-Studien beruhen. Eine verantwortungsvolle medizinische Forschung würde so etwas nicht akzeptieren. Zum Beispiel haben die Experten zum Thema Brustkrebsscreening sich darauf geeinigt, dass Fall-Kontroll-Studien keine verlässlichen Aussagen über den Effekt dieses Screenings ermöglichen.[40] Die Verzerrung kann enorm sein, wie die Daten aus der randomisierten Malmö-Studie zum Mammografie-Screening zeigen: Bei korrekter Auswertung als randomisierte Studie ergab sie keine Senkung der Brustkrebsmortalität, Risikoverhältnis 0,96 (0,68 bis 1,35). Bei einer Analyse als Fall-Kontroll-Studie, in der die Brustkrebsmortalität bei Teilnehmerinnen und Nicht-Teilnehmerinnen innerhalb der Screeninggruppe verglichen wurde, betrug die Odds Ratio dagegen 0,42 (0,22 bis 0,78).[41] Somit wurde aus einer nichtsignifikanten Senkung der Brustkrebsmortalität um 4 Prozent eine signifikante, aber falsche Senkung um 58 Prozent! Dieser Fehler wird als »Effekt des gesunden Gescreenten« bezeichnet: Das heißt, Frauen, die am Screening teilnehmen, haben ohnehin ein niedrigeres Risiko, an Brustkrebs zu sterben, als Frauen, die dies nicht tun. Denn manche Frauen verzichten möglicherweise auf eine solche Untersuchung, weil sie befürchten, nicht gesund zu sein. Auch Frauen aus niedrigeren sozioökonomischen Gruppen entscheiden sich oft gegen eine solche Untersuchung und haben bei einer ganzen Reihe von Erkrankungen – darunter auch Brustkrebs – eine höhere Sterblichkeit.

Die Webseite der CDC über die Wirksamkeit von Impfstoffen ist ein gutes Beispiel für die Allgegenwart von Fehlinformationen.[42] Der Link zu der interessanten Information: »Im Zeitraum von 2016 bis 2017 hat die

Grippeschutzimpfung schätzungsweise 85 000 grippebedingte Krankenhausaufenthalte verhindert« funktionierte nicht. Stattdessen landete ich auf einer Seite mit dem Text: »Hoppla! Leider können wir die Seite, die Sie gesucht haben, nicht finden. Bitte versuchen Sie es mit unserer Suchfunktion oder dem A–Z-Register.« Ich suchte und suchte, doch auch eine Suche nach *85* führte mich nicht weiter, da der Such-Button ebenfalls nicht funktionierte. Als Nächstes benutzte ich das A–Z-Register und klickte auf den Begriff *Grippeschutzimpfung*. Ganz oben auf dieser Seite war zu lesen, dass es in der letzten Grippesaison (2018–2019) ungefähr 40 Millionen Grippeerkrankungen, 600 000 grippebedingte Krankenhauseinweisungen und 36 400 bis 61 200 Grippetote gegeben hatte. Wow! Siebenmal so viele Krankenhausaufenthalte wie in der Grippesaison 2016–2017. Vielleicht war die niedrigere Angabe deshalb gelöscht worden. Bei Panikkampagnen wird immer mit einer hohen Anzahl von Todesopfern gearbeitet. Wenn wir beispielsweise herausfinden möchten, ob Antidepressiva wirken, und auf einer offiziellen Webseite nachschauen, auf der als erste Information steht, dass über 10 Prozent der US-Bevölkerung derzeit an Depressionen leiden (was tatsächlich stimmt – allerdings darf man dabei nicht vergessen, dass die Kriterien für die Diagnose einer Depression viel zu locker gefasst sind),[43] können wir uns von vornherein denken, wie die unterschwellige Botschaft dieser Webseite lautet: nämlich, dass wir zur Bekämpfung dieser »Katastrophe« Antidepressiva einnehmen sollten.

Aber ich gab trotzdem immer noch nicht auf und suchte auf der Seite über *Grippeschutzimpfung* nach *85 000*: 330 Suchergebnisse. Der Suchbegriff *grippebedingte Krankenhauseinweisungen* lieferte 1334 Ergebnisse (beziehungsweise 460, wenn ich bei meiner Suche Anführungszeichen verwendete). Als Nächstes versuchte ich es mit der Suche nach *verhinderte schätzungsweise 85 000 grippebedingte Krankenhauseinweisungen*, was sieben Suchergebnisse brachte. Einige davon waren identisch; doch es gab vier Links, die sich voneinander unterschieden: *Wichtige Fakten über den saisonalen Grippeimpfstoff | CDC, Falsche Vorstellungen zum Thema saisonale Grippe und Grippeimpfstoffe | CDC, Welche Vorteile bringt eine Grippeschutzimpfung? | CDC,* und *Impfstoffwirksamkeit: Wie gut wirken die Grippeimpfstoffe? | CDC.* Als ich diese vier Links öffnete und nach *85 000* suchte, landete ich jedes Mal auf der *Hoppla!*-Seite.

Es war, als verirrte man sich in einem Wald: Nachdem man viele Stunden lang durch die Gegend gelaufen ist, merkt man, dass man sich in Wirklichkeit immer nur im Kreis dreht und wieder am Ausgangspunkt angelangt ist. Also gab ich dieses Versteckspiel auf, das mich immer wieder an den Startpunkt zurückbrachte – und schon begann meine nächste Tortur:

»Eine Studie aus dem Jahr 2014 [externes Icon] hat gezeigt, dass die Grippeschutzimpfung das Risiko von Kindern, wegen Grippe in eine pädiatrische Intensivstation (PICU) eingewiesen zu werden, während der Grippesaison 2010–2012 um 74 Prozent senkte.« Was für ein eindrucksvolles Ergebnis! Und diesmal gab es auch keine ermüdenden Versteckspielchen: Der Link führte tatsächlich zu einer veröffentlichten Studie.[44] In Anbetracht der Ergebnisse der randomisierten Studien war das Resultat dieser Studie zwar völlig unplausibel, doch diese Bagatelle brachte die Autoren nicht auf die Idee, in ihrem Abstract irgendwelche Vorbehalte dazu zu äußern. Dabei handelte es sich um eine Fall-Kontroll-Studie, bei der Patienten mit schweren Atemwegserkrankungen und positivem Grippetest auf eine Intensivstation aufgenommen wurden. Die Kontrollen waren Kinder auf einer Intensivstation, die negativ auf Grippe getestet worden waren, außerdem gab es weitere Kontrollen. Diese Gruppen wurden hinsichtlich ihres Impfstatus miteinander verglichen.

»Die Wirksamkeit des Impfstoffs wurde anhand von logistischen Regressionsmodellen geschätzt.« Das war ein Alarmsignal für mich. Ich verfüge über einige Statistikkenntnisse. Als ich an meiner Doktorarbeit schrieb, arbeitete ich dicke Statistiklehrbücher durch und führte auf einem Taschenrechner Dreiweg-Varianzanalysen durch, weil ich damals noch keinen Computer besaß. Weiter hieß es in der Studie: »Das Regressionsmodell, das zum Vergleich von Fällen mit PICU-Kontrollen verwendet wurde, umfasste den natürlichen Logarithmus des Alters in Monaten, Geschlecht, Zeitpunkt des Krankheitsbeginns (vor, während oder nach dem Höhepunkt der Grippewelle), berichtete Kontakte mit einer Person mit vermuteter oder bestätigter Grippe, Vorgeschichte mittelschwerer bis schwerer Atemwegserkrankungen (mit Ausnahme von leichtem Asthma), Vorgeschichte von Herz-Kreislauf-Erkrankungen, Schweregrad der Erkrankung bei der Aufnahme (PRISM-Score [37]), Tage zwischen Krankheitsbeginn und Grippetest sowie eine dichotome Variable, die angab, ob die Aufnahme in die Studie außerhalb der aktiven Rekrutierung erfolgt war. Wir bereinigten für die geografische Region, indem wir den Standort als Zufallseffekt einbezogen.«

Es ist nicht sinnvoll, in einem Modell so viele Anpassungen vorzunehmen, denn nachweislich entfernt man sich umso weiter von der Wahrheit, je mehr Variablen man in eine logistische Regression einbezieht.[45] Diese Studie sollte man also am besten gleich wieder vergessen; sie hätte es nie bis auf eine offizielle Webseite schaffen dürfen.

Die CDC sorgte für mehr Unterhaltung: »In den letzten Jahren haben Grippeimpfstoffe das Risiko grippebedingter Krankenhauseinweisungen bei Erwachsenen im Durchschnitt um ungefähr 40 Prozent gesenkt.«[46] Wie kann das sein, wenn in den randomisierten Studien nichts Derartiges festgestellt wurde? Na ja, es handelte sich um eine systematische Übersichtsarbeit über Fall-Kontroll-Studien. Vergessen Sie sie!

»Eine Studie aus dem Jahr 2018 hat gezeigt, dass die Grippeschutzimpfung bei Erwachsenen das Risiko, mit Grippe auf eine Intensivstation (ICU) eingewiesen zu werden, von 2012 bis 2015 um 82 Prozent senkte.«[47] Wie interessant! Allmählich kommen wir einer hundertprozentigen Wirksamkeit des Grippeimpfstoffs immer näher; nur leider befinden wir uns dabei in einem von der Realität völlig losgelösten Bereich wissenschaftlicher Spielereien. Diese Studie arbeitete mit ähnlichen Methoden wie die oben besprochene Studie über Kinder[48] und umfasste sogar ein Recycling-Element, da Thompson von der CDC (nicht der sogenannte »Whistleblower« Thompson aus Kapitel 2 dieses Buches) drei der Studien mitverfasst hat.[49,50,51]

Und auch mit den »Hopplas« der CDC ging es jetzt wieder munter weiter:[52] »Grippeimpfstoffe können für Kinder lebensrettend sein. Eine Studie aus dem Jahr 2017 hat als Erste ihrer Art gezeigt, dass eine Grippeschutzimpfung das Risiko eines Kindes, an Grippe zu sterben, deutlich senken kann.« Der Link führte zu einer Pressemitteilung der CDC, bei dem jedoch keine Quelle angegeben war – also auch hier wieder ein Versteckspiel. Aber diesmal war die Quelle wenigstens leicht zu finden, und zwar durch eine Google-Suche (ich traute mich nicht mehr, auf der CDC-Website zu suchen), da die Pressemitteilung mit dem Satz *Eine neue CDC-Studie, die heute in der Zeitschrift Pediatrics erschienen ist* begann.[53] Die Autoren hatten eine Fallkohortenanalyse mittels logistischer Regression durchgeführt. Die Wirksamkeit des Impfstoffs wurde auf 65 Prozent geschätzt – wiederum äußerst unplausibel und wiederum unter Verwendung ähnlicher Methoden wie in den anderen, ebenfalls höchst unzuverlässigen Studien.

Außerdem hieß es, dass die Impfung bei Menschen mit Herz-Kreislauf-Erkrankungen die Raten bestimmter Herzprobleme gesenkt und bei Patienten mit Diabetes und chronischen Lungenerkrankungen die Anzahl der Krankenhausaufenthalte reduziert hat. Natürlich! Wissenschaftliche

Untersuchungen mit gravierenden Fehlern und Schwächen können uns jedes Ergebnis liefern, das wir wollen.

Und was sagte die CDC zu den Schwachstellen in den unzuverlässigen Studien, die sie auf ihrer Webseite vorstellte? Gar nichts.[54] Sie gab lediglich folgende Erklärung ab:

»Randomisierte Studien sind der ›Goldstandard‹ (die beste Methode), wenn es darum geht, festzustellen, wie gut ein Impfstoff wirkt. Die in solchen Studien gemessene Wirkung einer Impfung bezeichnet man als ›Wirksamkeit unter kontrollierten Bedingungen‹ (Efficacy). Randomisierte, placebokontrollierte Studien sind teuer und werden nicht durchgeführt, nachdem bereits eine Impfempfehlung ausgesprochen worden ist, da man Menschen, für die eine Impfung empfohlen wird, einem erhöhten Risiko für Infektionen, Erkrankungen und möglicherweise schweren Komplikationen aussetzen würde, wenn man ihnen die Impfung vorenthielte. Daher handelt es sich bei den meisten Studien, die in den USA zur Ermittlung des Nutzens einer Grippeschutzimpfung durchgeführt werden, um ›Beobachtungsstudien‹. ›Beobachtungsstudien‹ vergleichen das Auftreten einer Grippeerkrankung bei geimpften im Vergleich zu ungeimpften Menschen (je nachdem, ob die betreffenden Personen sich für oder gegen eine Impfung entschieden haben). Das bedeutet, dass die Impfung der Studienteilnehmer nicht randomisiert erfolgt. Die Messung der Wirkungen eines Impfstoffs in einer Beobachtungsstudie bezeichnet man als ›Wirksamkeit unter realen Bedingungen‹ (Effectiveness).«

Es ist erstaunlich, dass die CDC so viel über diese beiden verschiedenen Studiendesigns schreibt und dabei mit den beiden Begriffen »Efficacy« und »Effectiveness« spielt (als ob das irgendeinen Unterschied machen würde), ohne ein Wort darüber zu verlieren, dass Beobachtungsstudien bei der Einschätzung eines Nutzens generell unzuverlässig sind.

Noch mehr eindrucksvolle, aber irreführende Zahlen

Hier noch ein weiteres Beispiel dafür, was bei Fall-Kontroll-Studien alles schiefgehen kann. Spanische Forscher berichteten in ihrem Abstract, dass eine Grippeschutzimpfung in der laufenden und früheren Grippesaisons die Mortalität im Vergleich zu Personen, die in der laufenden und den drei vorangegangenen Saisons nicht geimpft worden waren, um 70 Prozent (34 bis 87 Prozent) gesenkt habe.[55] Außerdem schrieben sie: »Eine Impfung, die nur in der laufenden Grippesaison erfolgte, hatte keine signifikante Auswirkung auf schwere Grippefälle.« Dies würde die Leser zwangsläufig zu der Schlussfolgerung führen, dass man sich jedes Jahr impfen lassen sollte, um ausreichend geschützt zu sein; und genau so interpretierten die Forscher ihre Daten auch:

»Diese Ergebnisse untermauern die Empfehlungen für eine alljährliche Grippeschutzimpfung älterer Erwachsener.« Im Haupttext des Artikels hieß es jedoch: »Bei einer Impfung, die nur in der laufenden Grippesaison erfolgte, nahm die Wahrscheinlichkeit schwerer Grippeerkrankungen nicht ab, und die Sterbewahrscheinlichkeit erhöhte sich« (adjustierte Odds Ratio: 3,35 [1,06 bis 10,58]). Die Autoren schrieben, dass dies einer vorbeugenden Wirkung gegen minderschwere, aber nicht gegen schwere Grippe entspreche.

Diese Erklärung ergibt keinen Sinn: Zuerst sprechen die Autoren von einer enormen Auswirkung des Impfstoffs auf die Mortalität, nämlich 70 Prozent (was völlig unplausibel ist), und dann sagen sie, dass der Impfstoff nicht gegen schwere Grippe wirke. Und schließlich und endlich sterben die Menschen ja nicht an leichter, sondern an schwerer Grippe!

In verlässlichen wissenschaftlichen Untersuchungen konnte bisher noch nie nachgewiesen werden, dass Grippeschutzimpfungen die Anzahl der Todesfälle senken. Trotzdem werden wir mit höchst irreführenden Informationen bombardiert – nicht nur über die Wirkung von Impfstoffen, sondern auch über die Anzahl von Grippetoten –, die allesamt dem Zweck dienen, Menschen Angst einzujagen, damit sie sich impfen lassen.

Laut einem Bericht der Canadian Broadcasting Corporation (CBC) erklärte die kanadische Gesundheitsbehörde im Jahr 2012 in einer Pressemitteilung: »Alljährlich sterben 2000 bis 8000 Kanadier an Grippe und deren Komplikationen.«[56] Der Herausgeber des *Canadian Medical Association Journal* stimmte in dieses Requiem ein und wiederholte die Aussage von bis zu 8000 Grippetoten pro Jahr.

Niemand weiß, wie viele Menschen sterben, nachdem sie sich mit dem Grippevirus infiziert haben. Die Zahlen beruhen nicht auf Leichenzählungen, Labortests oder Autopsien, sondern auf rechnerischen Modellen.[57]

Ein Modell zählt vielleicht alle Todesfälle aufgrund von Atemwegs- und Herz-Kreislauf-Erkrankungen – einschließlich der Menschen, die an einem Herzinfarkt starben, der gar nichts mit der Grippe zu tun hatte. Ein anderes Modell geht davon aus, dass jeder zusätzliche Todesfall, der im Winter auftritt, ein Grippetod ist. Dahinter steckt die Grundidee, dass Todesfälle im Winter (selbst wenn sie in Wirklichkeit durch glatte Bürgersteige, verschneite Straßen und eisige Temperaturen verursacht wurden) abzüglich der Todesfälle im Sommer gleich Grippetodesfälle sind. Sogar Todesfälle aufgrund psychotischer Erkrankungen werden zu den Grippetodesfällen gezählt.

Modelle reagieren sehr empfindlich auf die Prämissen, mit denen man sie füttert. Was ist zum Beispiel mit einem Patienten, der durch eine bestehende Herz-Kreislauf- oder Lungenerkrankung bereits extrem geschwächt war und zusätzlich eine Grippeinfektion bekam und danach starb – ist das nun ein Grippe-, Herz- oder Lungentod? Das lässt sich unmöglich sagen.

Im Gegensatz zu den behaupteten 8000 Todesfällen wurden in der Tabelle der Sterbefälle von Statistics Canada unter *Todesursache: Grippe* nur etwa 300 Todesfälle pro Jahr angegeben.

Eine Forscherin verarbeitete über sieben Grippesaisons hinweg Daten von drei Krankenhäusern in Ottawa und zählte alle Patienten, die laut Diagnose eines Arztes an Grippe starben. Eines der offiziellen Computermodelle sagte achtmal so viele Todesfälle durch Grippe voraus, wie es tatsächlich an klinischen Fällen gegeben hatte!

Als der CBC-Journalist sich mit dieser Wissenschaftlerin in Verbindung setzte, wurde ihm mitgeteilt, dass er sich an die kanadische Gesundheitsbehörde wenden müsse (auch wenn er nur auf der Suche nach Hintergrundinformationen sei), da sie für diese Behörde arbeite.

Seine Bitte um Erlaubnis, mit der Forscherin über ihre Magisterarbeit sprechen zu dürfen, wurde bis zum Leiter der Medienabteilung von Health Canada weitergeleitet. In einer E-Mail erklärte der Journalist, dass er für eine seiner Storys Hintergrundinformationen benötige, dass die Forscherin daran interessiert sei, mit ihm zu sprechen, und dass er mit ihr nicht in ihrer Eigenschaft als Vertreterin einer Regierungsbehörde, sondern lediglich als Autorin einer Magisterarbeit sprechen wolle.

Der Leiter der Medienabteilung schrieb zurück, dass er mit der Studentin gesprochen habe, die »es vorziehen würde, dass Sie aus ihrer schriftlichen Arbeit zitieren, da ihr derzeitiges Arbeitspensum ihr nicht viel zusätzliche Zeit lässt«. Er bot dem Journalisten die Möglichkeit an, um ein offizielles Regierungsstatement zu diesem Thema zu bitten, und schlug vor, dass sich ein Mitarbeiter der Presseabteilung mit ihm in Verbindung setzen könne. Ein Interview vor der Kamera mit einem Mitarbeiter von Health Canada über dieses Thema wurde jedoch abgelehnt.

Als im Jahr 2009 die sogenannte Grippepandemie ausbrach und die WHO mit ihren Prophezeiungen darüber, wie schlimm sie wahrscheinlich werden würde, die ganze Welt in Panik versetzt hatte, ergab sich die seltene Gelegenheit, die tatsächliche Anzahl der Grippetoten in Kanada zu überprüfen. Zum ersten Mal fanden umfassende Labortests statt, es gab ein nationales Meldesystem, und aller Augen waren auf potenzielle grippebedingte Todesfälle gerichtet. Die endgültige Anzahl von 428 Todesfällen lag viel näher am Grippesasion-Durchschnitt von rund 300 Grippetoten, die in den Bevölkerungsstatistiktabellen erfasst wurden, als an den bis zu 8000 Todesfällen, auf die die Computermodelle mit ihren Schätzungen gekommen waren.[58]

Statt uns Angst zu machen, könnten die Sprecher von Gesundheitsbehörden uns stattdessen ebenso gut versichern, dass wir uns keine Sorgen zu machen brauchen. Selbst die stark übertriebene Schätzung von 8000 Grippetoten ist eigentlich gar nicht so schlimm: Denn das bedeutet, dass 99,98 Prozent aller Kanadier innerhalb eines Jahres *nicht* an Grippe sterben. Die 428 Todesfälle entsprechen nur 0,15 Prozent aller jährlichen Todesfälle in Kanada. Im Gegensatz dazu sterben 17 Prozent an den Folgen des Tabakrauchens – das sind über hundertmal so viele. Wenn wir die Anzahl der Todesfälle senken wollen, sollten wir uns also lieber darauf konzentrieren, mit dem Rauchen aufzuhören und zu verhindern, dass junge Menschen überhaupt erst damit anfangen. In Norwegen ließ sich mit hohen Steuern eine drastische Wirkung erzielen: Dort sind Zigaretten doppelt so teuer wie in Dänemark, und nur 3 Prozent aller jungen Menschen rauchen – verglichen mit 15 Prozent in Dänemark.[59] Wozu also diese ganze Propaganda über Grippeschutzimpfungen? Wir wissen noch nicht einmal, ob solche Impfungen die Anzahl der Todesfälle senken.

Die kanadischen Modelle haben die geschätzte Anzahl von Grippetoten immer weiter nach oben getrieben. Um das Jahr 2000 lag der oberste Schätzwert bei 1500; im Jahr 2003 stieg er auf 2500 und im Jahr 2007 auf 8000 Grippetodesfälle. Grippeforscher Tom Jefferson, dessen Cochrane-Reviews ich in diesem Buch zitiere, sagte dazu: »Die Grippe-Prävention ist zu einer Industrie geworden, hinter der Untersuchungen von schlechter wissenschaftlicher Qualität und in Interessenkonflikte verwickelte Entscheidungsträger stehen. [...] Wie viele Menschen sterben jedes Jahr? Antwort: vielleicht 300, vielleicht aber auch 9000. Wir sind uns nicht sicher. Wenn Sie es nicht wissen, wie können Sie dann eine so kostspielige

Impfpolitik betreiben, und vor allem: Wie können Sie sie bewerten? [...] Das Ziel, Menschen Angst einzujagen, rechtfertigt eine Impfpolitik ohne jede Evidenz [...] Die einzige Gewissheit sind die Einnahmen, die dieses Vorgehen der Industrie bringt.«[60]

Der CBC-Journalist hatte die Public Health Agency gefragt, warum es wichtig sei, die Kanadier über die Todesstatistiken zu informieren. Die offizielle schriftliche Antwort lautete:

»Die Berichterstattung über diese Todesstatistiken informiert die Kanadier darüber, dass eine Grippeinfektion schwerwiegend sein und in manchen Fällen zum Tod führen kann. Daher sollten die Kanadier sich einer saisonalen Grippeschutzimpfung unterziehen, um einer Ansteckung vorzubeugen, und Maßnahmen zur Infektionsvermeidung wie beispielsweise Händewaschen und Hustenetikette praktizieren und zu Hause bleiben, wenn sie krank sind, um einer Ausbreitung dieser Infektion vorzubeugen.«

Wie kommt es, dass Beamte im öffentlichen Gesundheitswesen Daten oft so stark manipulieren, um den Menschen Angst einzujagen, nur damit sie sich an ihre Empfehlungen halten? Für solches Fehlverhalten sollte es harte Strafen geben. Erhalten diese Beamten womöglich einen Bonus, der von der Anzahl der Grippeschutzimpfungen pro Jahr abhängt? So etwas gibt es tatsächlich: Zum Beispiel werden dänische Polizeichefs nach der Anzahl der Geldbußen entlohnt, die ihre Mitarbeiter über Verkehrssünder verhängen. Im Gesundheitswesen erhält man wahrscheinlich eher eine indirekte Belohnung: Wenn man mit den Wölfen heult und die Politiker zufriedenstellt, kann man sich auf eine lukrative Karriere im öffentlichen Gesundheitswesen freuen.

Die Logik, nach der in den Gesundheitssystemen verfahren wird, lautet: Wenn viele Menschen an einer Krankheit sterben (auch wenn wir das gar nicht genau wissen, sondern nur annehmen), sollten wir versuchen, einige dieser Todesfälle zu verhindern (auch wenn wir dafür keine Maßnahme mit wissenschaftlich erwiesener Wirkung haben). Hier noch ein weiteres Beispiel für diese unlogische Argumentation:

Im Jahr 2012 haben wir nachgewiesen, dass allgemeine Gesundheitschecks nichts bringen. Im Jahr 2019 aktualisierten wir unsere Übersichtsarbeit zu diesem Thema und nahmen eine weitere Studie darin auf.[61] Die mittlere Nachbeobachtungszeit war lang (zehn Jahre), und in den randomisierten Studien waren insgesamt 21 535 Todesfälle aufgetreten, was ziemlich viel ist. Die Gesundheitschecks senkten weder die Gesamtmortalität, Risikoverhältnis 1,00 (0,97 bis 1,03), noch die Herz-Kreislauf-Mortalität, Risikoverhältnis 1,01 (0,92 bis 1,12), noch die Krebsmortalität, Risikoverhältnis 1,05 (0,94 bis 1,16).

In Großbritannien gab es bereits im Jahr 2012 Gesundheitschecks mit Vorsorgeuntersuchungen auf mehrere Erkrankungen. Die Reaktionen von Behörden auf unsere Übersichtsarbeit waren so bizarr, dass ich sie als »Seifenoper« bezeichnet[62] und darüber einen Artikel im *British Medical Journal* mit dem Titel »Ich will nicht die Wahrheit wissen, sondern etwas, was ich dem Parlament sagen kann!« geschrieben habe.[63]

»Public Health England wird ein Expertengremium einrichten, um die Wirksamkeit und das Preis-Leistungs-Verhältnis der Gesundheitschecks des National Health Service zu überprüfen, und das dem Programm zugrunde liegende ökonomische Modell aktualisieren. Außerdem sagt man uns: ›Obwohl wir uns darüber im Klaren sind, dass dieses Programm nicht unmittelbar durch Nachweise aus randomisierten, kontrollierten Studien untermauert wird, ist es dennoch dringend notwendig, etwas gegen die zunehmende Krankheitslast zu tun, die mit dem Lebensstil der Menschen einhergeht.‹

Die Wahrheit – dass Gesundheitschecks nichts bringen und wahrscheinlich sogar schädlich sind – ist für Public Health England anscheinend nicht zu verkraften. Ein Expertengremium ist die moderne Version des Orakels von Delphi, und statistische Modelle sind so ähnlich, als würde man einem Magier ins Ohr flüstern, was für Ergebnisse man gerne hören möchte. Und wenn man das Argument, dass es dringend notwendig ist, etwas gegen die zunehmende Krankheitslast zu tun, als Entschuldigung dafür ins Feld führt, eindeutige Nachweise aus randomisierten Studien zu ignorieren, erinnert mich das an eine Episode aus der Serie *Yes Premierminister*, in der sehr geschickt begründet wurde, warum für ein Krankenhaus ohne Patienten eine riesige Anzahl von Verwaltungsangestellten benötigt wird.«

Also lässt sich das öffentliche Gesundheitswesen in seinen Aktionen von der »Krankheitslast« leiten. Ob das, was man dagegen unternimmt, auch wirklich etwas bringt oder nicht, spielt keine Rolle – es geht einfach nur darum, irgendetwas zu tun.

Impfung während der Schwangerschaft

Was sagen die Centers for Disease Control and Prevention zum Thema Schwangerschaft? »Eine Impfung senkt das Risiko grippebedingter Atemwegsinfektionen bei Schwangeren um bis zu 50 Prozent« und »Eine Studie aus dem Jahr 2018 hat gezeigt, dass die Grippeschutzimpfung das Risiko einer schwangeren Frau, wegen Grippe ins Krankenhaus eingeliefert zu werden, im Durchschnitt um 40 Prozent senkt«.[64] Auch hier wieder Fall-Kontroll-Studien, und zwar von dem bereits erwähnten »Nicht-Whistleblower« Thompson von der CDC.[65] Vergessen Sie sie.

Auf der CDC-Webseite hieß es: »Sich impfen zu lassen, kann ein Baby auch nach der Geburt vor Grippe schützen. (Die Mutter gibt während der Schwangerschaft Antikörper an das Baby weiter.) Etliche Studien haben gezeigt, dass eine während der Schwangerschaft verabreichte Grippeschutzimpfung nicht nur zum Schutz der schwangeren Frau beiträgt, sondern auch das Baby nach der Geburt mehrere Monate lang vor einer Grippeinfektion schützt, wenn es noch nicht alt genug ist, um geimpft zu werden.«

Der Link führte zu einer Seite mit der Überschrift *Schwangere Frauen & Influenza (Grippe)*, wo auf insgesamt sieben Studien verwiesen wurde. Bei der einen handelte es sich um einen Bericht über zwei randomisierte placebokontrollierte Studien in Südafrika, an denen 2116 nicht mit HIV infizierte und 194 HIV-infizierte schwangere Frauen teilnahmen.[66] Bei den werdenden Müttern, die Placebo erhielten, und auch bei deren Babys lag die Rate laborbestätigter Grippeinfektionen bei 3,6 Prozent, während in der Gruppe, in der die Frauen einen inaktivierten Grippeimpfstoff erhielten, 1,8 beziehungsweise 1,9 Prozent an Grippe erkrankten. Das heißt, die Wirkung des Impfstoffs betrug etwa 50 Prozent. Die Impfung war bis zu 24 Wochen nach der Geburt wirksam. Zwei versus null Mütter starben.

Diese Studie bestätigt, dass der Impfstoff nicht besonders wirksam ist, und in einem 88-seitigen Anhang zu dem Artikel, den nur wenige Menschen jemals lesen werden, stehen einige interessante Daten, die in einer systematischen Übersichtsarbeit analysiert worden sind.[67] Die Studie stellte keine signifikanten Unterschiede zwischen den beiden Gruppen im Hinblick auf Krankenhausaufenthalte von Müttern wegen Infektionen jeglicher Art, Risikoverhältnis 2,27 (0,94 bis 5,49), oder Krankenhauseinweisungen von Neugeborenen wegen Sepsis, Risikoverhältnis 1,60 (0,73 bis 3,50), fest. Die Unterschiede waren zwar statistisch nicht signifikant, die Ergebnisse sprachen jedoch gegen eine Impfung. Die Ergebnisse für Todesfälle bei den Säuglingen gingen in die entgegengesetzte Richtung: 15 versus 21 Todesfälle.

Außerdem zeigt der Anhang, dass bei den Säuglingen ungefähr 26-mal so viele grippeähnliche Erkrankungen wie Grippefälle auftraten und dass der Impfstoff bei diesen Erkrankungen keine Wirkung zeigte (Wirksamkeitsrate von 0,6 Prozent). Man kann natürlich argumentieren, dass eine Abnahme von Grippefällen keinen großen Wert hat, wenn die Nettobelastung durch grippeähnliche Erkrankungen (einschließlich Grippe) nicht abnimmt.[68]

Ist diese Impfung für schwangere Frauen ungefährlich? In der Impfstoffgruppe gab es 1062 nicht HIV-infizierte Frauen, in der Placebogruppe 1054. Fehlgeburten (vor der 28. Woche): 3 versus 5; Totgeburten (in der 28. Woche oder später): 15 versus 9; Frühgeburten (vor der 37. Woche): 108 versus 96. Meinen Berechnungen nach sind diese geringfügigen Unterschiede statistisch nicht signifikant, was beruhigend ist (der p-Wert beträgt 0,30 für Totgeburten und 0,56 für Frühgeburten). Da die Placebogruppe keinen immunogenen Hilfsstoff, sondern Kochsalzlösung erhielt, wie es in Impfstoffstudien üblicherweise der Fall ist, können wir darauf vertrauen, dass die minimale Zunahme unerwünschter Ereignisse in der Impfstoffgruppe nicht unterschätzt wurde.

Auf der Webseite der CDC wurden noch zwei weitere randomisierte Studien erwähnt, darunter eine große.[69] In Nepal verabreichte man 3693 schwangeren Frauen entweder einen inaktivierten Impfstoff oder ein Kochsalzlösungs-Placebo. Die Schutzwirkung des Impfstoffs betrug 19 Prozent für grippeähnliche Erkrankungen bei den Müttern und 30 Prozent für laborbestätigte Grippefälle bei den Säuglingen. Es gab weniger Säuglinge mit geringem Geburtsgewicht (unter 2500 g) in der Impfgruppe: 23 versus 27 Prozent ($p = 0{,}02$). In fünf versus drei Fällen kam es zu Fehlgeburten, in 33 versus 31 Fällen zu Totgeburten und in 1,1 versus 1,0 Prozent zu Geburtsfehlern. Drei versus fünf Frauen und 61 versus 50 Säuglinge im Alter von 0 bis 6 Monaten starben. Die Impfung ging nicht mit schwerwiegenden unerwünschten Ereignissen einher.

Zum Schluss gibt die Webseite der CDC folgende fettgedruckte Empfehlung:[70]

»Sich selbst impfen zu lassen, kann auch Menschen in Ihrer Umgebung schützen, einschließlich solcher, die anfälliger für schwere Grippeinfektionen sind, zum Beispiel Säuglinge und Kleinkinder, ältere Menschen und Patienten mit bestimmten chronischen Erkrankungen.«

Es ist nicht erwiesen, dass die Impfung schwangerer Frauen andere Menschen vor schweren Infektionen schützt. Doch selbst bei schwangeren Frauen ist die Evidenz weniger eindeutig, als wir es uns gewünscht hätten. Die CDC ließ eine große Studie an 4193 schwangeren Frauen im dritten Trimester in Mali unerwähnt,[71] in der ein inaktivierter Dreifach-Grippeimpfstoff mit einem Meningokokken-Vierfachimpfstoff verglichen wurde. Hierbei handelte es sich ebenfalls um einen Totimpfstoff. Eine Kontrollgruppe, die einen anderen Wirkstoff erhält, in eine Studie einzuschließen, ist zwar nicht optimal, doch interessanterweise traten vermutete schwerwiegende Infektionen bei Neugeborenen in der Grippeimpfstoffgruppe häufiger auf als in der Meningokokken-Impfstoffgruppe (60 versus 37; p = 0,02), und es gab auch eine Tendenz zu einer höheren Säuglingssterblichkeit (52 versus 37, p = 0,13).

Rechnet man die Säuglingssterbefälle in den beiden großen placebokontrollierten Studien zusammen, so kommt man auf 76 in den Impfstoffgruppen und 71 in den Placebogruppen, was beruhigend ist. Wenn wir die Todesfälle aus der Studie in Mali zusammenzählen, erhalten wir 128 gegenüber 108 Todesfälle, was weniger beruhigend ist. Der Meningokokken-Impfstoff könnte die Anzahl der Todesfälle verringert haben; doch laut Angaben des Erstautors ist in der Studie niemand an Meningitis gestorben, und da es sich dabei nicht um einen Lebendimpfstoff handelt, wäre auch nicht zu erwarten, dass er die Anzahl der Todesfälle über unspezifische Effekte verringert.

Welche Schäden kann eine Grippeschutzimpfung verursachen?

Wie bereits erwähnt, enthielten die ersten beiden CDC-Webseiten, auf die ich stieß, keine hilfreichen Informationen über mögliche Gesundheitsschäden durch Grippeschutzimpfungen.[72,73] Eigentlich sollte man erwarten, dass *Informationen über Grippeschutzimpfungen für Mitarbeiter im Gesundheitswesen*[74] sinnvolle Aussagen über unerwünschte Nebenwirkungen solcher Impfungen enthalten, doch leider war das nicht der Fall. Die CDC widmete diesem Thema gerade einmal 39 ihrer insgesamt 3622 Wörter:

> »**Grippeimpfstoffe sind sicher.** Ernsthafte Probleme durch einen Grippeimpfstoff treten nur sehr selten auf. Die häufigste Nebenwirkung sind Schmerzen an der Injektionsstelle. Diese sind normalerweise nur leicht ausgeprägt und klingen in der Regel nach ein bis zwei Tagen wieder ab.«

Diese Botschaft endete mit: »Nähere Informationen finden Sie unter Sicherheit von Grippeimpfstoffen«. Ich klickte auf den Link und erhielt die Fehlermeldung: »Kann nicht geöffnet werden [Adresse der Webseite]. Kann den Internet-Server oder Proxy-Server nicht finden.«

Inzwischen war ich mit meiner Geduld im Hinblick auf die CDC am Ende. Ich hatte das Gefühl, dass diese Behörde dafür gesorgt hatte, dass niemand je etwas über die möglichen Schäden von Grippeimpfungen erfahren würde. Vielleicht handelte es sich dabei einfach nur um ein technisches Problem, das auftritt, wenn Leute Webseiten umstrukturieren und dabei vergessen, die Links zu korrigieren. Doch die stillschweigende Botschaft, die sich aus all meinen Problemen mit diesen Webseiten und aus der vielen unglaubwürdigen Propaganda, die ich gesehen hatte, herausdestillierte, lautete: »Stellen Sie keine Fragen. Tun Sie einfach, was wir Ihnen sagen, und impfen Sie alle Ihre Patienten jedes Jahr – vom sechsmonatigen Säugling bis ins Grab. Wir haben Ihnen ja bereits gesagt, dass Grippeimpfstoffe sicher sind. Wo liegt das Problem?«

Leichte Schmerzen an der Injektionsstelle, die nach ein bis zwei Tagen wieder abklingen? Ist das wirklich alles, was es über die möglichen Gesundheitsschäden einer Grippeschutzimpfung zu sagen gibt?

Die erste Food and Drug Administration-Webseite, auf die ich stieß – *Sicherheit & Verfügbarkeit von Grippeimpfstoffen* –, war sogar noch schlimmer als die der CDC, weil es dort gar keine Informationen zum Thema Sicherheit gab.[75] Warum vertuschen diese Behörden die Gesundheitsschäden, die durch Grippeimpfungen entstehen können? Informations-Sackgassen bei zwei großen US-Behörden geben Anlass zur Sorge. Andere Behörden und Institutionen – seien es Arzneimittelbehörden, Gesundheitsministerien, Gesundheitsämter oder die WHO – sind ebenfalls nicht daran interessiert, ehrlich darüber Auskunft zu geben, was wir über die unerwünschten Nebenwirkungen von Impfstoffen wissen und was wir nicht wissen, aber gern wissen würden. Fragen werden nicht gern gesehen. Ich betrachte dies als unerwünschte Bevormundung. Ich habe nie meine Erlaubnis dazu gegeben, mir unbequeme Informationen zu verschweigen oder andere Menschen für mich entscheiden zu lassen, ob und mit welchen Impfstoffen ich mich impfen lassen soll.

Dass ich mit meinen Recherchen nicht weiterkam, machte mich wütend. Jetzt verstand ich genau, warum manche Menschen Impfstoffen skeptisch gegenüberstehen und sich dann unter Umständen sogar irrational verhalten. Wem können sie glauben? Wird ihnen womöglich etwas verschwiegen? Das öffentliche Gesundheitswesen ist mit seiner »Papa weiß am besten, was gut für dich ist«-Haltung zu weit gegangen, und dieser arrogante Schuss ist nach hinten losgegangen.

Nach all diesen unfreiwilligen Odysseen unternahm ich noch einen letzten Versuch. Wie bereits erwähnt, hatte ich, als ich auf der CDC-Webseite auf *Sicherheit von Grippeimpfstoffen* klickte, dort keinerlei Informationen zum Thema Sicherheit finden können, sondern nur unglaubwürdige Propaganda für den Impfstoff. Da kam mir eine verrückte Idee: Ich googelte *Grippeimpfstoff Sicherheit CDC*. Eigentlich hatte ich erwartet, dass mich diese Suche nirgends hinführen würde; doch da stand tatsächlich etwas über Sicherheit, sowohl für Patienten als auch für Beschäftigte in Gesundheitsberufen,[76] zwei weitere Klicks entfernt. Vier verschiedene Arten von Impfstoffen wurden aufgelistet: inaktivierter Grippeimpfstoff, Zellkultur-basierter inaktivierter Grippeimpfstoff, rekombinanter Grippeimpfstoff und abgeschwächter Lebendimpfstoff gegen Grippe. Ich schaute unter dem inaktivierten Impfstoff nach. Folgende unerwünschte Ereignisse wurden aufgelistet:

»Schmerzen und andere Reaktionen an der Injektionsstelle: Bis zu 65 Prozent aller geimpften Personen verspüren in der ersten Woche nach der Impfung Schmerzen an der Injektionsstelle, die sie normalerweise jedoch nicht in ihren Aktivitäten beeinträchtigen.« Aha. Das ist sehr viel schlimmer als der ein bis zwei Tage dauernde leichte Schmerz, über den die CDC auf einer leicht zu findenden Webseite informiert hat. Die Aussagen zu den unerwünschten Nebenwirkungen weichen also ziemlich stark voneinander ab. Und bei den anderen Reaktionen an der Injektionsstelle handelt es sich nicht etwa nur um Schmerzen, wie die Studie aus Südafrika gezeigt

hat: Dort wurde berichtet, dass (in erster Linie leichte bis mittelschwere) Reaktionen an der Injektionsstelle bei dem Impfstoff häufiger auftraten als unter Placebo und dass es ansonsten keine signifikanten Unterschiede zwischen den beiden Studiengruppen gab.[77] Der ergänzende Anhang zu der Studie vermittelte jedoch einen anderen Eindruck. Ich entdeckte drei größere Fehler in den angegebenen Tabellen, die allesamt dazu beitrugen, die Schäden zu unterschätzen. Erstens wurden die Daten für nicht HIV-infizierte und HIV-infizierte Frauen getrennt voneinander aufgeführt, was keinen Sinn ergibt, da lokale Reaktionen unabhängig vom HIV-Status auftreten. Die beiden Gruppen hätten also miteinander kombiniert werden müssen. Zweitens wurden die Reaktionen zwar in leicht, mittelschwer und schwer eingeteilt, doch die Tests zu der Frage, ob es statistisch signifikante Unterschiede zwischen Impfstoff und Placebo gab, wurden für jede Schweregrad-Kategorie separat durchgeführt. Ein korrekter Test wäre beispielsweise ein Chi-Quadrat-Test für den Trend gewesen. Drittens gab es nur Daten von 536 der 2310 randomisierten Frauen (23 Prozent). Warum Daten von 77 Prozent der Frauen fehlten, dafür konnte ich keine Erklärung finden. Da in dem Artikel von »näheren Angaben zu den erfragten lokalen und systemischen Reaktionen« die Rede war, wurden anscheinend alle Frauen zu etwaigen aufgetretenen Gesundheitsschäden befragt. Warum also gab es nur Daten von 23 Prozent dieser Frauen?

Diese Mängel schränken die Fähigkeit der Studie, Unterschiede zwischen Impfstoff und Placebo im Hinblick auf lokale und systemische Gesundheitsschäden festzustellen, ganz erheblich ein. Da die Studie in einer hochrenommierten Fachzeitschrift, dem *New England Journal of Medicine*, veröffentlicht worden ist, mag es auf den ersten Blick überraschen, dass die Redakteure den Autoren das durchgehen ließen; doch auf den zweiten Blick ist es nicht besonders verwunderlich.

Ich schaute nach, ob die Autoren Interessenkonflikte hatten – und siehe da: Sie hatten welche. Ihre Studie wurde von der Bill and Melinda Gates Foundation (siehe Kapitel 1) unterstützt; den Impfstoff hatten sie von Sanofi Pasteur gekauft; und der Erstautor hatte zahlreiche Interessenkonflikte im Zusammenhang mit Impfstoffherstellern, darunter auch Sanofi Pasteur.

Auch das *New England Journal of Medicine* ist in Interessenkonflikte verstrickt. Es verdient Riesensummen durch den Verkauf von Nachdrucken von Studienberichten und durch Anzeigen von Arzneimittelherstellern – so viel, dass man uns nichts darüber sagen wollte, als wir nachfragten, und uns nicht einmal verriet, welcher Prozentsatz seiner Einnahmen aus Nachdrucken stammt.[78]

Ich habe die Rolle der Herausgeber im Vioxx-Skandal an anderer Stelle beschrieben.[79] Merck gab falsche Daten über Herzinfarkte an, die Vioxx (ein Medikament gegen Arthritis) in einer zulassungsrelevanten Studie verursacht hatte. Die Herausgeber gaben Merck und den Prüfärzten die Schuld, vergaßen aber die Rolle zu erwähnen, die sie selbst dabei gespielt hatten, als sie zuließen, dass der offensichtlich mit Fehlern und Schwächen behaftete Artikel im Druck erschien. Nachdem das Medikament zurückgezogen worden war und die Zeitschrift Gefahr lief, gerichtlich verklagt zu werden, reagierten die Herausgeber nach fünfjährigem Schweigen schließlich mit der Veröffentlichung von etwas, das sie beschönigend als »Ausdruck der Besorgnis« bezeichneten. Hätten sie früher gehandelt, so wäre Vioxx vielleicht nicht mehr verkauft worden und hätte keine Patienten das Leben gekostet, denn diese Zeitschrift ist sehr einflussreich; und das hätte auch die Auswirkungen der Nachdruckverkäufe abgemildert. Das *New England Journal of Medicine* verkaufte 929 400 Nachdrucke dieses Artikels – mehr als einen für jeden Arzt in den USA. Das brachte ihm zwischen 697 000 und 836 000 Dollar ein. Der Eigentümer der Zeitschrift, die Massachusetts Medical Society, verbuchte in nur einem einzigen Jahr Verlagseinnahmen in Höhe von insgesamt 88 Millionen Dollar. Der größte Teil davon stammt wahrscheinlich vom *New England Journal of Medicine*. Meinen Schätzungen zufolge hat Vioxx ungefähr 120 000 Menschen das Leben gekostet, von denen die meisten dieses Medikament eigentlich gar nicht gebraucht hätten, sondern mit einem nichttödlichen Schmerzmittel oder auch ohne jedes Medikament besser dran gewesen wären.[80]

In der südafrikanischen Grippeimpfstoff-Studie[81] gab es in den Impfstoffgruppen auch mehr Fälle von Erythemen, Schwellungen, Verhärtungen, Blutergüssen, Juckreiz, Gelenk- und Muskelschmerzen als in den Placebogruppen. Solche Nebenwirkungen sind Signale, die man ernst nehmen muss. Ich habe mit Kollegen gesprochen, die sich auf Drängen ihres Krankenhauses zum Schutz ihrer Patienten impfen ließen und bei denen starker Juckreiz, Schwellungen und Verhärtungen auftragen – für sie völlig unerwartet, weil sie den Impfstoff für harmlos hielten. So etwas passiert nicht, wenn man sich einfach nur Blut abnehmen lässt.

Eine Placebokontrolle mit Kochsalzlösung war in der Studie nicht erforderlich. Wenn man Patienten fragt, ob bei ihnen nach einer Injektion mit Kochsalzlösung lokale Reaktionen aufgetreten sind, werden einige dies bejahen. Aber danach wird man sie gar nicht erst fragen, wenn sie keine Injektion erhalten haben. Hier ein Beispiel dafür, was das bedeutet: 49 von 181 nicht HIV-infizierten Frauen in der Impfstoffgruppe und 22 von 172 Frauen in der Placebogruppe berichteten über Verhärtungen an der Injektionsstelle. Wäre kein Placebo verwendet worden, so hätten diese Zahlen 49 versus null lauten müssen.

Auf der Webseite der CDC wurden weitere unerwünschte Nebenwirkungen angegeben:[82]

»Fieber, Unwohlsein, Muskelschmerzen und andere systemische Symptome können auftreten. Meistens sind davon Personen betroffen, die zuvor nicht mit den im Impfstoff enthaltenen Antigenen des Grippevirus in Berührung gekommen sind (zum Beispiel Kleinkinder). Bei Erwachsenen ist die Rate dieser Symptome nach Verabreichung des Impfstoffs und nach einer Placebo-Injektion ähnlich hoch.« Ich bin überzeugt, dass ein Placebo nicht die gleichen Symptome hervorruft wie der Impfstoff. Manche Menschen, mit denen ich gesprochen habe, erkrankten nach einer Grippeschutzimpfung mit inaktiviertem Impfstoff, und es ging ihnen ziemlich schlecht. Natürlich kann das schlicht und einfach daran liegen, dass sie sich zur selben Zeit eine Virusinfektion zugezogen hatten. Aber was bedeutet »ähnlich hohe« Rate nach einer Placebo-Injektion? War die Rate in der Impfstoffgruppe höher, aber die Zahlen waren zu niedrig, um einen statistisch signifikanten Unterschied zu ergeben, so wie in der südafrikanischen Studie, in der die meisten Daten fehlten? Wurden die Berichte über Gesundheitsschäden absichtlich ignoriert oder vor der Veröffentlichung verworfen, wie es in industriegesponserten Studien oft der Fall ist?[83,84] Ich finde es zum Beispiel bemerkenswert, dass mir viele Menschen erzählen, sie bekämen Muskelschmerzen, wenn sie Statine einnehmen, die verschwinden, wenn sie das Medikament absetzen, und wiederkehren, sobald sie es wieder einnehmen, während in den randomisierten Studien von »ähnlichen« Raten von Muskelproblemen unter Wirkstoff und Placebo die Rede ist. Das glaube ich nicht. Exposition und Reexposition – also die erneute Einnahme des Medikaments – ist eine anerkannte Methode, um herauszufinden, ob Medikamente schädlich sind.

Das nächste Risiko laut Beschreibung auf der Webseite der CDC: »Bestandteile von Impfstoffen können in seltenen Fällen allergische Sofortreaktionen auslösen. Die Symptome reichen von leichter Urtikaria (Nesselsucht) und Angioödem (Schwellung der Unterhaut) bis zum anaphylaktischen Schock.« Solche Reaktionen können tödlich verlaufen. Wie oft sterben Menschen nach einer Grippeschutzimpfung? Ich habe keine Daten dazu gefunden.

»In manchen Grippesaisons ging der Impfstoff mit Fieberkrämpfen bei Kleinkindern einher, vor allem, wenn er zusammen mit 13-wertigem Pneumokokken-Konjugatimpfstoff (PCV13) und Impfstoffen gegen Diphtherie, Tetanus und Keuchhusten (DTaP) verabreicht wurde.« In Anbetracht der Studien von Aaby (siehe Kapitel 1) ist das hochinteressant. Wir wissen viel zu wenig über die Schäden, die durch die gleichzeitige Verabreichung mehrerer Impfstoffe verursacht werden, und über die Gesundheitsschäden, die mit der Reihenfolge ihrer Verabreichung einhergehen, wenn sie nicht gleichzeitig gegeben werden. Die Höhe des Risikos für Fieberkrämpfe wäre relevant gewesen, wurde aber leider nicht genannt.

»Das Guillain-Barré-Syndrom (GBS) kommt selten vor und kann zu Lähmungen führen. Die Sicherheitsüberwachung hat keinen eindeutigen Zusammenhang mit dem GBS festgestellt. Falls jedoch durch die Impfung ein GBS-Risiko bestehen sollte, dann beträfe es nicht mehr als ein bis zwei Fälle pro Million geimpfter Personen. Obwohl das GBS nach Grippeerkrankungen selten auftritt, deuten Studien darauf hin, dass das Risiko, nach einer Grippe an GBS zu erkranken, höher ist als das potenzielle Risiko, nach der Impfung ein GBS zu entwickeln.« Das hört sich nach einem falschen Vergleich an. Nur wenige Menschen erkranken an Grippe; aber es wird allen Menschen empfohlen, sich impfen zu lassen. Daher könnte das Risiko, an GBS zu erkranken, höher sein, wenn man gegen Grippe geimpft wird, als wenn man nicht geimpft wird.

»Der Impfstoff kann, wie andere Injektionen auch, Synkopen (Ohnmachtsanfälle) verursachen.« Ja, und in seltenen Fällen verläuft so etwas tödlich, zum Beispiel, wenn man sich dabei am Kopf verletzt.

Als ich nach dem *meistverwendeten Grippeimpfstoff* googelte, stieß ich auf einen neueren Artikel, in dem es heißt, dass der rekombinante Impfstoff Flublok am häufigsten verwendet wird. Daraufhin schaute ich mir auf der FDA-Webseite die Packungsbeilage für die vierwertige Version dieses Impfstoffs an:

»WARNHINWEISE UND VORSICHTSMASSNAHMEN: Angemessene ärztliche Behandlungs- und Überwachungsmöglichkeiten müssen vorhanden sein, um mögliche anaphylaktische Reaktionen behandeln zu können. Falls innerhalb von sechs Wochen nach einer früheren Grippeschutzimpfung ein Guillain-Barré-Syndrom aufgetreten war, sollte die Entscheidung, Flublok Quadrivalent zu verabreichen, erst nach sorgfältiger Abwägung der möglichen Vorteile und Risiken erfolgen.

UNERWÜNSCHTE REAKTIONEN: Bei Erwachsenen im Alter von 18 bis 49 Jahren waren die häufigsten (≥ 10 Prozent) Reaktionen an der Injektionsstelle Berührungsempfindlichkeit (48 Prozent) und Schmerzen (37 Prozent); die häufigsten (≥ 10 Prozent) von den Patienten erfragten systemischen unerwünschten Reaktionen waren Kopfschmerzen (20 Prozent), Müdigkeit und Abgeschlagenheit (17 Prozent), Muskelschmerzen (13 Prozent) und Gelenkschmerzen (10 Prozent).«

Es wäre schön gewesen, zu wissen, wie häufig diese Nebenwirkungen (vor allem die systemischen) in der Placebogruppe waren; doch dazu gab es leider keine Daten. In den Tabellen zu den unerwünschten Nebenwirkungen wurde zwar eine Vergleichssubstanz angeführt; doch da es sich hierbei um einen Vierfachimpfstoff einer anderen Firma handelte, war das nicht hilfreich.

Was wir über Impfstoffe alles nicht wissen

Wir können bei keinem Impfstoff vorhersagen, was für seltene, aber schwerwiegende Gesundheitsschäden er möglicherweise verursacht. Als Ärzte ihre Kollegen zum ersten Mal auf die Möglichkeit aufmerksam machten, dass Pandemrix (ein während der Pandemie 2009–2010 verwendeter Grippeimpfstoff) bei Kindern und Jugendlichen in Schweden und Finnland eine Narkolepsie verursacht haben könnte, reagierten sie mit Spott. Inzwischen ist eindeutig erwiesen, dass Pandemrix die Schlafkrankheit hervorrufen kann: eine lebenslange, schwer behandelbare, ernsthafte Behinderungen verursachende Erkrankung, bei der die Patienten unter plötzlichen Einschlafattacken leiden. Die Erkrankung brach ungefähr zwei Monate bis mindestens zwei Jahre nach der Impfung aus.[85],86 Der Hersteller, GlaxoSmithKline, hat anerkannt, dass hier ein kausaler Zusammenhang besteht – wahrscheinlich aufgrund einer Autoimmun-Kreuzreaktion zwischen dem aktiven Bestandteil des Impfstoffs und Rezeptoren auf Gehirnzellen, die den Tag-Nacht-Rhythmus steuern, bei Menschen mit einem bestimmten

Gewebetyp.[87] Mehr als 1300 Menschen entwickelten durch Pandemrix eine Narkolepsie.

Systematische Übersichtsarbeiten haben schwerwiegende Mängel bei der Berichterstattung über die Sicherheitsergebnisse in veröffentlichten Grippeimpfstoffstudien festgestellt.[88-90] Im Jahr 2009 setzte Australien sein universelles Grippeimpfprogramm bei Kindern unter fünf Jahren wegen eines Anstiegs der Häufigkeit von Fieberkrämpfen nach der Impfung (1 von 110 Kindern) aus.[91,92] Offizielle Untersuchungen bestätigten, dass der Impfstoff dabei eine Rolle gespielt hatte. Diese Nebenwirkungen kamen ans Licht, weil ihre Inzidenz zehnmal so hoch war wie die Hintergrundrate.

Was für Probleme verursachen die Impfstoffe sonst noch, von denen wir nichts erfahren, weil das Auftreten von Nebenwirkungen schwächer als der Faktor zehn ist und in Arzneimittelüberwachungssystemen keinen Alarm auslöst? Grippeimpfstoffe sind biologische Produkte, und ihre Herstellung geht mit einem weitaus höheren Risiko für Verunreinigungen einher als die Produktion gewöhnlicher Arzneimittel.[93] Bei biologischen Produkten, die jedes Jahr neu hergestellt werden, zeigen diese unerwünschten Ereignisse, dass frühere Erfahrungen nicht unbedingt Vorhersagen im Hinblick auf die zukünftige Impfstoffsicherheit erlauben.

Man könnte auch fragen, wozu mehrfache Impfungen führen? Wie bereits in Kapitel 1 erwähnt, deuten Studien kanadischer Forscher darauf hin, dass Personen, die in der Grippesaison 2008 geimpft wurden, im Jahr 2009 ein erhöhtes Risiko hatten, sich mit einem anderen Stamm zu infizieren.[94] Sie konnten ihre Ergebnisse in fünf verschiedenen Studien replizieren. Andere Wissenschaftler berichteten, dass die jährliche Grippeschutzimpfung die Entwicklung der CD8-T-Zell-Immunität bei Kindern hemmt.[95]

Wenigstens wissen wir jetzt, dass Grippeimpfstoffe schwere Gesundheitsschäden verursachen. Aber wir kennen nicht alle dieser unerwünschten Nebenwirkungen; außerdem können sie sich ändern, wenn veränderte Impfstoffe hergestellt werden. Schwere Nebenwirkungen treten normalerweise sehr selten auf, doch wie bereits erwähnt, gibt es auch Ausnahmen.

Grippeschutzimpfung – ja oder nein?

Wie sollen wir uns angesichts all dieser widersprüchlichen Informationen verhalten? Diese Frage ist gar nicht so einfach zu beantworten, und jeder wird unterschiedliche Schlüsse daraus ziehen. Klar ist, dass wir den Informationen von Institutionen, deren Aufgabe es ist, sich um unser Wohlergehen zu kümmern, nicht trauen können. Außerdem gibt es keine solide wissenschaftliche Basis für den verbindlichen Ratschlag, uns alle jedes Jahr impfen zu lassen – und zwar nicht nur von der Wiege, sondern sogar vom Mutterleib bis zur Bahre.

Die CDC räumt ein, dass wiederholte Grippeschutzimpfungen die Immunreaktion auf eine nachfolgende Grippeimpfung schwächen können, und fügt hinzu, dass »diese Ergebnisse weiter untersucht werden sollten, damit wir die Immunreaktion auf wiederholte Impfungen besser verstehen«[96]

Es gibt überzeugende wissenschaftliche Untersuchungsergebnisse, die zeigen, dass man für die Stimulation des Immunsystems[97-100] einen Preis zahlen muss und dass es negative Wechselwirkungen zwischen Impfstoffen geben kann,[101] selbst wenn sie gegen ein und dasselbe Virus gerichtet sind, so wie bei der Grippe[102,103] In Anbetracht dieses Wissens erscheint es unverantwortlich, Menschen zu raten, sich ihr ganzes Leben lang Jahr für Jahr gegen Grippe impfen zu lassen. Das ist ein gigantisches, unkontrolliertes Experiment an Menschen.

In Anbetracht des Hypes um die Grippeschutzimpfung ist sie weitaus weniger beliebt, als man erwarten würde. Die Unterschiede in der Durchimpfung zwischen den Vereinigten Staaten und Dänemark sind enorm.[104,105] In den USA beträgt die Durchimpfungsrate bei Kindern im Alter von 6 Monaten bis 17 Jahren 46 Prozent, während in Dänemark bis zum Alter von 14 Jahren keine Impfung durchgeführt wird. Die Durchimpfungsrate bei Erwachsenen liegt in den USA bei 45 Prozent, während sie in Dänemark bei Menschen im Alter von 15 bis 64 Jahren 4 Prozent beträgt. Bei Menschen ab 65 Jahren liegt die Durchimpfungsrate in Dänemark bei 47 Prozent (dieser Altersgruppe werden per Einladungsschreiben kostenlose Impfungen angeboten).

Wenn sich die Durchimpfung in zwei ähnlichen Ländern so drastisch voneinander unterscheidet, liegt die Schlussfolgerung nahe, dass Grippeschutzimpfungen nicht wichtig sind.

Die WHO ist sehr viel bescheidener als die CDC.[106] Bei dieser Organisation haben schwangere Frauen aufgrund ihrer größeren Anfälligkeit für eine schwere Grippe oberste Priorität. Außerdem empfiehlt die WHO eine saisonale Grippeschutzimpfung für Kinder im Alter von 6 bis 59 Monaten, ältere Menschen, Personen mit spezifischen chronischen Erkrankungen und Mitarbeiter des Gesundheitswesens. Mit nur wenigen Ausnahmen klammert die WHO also den größten Teil der Bevölkerung aus ihren Empfehlungen aus, nämlich die 5- bis 64-Jährigen, was interessant ist. Ich vermute, dass die aggressive Impfpolitik in den USA viel mit dem dort herrschenden hemmungslosen Kapitalismus zu tun hat, der sich auch auf das amerikanische Gesundheitswesen auswirkt.

Sollten alle schwangeren Frauen gegen Grippe geimpft werden? Ich denke nicht. Für eine Impfung spricht, dass es stressig sein kann, einen Säugling mit hohem Fieber zu haben, ohne zu wissen, woher das Fieber kommt, vor allem, wenn man keine Erfahrung mit Infektionen im Kindesalter hat. Die Sorge der Eltern bezöge sich darauf, dass eine Meningitis oder irgendeine andere lebensbedrohliche bakterielle Infektion dahinterstecken könnte. Außerdem scheint eine solche Impfung während der Schwangerschaft ungefährlich zu sein.

Trotzdem spricht vieles dagegen, alle schwangeren Frauen gegen Grippe zu impfen. Das Risiko, sich mit Grippe zu infizieren, sinkt dadurch nur um etwa 50 Prozent. Man weiß nicht, ob die Impfung irgendwelche Auswirkungen auf wichtige Folgen hat. Die Impfung kann Gesundheitsschäden verursachen und die Wirkung nachfolgender Impfungen verringern. Außerdem ist das Risiko, an Grippe zu erkranken, sehr gering und kann durch Hygienemaßnahmen gesenkt werden. Und es gibt Daten, die darauf hinweisen, dass Totimpfstoffe die Gesamtmortalität erhöhen.[107] Ich glaube nicht, dass wir eine Impfung empfehlen können, wenn wir keine zuverlässigen Daten zur Gesamtmortalität und zur Mortalität durch Infektionen haben.

In der Packungsbeilage des häufig verwendeten rekombinanten Impfstoffs Flublok Quadrivalent wird darauf hingewiesen, dass die vorliegenden Daten nicht ausreichen, um Rückschlüsse auf impfstoffbedingte Risiken bei Schwangeren zu ziehen. Außerdem steht dort, dass die Schwangerschaftsverläufe überwacht werden und dass medizinisches Personal diesbezügliche Ergebnisse an das Impfschwangerschaftsregister von Sanofi Pasteur melden sollen. Für den Vierfachimpfstoff liegen keine Ergebnisse aus Tierstudien vor. Doch eine Studie mit dem Dreifachimpfstoff ergab keinerlei Hinweise auf eine Schädigung des Fötus bei Ratten. Allerdings wird in der Packungsbeilage davor gewarnt, dass schwangere Frauen im Vergleich zu nichtschwangeren ein erhöhtes Risiko für Grippekomplikationen haben und dass möglicherweise auch das Risiko für unerwünschte Schwangerschaftsverläufe, einschließlich vorzeitiger Wehen, erhöht ist.

Es ist schwierig, das Fieberrisiko bei Kindern zu senken, da dieses auch durch andere Viren verursacht werden kann und Impfungen keine besonders starken Auswirkungen haben. Mit einem abgeschwächten Lebendimpfstoff konnte das Risiko für grippeähnliche Erkrankungen von 17 auf 12 Prozent und mit Totimpfstoffen von 28 auf 20 Prozent gesenkt werden.[108] Außerdem kann der Impfstoff Krankheitssymptome hervorrufen, die diese geringen Vorteile möglicherweise überwiegen.

Gegen Ende des Lebens ergibt es möglicherweise auch nicht immer viel Sinn, sich impfen zu lassen. Manche Menschen in Pflegeheimen befinden sich vielleicht in einem so schlechten Zustand, dass sie ohnehin bald sterben; andere sind der Ansicht, dass ihr Leben – zum Beispiel wegen schwerer Demenz, Harn- und Stuhlinkontinenz oder anderer unangenehmer Beschwerden – kaum noch lebenswert ist, und sagen, dass eine lebensbeendende Infektion für sie sogar eine Erleichterung sein könnte. Wir sprechen oft über Menschenleben, die durch bestimmte medizinische Maßnahmen gerettet werden, verlieren aber so gut wie nie ein Wort darüber, *was für* Leben das sind. Es ist ein enormer Unterschied, ob man das Leben eines Säuglings oder eines schwerbehinderten Menschen rettet. Und die Wirkung von Impfungen auf grippeähnliche Erkrankungen ist bei älteren Erwachsenen ohnehin gering: Das Risiko sinkt dadurch lediglich von 6 auf 3,5 Prozent.[109]

Meiner Ansicht nach sollte man Menschen, die ein hohes Alter erreicht haben, ihre medizinischen Entscheidungen lieber selbst treffen lassen – ohne Einmischung von Wichtigtuern mit ihren Leitlinien. Was soll ein Arzt denn tun? Jedes Jahr alle Bewohner eines Pflegeheims über Grippe informieren und ihnen vorschlagen, sich impfen zu lassen? Oder dies schlicht und einfach tun? Das würde aber gegen die Regeln der informierten Zustimmung verstoßen. Was ist mit den Heimbewohnern, die zu dement sind, um den Erläuterungen des Arztes zu folgen, oder die zu schreien oder sich zu wehren anfangen, wenn er mit einer Nadel auf sie zugeht? Hat ein Arzt, der die Patienten eines Pflegeheims betreut, nichts Wichtigeres zu tun?

Vor sechs Jahren – zwei Monate vor seinem 65. Geburtstag – erhielt einer meiner Freunde einen vom örtlichen Beauftragten für Gesundheitsfürsorge unterzeichneten Brief. Wir mussten beide laut lachen, als er ihn vorlas: »Es ist eine große Freude für mich, dass wir in der Kopenhagener Stadtverwaltung auch in diesem Jahr allen Kopenhagenerinnen und Kopenhagenern über 65 Jahren eine kostenlose Grippeschutzimpfung anbieten können. [...] Eine Impfung bietet keinen vollständigen Schutz gegen Grippe, aber der Impfstoff schützt die meisten Menschen vor ernsthaften Komplikationen der Krankheit [...] Wenn es Ihnen Probleme bereitet, das Haus zu verlassen, können Sie sich zu Hause impfen lassen. Falls Sie in einem Pflegeheim leben, wird das Personal automatisch dafür sorgen, dass Ihnen die Impfung angeboten wird.«

Das klingt so ähnlich wie die Einladungen zum Mammografie-Screening. Diese Wichtigtuer schreiben im Tonfall einer nicht vorhandenen Vertrautheit, als wollten sie die Menschen zu einer privaten Dinnerparty einladen. Wir haben einmal über diesen unpassenden persönlichen Ton geschrieben:[110] »Frauen wie Dorothy [...] sind schon seit Jahrzehnten immer dabei.« Aus dem Tenor dieser Einladungen geht eindeutig hervor, dass es ein persönliches Versagen wäre, sie abzulehnen. Das Weglassen des Nachnamens von Dorothy vermittelt ein falsches Gefühl der Vertrautheit und Zugehörigkeit zum Club der »Stammkundinnen«.

Es scheint ein Naturgesetz zu sein, dass Botschaften zur öffentlichen Gesundheit immer übertrieben sind. Der Impfstoff schützt die meisten Menschen nicht vor schwerwiegenden Komplikationen einer Grippe. Es konnte nicht in verlässlichen wissenschaftlichen Untersuchungen nachgewiesen werden, dass er überhaupt irgendjemanden schützt. Und nun werden wir vielleicht bald erleben, dass Menschen in Pflegeheimen auf das Thema Grippeschutzimpfung angesprochen werden. Das Personal wird nicht nur dafür sorgen, dass die Bewohner etwas zu essen bekommen, sondern auch dafür, dass sie ihre alljährliche Injektion erhalten. Was für eine Welt! Ich hoffe, ich werde nie an einem Ort landen, wo ich nicht mehr mein eigener Herr bin. Frei zu sein ist wichtiger als eine kostenlose Injektion.

Dabei gibt es so viele andere Möglichkeiten, zusätzlich oder anstelle einer Impfung etwas gegen eine Infektion zu tun. Am Ende der CDC-Webseite über die Wirksamkeit von Impfstoffen findet sich folgender Rat:[111]

> »Die Menschen sollten die gleichen alltäglichen Vorbeugungsmaßnahmen ergreifen, um einer Ausbreitung der Grippe vorzubeugen: zum Beispiel Husten mit vorgehaltener Hand, häufiges Händewaschen und Vermeidung von Kontakten zu erkrankten Personen. Virostatika sind eine wichtige zweite Verteidigungslinie zur Behandlung der Grippe.«

Hören Sie bitte mit diesem Unsinn auf! Virostatika sind NICHT wichtig. Sie scheinen nicht zu wirken, wenn die Patienten gegen Fieber Paracetamol einnehmen, und können außerdem erhebliche Nebenwirkungen verursachen.

Abgesehen davon ist es eine sehr schlechte Idee, fiebersenkende Medikamente einzunehmen.[112] Eine sehr aufschlussreiche Übersichtsarbeit zeigte, dass die Sterblichkeit bei Grippepatienten durch die Einnahme fiebersenkender Mittel um 5 Prozent ansteigt; außerdem wirkt sie sich negativ auf die Patientenoutcomes auf Intensivstationen aus.[113]

Das ist keine bloße Korrelation. Viele wissenschaftliche Untersuchungen sprechen für die Hypothese, dass Fieber eine wichtige und sinnvolle Reaktion auf Infektionen ist. Ein Anstieg der Körperkerntemperatur um 1 bis 4 Grad Celsius geht mit einer höheren Überlebensrate und mit dem Abklingen vieler Infektionen einher, und Temperaturen von 40 bis 41 Grad Celsius senken die Replikationsrate des Poliovirus in Säugetierzellen um mehr als das 200-Fache. Fieber muss einen hohen Überlebensvorteil haben, sonst wäre es nicht über Hunderte von Millionen Jahren natürlicher Selektion bei sehr unterschiedlichen Spezies entstanden. Reptilien, Fische und Insekten erhöhen ihre Körperkerntemperatur bei Infektionen durch Verhaltensänderungen: Sie suchen sich dann trotz des höheren Risikos, Fressfeinden zum Opfer zu fallen, eine wärmere Umgebung. Die Überlebenschancen des Wüstenleguans (*Dipsosaurus dorsalis*) sinken um 75 Prozent, wenn er daran gehindert wird, seine Körperkerntemperatur nach einer Infektion mit dem gramnegativen Bakterium *Aeromonas hydrophila* durch Verhaltensänderungen um 2 Grad Celsius zu erhöhen.

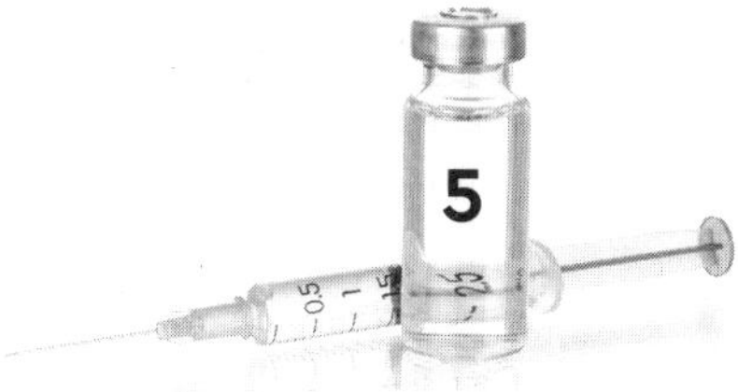

Coronavirus: die COVID-19-Pandemie

Coronaviren sind vor allem als Erkältungserreger bekannt. Doch von diesem Virus gibt es viele Varianten, und einige davon können schwere Infektionen verursachen. SARS (Schweres Akutes Respiratorisches Syndrom) stammt von Fledermäusen und trat erstmals im Jahr 2003 in China auf.[1] Die Pandemie dauerte nur fünf Monate, doch 774 Menschen starben daran. MERS (Middle East Respiratory Syndrome) trat 2012 in Jordanien auf und wurde wahrscheinlich von Dromedaren übertragen. Nach wie vor treten MERS-Fälle auf, im Dezember 2020 lag die Zahl der Todesopfer bei 919.[2]

Eine sehr viel schlimmere Corona-Pandemie begann im November 2019 in Wuhan (China). Vermutlich ist sie – wie mehrere andere Viruspandemien – auf einem Tiermarkt entstanden, was aber nicht eindeutig feststeht.[3] Die Krankheit wird durch das Schwere Akute Respiratorische Syndrom-Coronavirus 2 (SARS-CoV-2) verursacht und nach dem Jahr, in dem sie erstmals ausgebrochen ist, COVID-19 genannt.

Die folgenden Monatsangaben beziehen sich (sofern nicht anders angegeben) jeweils auf das Jahr 2020.

Anfang Dezember 2019 warnte der chinesische Arzt Li Wenliang in einem Gruppenchat mit anderen Gesundheitsexperten vor einer Erkrankung, bei der es sich um eine neue SARS-ähnliche Infektion in Wuhan zu handeln schien.[4] Ein paar Tage später wurde er von der Polizei wegen »Verbreitung falscher Gerüchte« festgenommen und gezwungen, ein Dokument zu unterschreiben, in dem er zugab, die »soziale Ordnung schwer gestört« und gegen das Gesetz verstoßen zu haben. Mindestens sieben weitere Personen wurden auf ähnliche Weise gemaßregelt.

> Li Wenliang erkrankte selbst an Corona und starb Anfang Februar 2020. Seine Behandlung durch die chinesischen Behörden löste in ganz China Empörung aus, und im März hieß es in einem offiziellen Bericht, Li habe die öffentliche Ordnung nicht gestört, sondern sei ein Profi gewesen, der tapfer gekämpft und Opfer gebracht habe.[5] Die chinesischen Machthaber schoben die Schuld auf die örtliche Polizei, was die Wut in der Bevölkerung noch mehr anheizte. Auf Chinas Twitter-ähnlichen sozialem Netzwerk Weibo wurde die Nachricht von dem Bericht über 160 Millionen Mal aufgerufen.
>
> Am 31. Dezember 2019 warnte Taiwan die WHO vor dem Risiko einer Übertragung des neuartigen Virus von Mensch zu Mensch. Doch die WHO gab diese Bedenken nicht an andere Länder weiter.[6] China hatte dafür gesorgt, dass Taiwan kein Mitglied der WHO ist. Der Schmusekurs der WHO mit China wurde kritisiert, vor allem, als die WHO Chinas Umgang mit dem Ausbruch des Coronavirus übermäßig lobte, obwohl das Land ihn zunächst vertuscht hatte.[7]

Doch diese Liebe war nicht von langer Dauer. Im Januar 2021 erklärte der Generaldirektor der WHO, Tedros Adhanom Ghebreyesus, er sei »sehr enttäuscht« darüber, dass China nach vielen Monaten der Verzögerung immer noch keine Genehmigungen für die Einreise des WHO-Expertenteams zur Untersuchung des Ursprungs von COVID-19 in Wuhan erteilt habe.[8]

> Im Jahr 2020, ein Jahr zuvor, hatte es drei Wochen gedauert, bis das chinesische Gesundheitsministerium die Übertragung von Mensch zu Mensch bestätigte, nachdem die WHO Mitte Januar 2020 erklärt hatte, dass es eine »begrenzte« Übertragung von Mensch zu Mensch geben könnte. Von dieser Einschätzung rückte die WHO jedoch noch am selben Tag wieder ab. Das war der erste Vorbote der verwirrenden öffentlichen Verlautbarungen, die leider bald überall typisch für die Verantwortlichen in dieser Pandemie werden sollten.

Die Krankheit breitete sich schnell auf der ganzen Welt aus, und es wurden viele Maßnahmen ergriffen, um die Ausbreitung des Virus einzudämmen, die Sterblichkeit zu senken und einer Überlastung von Krankenhäusern und Intensivstationen vorzubeugen.

Im März 2020 bezeichnete ich die Situation als »Pandemie der Panik«.[9,10] Mein wichtigster Kritikpunkt war, dass die Behörden den Kenntnisstand, über den die Wissenschaft bereits verfügte, nicht ausreichend berücksichtigten. Darüber hinaus führten Forscher keine Experimente durch, die Klarheit darüber verschafft hätten, was in dieser Situation sinnvoll ist und was nicht und was mehr Schaden als Nutzen bringt. Außerdem ergaben viele Einschränkungen des normalen Lebens und andere Maßnahmen überhaupt keinen Sinn. Zum Beispiel wurden Straßen desinfiziert, obwohl wir ziemlicher genau wissen, dass das nichts bringt.

Physische Krankheitsvorbeugung

Händehygiene

Eine im Jahr 2020 aktualisierte systematische Übersichtsarbeit über die zu diesem Thema vorliegenden randomisierten Studien hat gezeigt, dass Händehygiene die Häufigkeit akuter Atemwegsinfektionen um 16 Prozent senkte (Risikoverhältnis 0,84, 95-Prozent-Konfidenzintervall l 0,82 bis 0,86; 44 129 Teilnehmer). Bei grippeähnlichen Erkrankungen war dies jedoch nicht der Fall (Risikoverhältnis 0,98, 0,85 bis 1,13; 32 641 Teilnehmer).[11]

Gesichtsmasken

Diese Übersichtsarbeit ergab nicht, dass das Tragen von Gesichtsmasken die Häufigkeit grippeähnlicher Erkrankungen reduzierte (Risikoverhältnis 0,99, 0,82 bis 1,18, 3507 Teilnehmer). In den ersten Monaten der Pandemie breitete sich die Tradition, in der Öffentlichkeit Gesichtsmasken zu tragen, von Südostasien jedoch auf den Rest der Welt aus und wurde in vielen Ländern zur Pflicht.

Da wissenschaftliche Untersuchungen darauf hindeuteten, dass Masken nichts bringen, ist es interessant, wie die Behörden dieses Problem umgingen.

Im Frühjahr 2020 glaubte die dänische Gesundheitsbehörde nicht, dass Gesichtsmasken das Risiko einer Infektion mit COVID-19 senken könnten, und fast niemand trug sie.[12] Im Oktober hatte die Behörde ihre Meinung geändert und veröffentlichte einen Bericht, der das Tragen von Gesichtsmasken aufgrund eines 2020 im *Lancet* erschienenen Reviews rechtfertigte. Dieses Review weist Fehler auf[13] und wurde heftig kritisiert.[14] Dabei handelte sich um eine Übersichtsarbeit über Beobachtungsstudien, und der scheinbare positive Effekt ist wahrscheinlich darauf zurückzuführen, dass Menschen, die freiwillig Gesichtsmasken tragen, auch bei der Händehygiene und der Einhaltung des Abstands zu anderen Menschen sorgfältiger vorgehen als Menschen, die das nicht tun – ein klassischer Fehler in der Beobachtungsforschung, den man als Confounding bezeichnet.

Ein Problem der Gesundheitsbehörden aller Länder besteht darin, dass sie nicht eindeutig zwischen Wissenschaft und Politik unterscheiden. Die dänische Gesundheitsbehörde schrieb, dass randomisierte Studien – bei denen nur die Hälfte der Probanden einen Mund-Nasen-Schutz trägt – am zuverlässigsten sind, und zitierte die aktualisierte systematische Übersichtsarbeit über solche Studien, die keine positive Auswirkung von Gesichtsmasken festgestellt hatte. Doch dann kam der Trick. Die Gesundheitsbehörde argumentierte nämlich: Da es keine Ergebnisse randomisierter Studien zum *Coronavirus* gebe, seien Beobachtungsstudien am besten dazu geeignet, etwas über die Wirkung von Gesichtsmasken auszusagen. Das ist kein stichhaltiges Argument. Grippeviren und Coronaviren verbreiten sich auf die gleiche Weise und haben die gleiche Größe, ungefähr 100 Nanometer. Die Ergebnisse randomisierter Studien mit Gesichtsmasken bei grippeähnlichen Viren gelten daher auch für Coronaviren.

Drei Wochen nach Erscheinen des Berichts der Gesundheitsbehörde wurde eine dänische randomisierte Studie mit Gesichtsmasken an 6024 Personen veröffentlicht.[15] Eine Infektion mit SARS-CoV-2 trat bei 42 Teilnehmern mit empfohlenen Masken (1,8 Prozent) und 53 Probanden der Kontrollgruppe (2,1 Prozent) auf – ein Unterschied von 0,3 Prozent (–0,4 Prozent bis 1,2 Prozent, p = 0,33). Die Forscher hatten der dänischen Gesundheitsbehörde angeboten, das Manuskript vor der Veröffentlichung ihres eigenen Berichts einzusehen, was die Behörde jedoch ablehnte. Offensichtlich war Politik wichtiger als Wissenschaft.

Man könnte nun argumentieren, dass Gesichtsmasken *vielleicht* doch etwas bringen, da es eine nicht-signifikante Tendenz zu weniger Corona-Infektionen gab, wenn die Leute sie trugen, und dass man sie daher verwenden sollte, da sie keinen Schaden verursachen.

Dem kann ich nicht zustimmen. Erstens lag das Risikoverhältnis für die Verhinderung grippeähnlicher Erkrankungen bei 0,99, und wenn man dem auch noch die Ergebnisse der dänischen Studie in einer Metaanalyse hinzufügt, beträgt das Risikoverhältnis 0,96 (0,81 bis 1,13, $p = 0{,}63$), ist also fast gleich. Das gibt nicht viel Hoffnung. Zweitens: Gesichtsmasken schaden. Sie sind unbequem zu tragen, können einen stark irritierenden Juckreiz in der Nase und Pickel verursachen und bei Brillenträgern und kalten Temperaturen die Sicht beeinträchtigen. Außerdem können sie den Trägern ein falsches Gefühl der Sicherheit vermitteln, sodass sie etwa anderen Kunden in Geschäften zu nahe kommen. Im Gegensatz zu Gesichtsmasken bringt Abstandhalten sehr wohl etwas: Wenn die Menschen einander nicht zu nahe kommen, stecken sie sich nicht an.

Wir sollten nicht ganzen Bevölkerungen vorschreiben, monate- oder jahrelang wie Bankräuber auszusehen, wenn wissenschaftliche Untersuchungen zeigen, dass das nichts nützt. Außerdem ist in den diesbezüglichen Vorschriften keine Logik zu erkennen: In Dänemark müssen Kinder unter zwölf Jahren keine Gesichtsmasken tragen, obwohl diese Altersgruppe wahrscheinlich mehr Infektionen überträgt als andere.

Und schließlich und endlich ist mir noch kein einziger Mensch begegnet, der Gesichtsmasken richtig anwendet. Die Leute benutzen immer wieder dieselbe Maske – manchmal wochenlang. Laut Empfehlungen ist es aber nicht einmal erlaubt, sie vorübergehend in die Tasche zu stecken, um sie im nächsten Geschäft, das auf der Einkaufsroute liegt, wieder zu verwenden. Das ist nur den wenigsten Menschen bewusst. Gesichtsmasken sind eher zu einem Symbol der Zugehörigkeit zur Masse und zu einem Wohlfühlfaktor geworden als zu einer echten Hilfe.

Das Tragen von Gesichtsmasken sollte freiwillig sein. Menschen, die sich wegen Corona Sorgen machen oder glauben, dass sie sich infiziert haben könnten, sollten sie ruhig tragen, wenn sie wollen. Man kann sie auch aufsetzen, wenn man alte Menschen oder andere Personen besucht, die ein stark erhöhtes Risiko haben, an einer Infektion zu sterben. Meine Familie tut das nicht, wenn wir unsere gebrechlichen älteren Angehörigen besuchen. Wir halten Abstand – und genau darauf kommt es an.

Abstand halten

Die Studien von Peter Aaby haben uns gelehrt, dass die Infektionsdosis eines Virus ein entscheidender Faktor dafür ist, ob wir eine Infektion überleben oder daran sterben (siehe Kapitel 2). Wenn die Dosis zu hoch ist, kann das Immunsystem keine wirksame Antwort darauf entwickeln, bevor es zu spät ist.

Das ist ein wichtiger Grund, warum so viele Menschen in den überfüllten Krankenhäusern in Norditalien und China starben, wo geheime Aufnahmen zeigten, wie Leichen auf dem Krankenhausboden lagen und die Mitarbeiter zu beschäftigt waren, um sie wegzuräumen – und der einzige Schutz, den sie hatten, waren Gesichtsmasken.

Das Verbot von Menschenansammlungen ist hochwirksam. Die Pandemie hat Bergamo in Italien deshalb so hart getroffen, weil ein Drittel der Stadt im Februar ein Champions-League-Fußballspiel in Mailand verfolgt und den Sieg seiner Mannschaft bis tief in die Nacht hinein gefeiert hatte.[16]

Es gibt keine randomisierten Studien zur räumlichen Distanzierung.[17] Trotz der großen Bandbreite an Maßnahmen zum Abstandhalten, die in verschiedenen Ländern ergriffen wurden, war der Rückgang der Todesfälle in den Ländern, die von Anbeginn der Pandemie keine wirksamen Maßnahmen ergriffen, erstaunlich ähnlich.[18] Das deutet darauf hin, dass, solange die soziale Distanzierung umgesetzt wird, ein inhärentes Element der Dynamik der Epidemie übrig bleibt – und dieses Element ist überall gleich.

In Italien wurde das Militär angewiesen, in den Straßen zu patrouillieren, und die Menschen durften ihr Haus nur einmal am Tag verlassen, um einzukaufen oder zur Apotheke oder mit dem Hund Gassi zu gehen (nur ums Haus herum), was die Menschen dazu veranlasste, sich fremde Hunde auszuleihen, um ein bisschen an die frische Luft zu kommen. In Spanien durften die Menschen nicht im Wald joggen, und jeder, der das Haus verließ, musste eine Gesichtsmaske tragen.

Ich machte viele Witze über diese Absurditäten und staunte, als ich erfuhr, dass all meine scherzhaften Prophezeiungen sich nach und nach bewahrheiteten – bis auf eine: Als die dänische Regierung im März ankündigte, dass nur noch Menschenansammlungen von zwei Personen erlaubt sein sollten[19] (der Vorschlag wurde dann allerdings doch nicht durchgesetzt), prophezeite ich, dass unsere Ministerpräsidentin bald nur noch eine Person zur Zeit in einem Doppelbett zulassen würde, da es wichtig sei, den sozialen Abstand von zwei Metern einzuhalten.

Auch mein skurrilster Scherz wurde wahr. Nachdem ich in Spanien ein Foto von einem Paar in einem Kanu gesehen hatte, das ganz allein, aber mit Gesichtsmasken unterwegs war, sagte ich im Scherz, dass ich mich darauf freue, ein Foto von einem Paar zu sehen, das sich splitternackt liebt und dabei Gesichtsmasken trägt. Im September riet Kanadas wichtigster

Berater in medizinischen Fragen den Menschen tatsächlich, sich nicht mehr zu küssen und das Tragen einer Maske beim Geschlechtsverkehr in Erwägung zu ziehen, und fügte hinzu, dass es am sichersten sei, Sex mit sich selber zu haben: »Die risikoärmste sexuelle Aktivität während COVID-19 umfasst nur eine einzige Person – Sie selbst.«[20] Nun ja, wenn man immer nur masturbiert, zieht man sich auch keine sexuell übertragbaren Krankheiten zu! Und wenn man das Bett nicht verlässt, bekommt man kein COVID-19 – aber das ist dann auch kein Leben.

Lockdowns

Meines Wissens hat kein Land eine klare Lockdown-Strategie auf wissenschaftlicher Basis oder eine Ausstiegsstrategie formuliert. Viele Länder sind einen Zick-Zack-Kurs zwischen Lockdown und Lockerung gefahren. Minister schwankten zwischen Alarm und Beruhigung hin und her, und drastische Lockdowns wurden auf der Grundlage höchst zweifelhafter wissenschaftlicher Untersuchungen eingeführt. Diese Untersuchungen stützten sich auf Modelle, die praktisch jedes gewünschte Ergebnis liefern können, je nachdem, was für Daten man für sie nutzt.

Kindergärten, Schulen, Universitäten, Einkaufszentren und Restaurants wurden geschlossen, Versammlungen und Fußballspiele wurden abgesagt – und wenn sie doch wieder stattfinden durften, dann ohne Zuschauer.

Eine systematische Übersichtsarbeit hat ergeben, dass Schulschließungen keinen Beitrag zur Eindämmung der SARS-Epidemie in China, Hongkong und Singapur leisteten.[21] Wenn Kinder nach Hause geschickt werden, um von ihren Großeltern betreut zu werden, weil ihre Eltern bei der Arbeit sind, könnte das eine Katastrophe für die älteren Menschen bedeuten. In Großbritannien liegt das mediane Sterbealter bei 83 Jahren.[22]

Ich frage mich, warum bei uns keine randomisierten Studien zur Schulschließung durchgeführt wurden. In Norwegen versuchten Wissenschaftler, eine solche Studie einzuleiten, aber die Regierung war nicht bereit, die Schulen offen zu lassen.[23] Nur zwei Monate später, als die Viruswelle abebbte, weigerten sie sich dann, die Schulen geschlossen zu halten, und das norwegische Fernsehen schoss auf den unschuldigen Überbringer der Botschaft: »Verrückter Forscher will mit Kindern experimentieren.«

In Amerika setzte man andere Prioritäten: In vielen amerikanischen Großstädten waren die Bars geöffnet, während die Schulen geschlossen blieben.

Viele Einschränkungen, die man den Bürgern auferlegte, waren unlogisch. In Dänemark waren die Golfplätze geschlossen, was zu der absurden Situation führte, dass man auf den Fairways laufen durfte, solange man nicht wie ein Golfspieler aussah. Tennisplätze wurden geschlossen, obwohl Versammlungen von vier Personen nicht verboten waren. Sogar Lauftreffs wurden untersagt.

Das große Problem bei der Vermeidung von Menschenansammlungen ist, dass wir nicht wissen, wo man die Grenze ziehen soll. Ab wann bringen Lockdowns mehr Schaden als Nutzen? Wie ich später noch näher erläutern werde, haben wir schon vor langer Zeit einen gefährlichen Weg beschritten und gehen in dieselbe Richtung immer weiter.

Grenzschließungen

Wir wissen nicht, ob es hilft, Grenzen zu schließen. Aber wir wissen, dass das äußerst schädlich ist und das Leben der Menschen stark beeinträchtigt.

In Dänemark haben wir unsere Grenzen zu Deutschland und Schweden geschlossen, als wir mehr Corona-Erkrankungen hatten als sie. Ich scherzte, dass wir mit der gleichen Logik genauso gut die Insel Fünen mitten in Dänemark hätten abriegeln können, was einfach ist, da es auf jeder Seite eine Brücke gibt, die vom Militär blockiert werden kann. Acht Monate später untersagte unsere Regierung für eine Zeit lang alle Reisen über Gemeindegrenzen im Norden Dänemarks (sogar für Menschen, die im Freien arbeiteten), nachdem dort oben eine Coronavirus-Mutation bei Nerzen entdeckt worden war.

Die meisten Länder haben völlige oder teilweise Reisebeschränkungen eingeführt.

Im Dezember 2020 setzte sich endlich eine etwas vernünftigere Vorgehensweise durch, als das Europäische Zentrum für die Prävention und die Kontrolle von Krankheiten und die Flugsicherheitsbehörde der Europäischen Union neue Richtlinien herausgaben.[24] Sie erkannten, dass – da COVID-19 überall vorkommt – importierte Fälle nur einen sehr geringen Anteil aller entdeckten Krankheitsfälle ausmachen und die Übertragungsrate wahrscheinlich nicht signifikant erhöhen. Da die Prävalenz der Erkrankung bei Reisenden vermutlich niedriger war als die Prävalenz in der Allgemeinbevölkerung oder bei Kontaktpersonen bestätigter Fälle, sollten Reisende nicht als Hochrisikopersonen betrachtet werden, und die EU-Mitgliedstaaten sollten eine schnelle Durchreise ermöglichen. Auch eine

Quarantäne oder systematische Testung von Flugreisenden auf SARS-CoV-2 wurde nicht empfohlen.

Als man jedoch im selben Monat in Großbritannien eine um 50 bis 70 Prozent infektiösere Mutante entdeckte, wurden sofort wieder Grenzbeschränkungen eingeführt. Besucher aus Großbritannien wurden mit einem Einreiseverbot belegt, und den in Großbritannien lebenden Dänen wurde dringend davon abgeraten, Dänemark zu besuchen.

Das ist unerträglich. Panik, Panik, Panik – für die es kaum eine Rechtfertigung gibt, die aber großen Schaden anrichtet. Wird das jemals aufhören?

Im November kündigte die australische Fluggesellschaft Quantas eine Zwangsimpfung für alle Passagiere auf internationalen Flügen an. Dieser Menschenrechtsverletzung wurde vom CEO der International Air Transport Association (IATA) sofort mit der Bemerkung die Grundlage entzogen, dass die Luftfahrtbranche pleite gehen würde, wenn sie auf den Einsatz von Impfstoffen warten würde.[25] Der Luftfahrtindustrie wurde mittlerweile schon ein Verlust von 157 Milliarden US-Dollar prognostiziert.

Mehrere Länder verlangen einen negativen Coronatest, der innerhalb der letzten drei Tage vor dem Verlassen des Flughafens durchgeführt worden sein muss. Da ein Screening gesunder Menschen viele falsch-positive Ergebnisse liefert (siehe unten), müssten Sie dann vielleicht ohne vernünftigen Grund auf Ihren Urlaub verzichten und würden obendrein auch noch Ihr Geld verlieren. Es gibt keine randomisierten Studien über die Wirkung von Screenings an Abflug- oder Einreisehäfen.[26]

Quarantäne

Es erscheint vernünftig, wenn infizierte Personen zu Hause bleiben, damit sie niemanden in ihrer Umgebung anstecken, und diese Vorgehensweise wurde auch in fast allen Ländern empfohlen. Aber die Studien von Aaby haben uns gelehrt, dass das keine gute Idee ist. Der Indexpatient – derjenige, der sich in der näheren Umgebung ansteckt – hat aufgrund der niedrigen Viruslast oft eine gute Prognose. Wenn diese Person zu Hause bleiben soll, haben sekundär infizierte Personen in ihrem Haushalt ein wesentlich höheres Sterberisiko, weil die Infektionsdosis bei Menschen, die eng zusammenleben und einer wiederholten Virusübertragung durch eine erkrankte Person ausgesetzt sind, in der sich das Virus vermehrt hat, viel höher ist. Aaby hat gezeigt, dass die Sterblichkeit bei sekundären Masernfällen in Guinea-Bissau in Haushalten drei- bis viermal höher war als beim Indexfall.[27]

Es gibt eine quasi-clusterrandomisierte Studie, die die Wirkung von Quarantäne untersuchte.[28] Während der Grippepandemie 2009–2010 erkrankten in Japan (verglichen mit Mitarbeitern in der Kontrollgruppe) weniger Firmenmitarbeiter an Grippe, wenn Personen, die ein Haushaltsmitglied mit grippeähnlichen Krankheitssymptomen hatten, gebeten wurden, zu Hause zu bleiben, 2,75 Prozent versus 3,18 Prozent, Hazard Ratio 0,80 (0,66 bis 0,97). Diejenigen, die bei ihrem infizierten Familienmitglied zu Hause bleiben mussten, hatten jedoch ein doppelt so hohes Infektionsrisiko.

Klimaanlagen

In den USA laufen die Klimaanlagen in Hotels und anderswo ständig und oft im Übermaß – egal, ob es draußen oder drinnen warm oder kalt ist. Ich habe bei amerikanischen Meetings oft bitterlich gefroren, während es draußen sommerlich warm war. Zwar habe ich mich nicht mit den wissenschaftlichen Untersuchungen zu diesem Thema befasst, aber man weiß, dass sich auf diese Weise schon tödliche Lungeninfektionen ausgebreitet haben, zum Beispiel mit Legionellen (einem Bakterium).

Umsetzung der Maßnahmen in einzelnen Ländern

Wie bereits erklärt, sollten die Behörden infizierte Personen nicht nach Hause schicken, sondern sie in Quarantänezentren (zum Beispiel in Sportarenen, Konferenzsälen oder Hotelzimmern) isolieren, bis sie nicht mehr ansteckend sind. Diese Strategie wurde und wird in China und einigen anderen südostasiatischen Ländern praktiziert. In den meisten Ländern gibt es starke kulturbedingte Barrieren gegen eine solch drastische Maßnahme.

In Südkorea wurde eine Überbelegung vermieden, indem man nur schwer erkrankte Patienten ins Krankenhaus ließ.[29] Südkorea und Taiwan praktizierten eine frühzeitige aggressive Suche nach Kontaktpersonen und isolierten diese[30] – mit dem Ergebnis, dass die Menschen ins Fitnessstudio oder Restaurant gehen konnten, während in den meisten anderen Ländern praktisch alles geschlossen war.

Taiwan war gut vorbereitet. Während der SARS-Epidemie 2003 waren in Taiwan 73 Menschen gestorben, und seitdem tragen viele Stadtbewohner freiwillig Gesichtsmasken. Als Taiwan am 31. Dezember 2019 von einer neuen Krankheit in Wuhan erfuhr, reagierte das Land sofort – gleich am ersten Tag.[31] Infizierte wurden streng überwacht: Sie erhielten ein Handy mit einer App, die ständig meldete, wo sie sich aufhielten. Die Isolation dauerte zwei Wochen, und die Strafe für Übertretungen war hart: Ein Patient, der das Hotelzimmer nur für acht Sekunden verließ, musste eine Geldstrafe in Höhe von 2800 Euro bezahlen.[32]

Ein Jahr später, als der größte Teil der Welt sich im Lockdown befand, konnten die Menschen in Taiwan in Restaurants gehen und Konzerte mit Tausenden von Menschen besuchen. Taiwan machte jetzt das Tragen von Gesichtsmasken in Schulen, Restaurants und bei kulturellen Veranstaltungen zur Pflicht – aber nicht, weil sich mehr Menschen mit Corona infizierten, sondern weil die Erkrankungsraten in anderen Ländern stiegen. Aus demselben Grund gibt es in Taiwan eine zweiwöchige Quarantäne für Menschen, die aus dem Ausland kommen.

Taiwan liegt nah an China, und ungefähr 850 000 Taiwaner leben dort. Amerikanische Experten prophezeiten diesem Land daher eine hohe Sterblichkeitsrate; doch es hat eine der niedrigsten Raten weltweit. Nur sieben Patienten (0,3 pro Million Einwohner) sind an COVID-19 gestorben.[33] Dagegen sind in den USA bis zum 20. Dezember 2020 974 Menschen pro Million Einwohner an Corona gestorben. Das sind über 3000-mal so viele. In Tabelle 5.1 habe ich Daten aus 24 Ländern zusammengestellt, um zu verdeutlichen, wie stark sich die COVID-19-Sterblichkeitsraten zwischen den Ländern und Weltteilen nach einjähriger Corona-Pandemie unterscheiden.

Es lässt sich nicht immer leicht feststellen, ob ein Patient *an* COVID-19 oder nur *mit* COVID-19 gestorben ist, und die Meldestandards sind von Land zu Land unterschiedlich. Außerdem mutiert das Virus. Die Unterschiede zwischen den Sterberaten pro Million Menschen sind jedoch so groß, dass solche methodischen Bedenken im Vergleich dazu kaum ins Gewicht fallen:

Belgien	1597		Deutschland	315
Italien	1133		Dänemark	176
Spanien	1046		Finnland	88
Großbritannien	986		Island	82
USA	974		Norwegen	74
Frankreich	925		Australien	35
Brasilien	874		Japan	22
Schweden	789		Südkorea	13
Niederlande	610		Singapur	5
Südafrika	411		Neuseeland	5
Kanada	373		Taiwan	0,3
Russland	345		Tansania	0,3

In Südostasien gab es nur wenige Todesfälle. Die offizielle Sterblichkeitsrate für China liegt bei 3, aber die Daten aus diesem Land sind nicht vertrauenswürdig, in dem alle Informationen von der Ein-Parteien-Führung streng kontrolliert und Dissidenten brutal bestraft werden.

Auch in den fünf nordischen Ländern gab es bisher relativ wenige Todesfälle, wobei Schweden eine auffallende Ausnahme darstellt. Schweden hat eine ungefähr zehnmal so hohe Sterblichkeitsrate wie Norwegen und Finnland, die ähnlich dünn besiedelt sind wie Schweden. Im Gegensatz zu Schweden gab es in Finnland, Dänemark und Norwegen keine Übersterblichkeit.[34]

Dänemark hat eine acht- bis zehnmal höhere Bevölkerungsdichte als die anderen Länder und reagierte erst recht spät auf die Pandemie. Am 23. Februar 2020 behauptete die dänische Gesundheitsbehörde, das Risiko, dass sich das Virus auf Dänemark ausbreiten würde, sei sehr gering. Doch nur zwei Wochen später rief die Regierung dazu auf, Veranstaltungen mit mehr als 1000 Teilnehmern abzusagen.[35] Nach einer weiteren Woche hatten wir die ersten COVID-19-Todesfälle, und die Regierung geriet in Panik.

Diese Fakten können vielleicht erklären, warum die Sterblichkeitsrate in Dänemark doppelt so hoch ist wie in Norwegen und Finnland. Laut offizieller Darstellung ist uns die Verfolgung infizierter Patienten sehr gut gelungen – doch da kann man auch anderer Meinung sein. Unsere Kontaktverfolgung hat schlecht funktioniert. Wir haben uns auf die Maßnahmen Social Distancing, Händehygiene und Lockdown konzentriert. Als das nicht ausreichte, wurde ab August 2020 das Tragen von Gesichtsmasken in öffentlichen Verkehrsmitteln und zwei Monate später auch in Geschäften zur Pflicht.

Warum hat Schweden so schlecht abgeschnitten, und warum hat sich diese Diskrepanz zu anderen Ländern im Lauf des Jahres 2020 sogar noch vergrößert? Im April gab es in Schweden 2,2-mal mehr COVID-19-Todesfälle pro Million als in Dänemark; im Dezember 2020 waren es bereits 4,5-mal so viele.

Schweden blieb eine offene Gesellschaft, die weder die Restaurants noch sonstige Einrichtungen schloss. Erst ab Mitte März 2020 wurden Veranstaltungen mit 500 oder mehr Teilnehmern abgesagt.[36] Zur selben Zeit verbot Dänemark alle Versammlungen mit mehr als zehn Personen und warnte, dass Verstöße gegen dieses Verbot von der Polizei mit Geldstrafen geahndet würden.[37]

Eines der Argumente für die schwedische Vorgehensweise lautete, durch die Ausbreitung des Virus entstehe mit der Zeit eine Herdenimmunität, sodass zukünftige Infektionswellen milder verlaufen würden. Da junge Menschen die Infektion sehr gut verkraften und nur sehr wenige Patienten unter 50 Jahren an der Infektion sterben – es sei denn, sie haben schwere Vorerkrankungen oder sind extrem übergewichtig –, erschien diese Idee vernünftig. Allerdings vergaß Schweden, seine schwächsten Bürger (zum Beispiel die Bewohner von Pflegeheimen) ausreichend zu schützen. Nach einem Jahr erkannte Schweden, dass sein Experiment gescheitert war, und verschärfte seine Vorschriften.

Deutschland reagierte im März 2020 mit einem Lockdown auf den Ausbruch der Pandemie, in dem Geschäfte und Restaurants schlossen sowie Veranstaltungen untersagt wurden und nur noch Apotheken und Lebensmittelmärkte geöffnet waren. Die Regierung verabschiedete im November ein[38] »Gesetz zum Schutz der Bevölkerung bei einer epidemischen Lage von nationaler Tragweite«, mit dem u.a. Gesundheitseinrichtungen gefördert werden sollen. Durch die Einführung einer »Corona-App«[39] für Mobiltelefone sollen Kontakte mit möglichen Infizierten verfolgt werden können, um die weitere Ausbreitung zu reduzieren. In einem zweiten landesweiten Lockdown wurde im Dezember[40] 2020 mit Impfungen bei Menschen über 80 Jahren, zunächst in Alten- und Pflegeheimen, begonnen. Die Impfung ist freiwillig und wird insbesondere auch Pflege- und medizinischem Personal angeraten. Nach knapp einem Monat lag die Impfquote bei 1,26 Prozent.[41]

Die USA, Großbritannien, Brasilien und Russland sind in ihrem Umgang mit der Pandemie kläglich gescheitert – und zwar vor allem deshalb, weil sie allesamt von populistischen männlichen Führungsfiguren geleitet wurden, die sich selbst als Anti-Elite und Anti-Establishment darstellten.[42] Solche Führer neigen dazu, wissenschaftliche Empfehlungen abzulehnen, Lügen und Fake News zu verbreiten, Verschwörungstheorien zu fördern und zu behaupten, sie hätten eine persönliche Größe und einen besonderen gesunden Menschenverstand, der den Experten fehle.

In den USA prophezeite Präsident Trump 40-mal, dass das Virus »wie durch ein Wunder«[43] verschwinden würde.[44] Er vermutete, dass die Injektion eines Desinfektionsmittels die Krankheit heilen könnte,[45] und schlug vor, die Patienten entweder von außen oder von innen mit UV-Licht zu bestrahlen.[46]

Der brasilianische Präsident Bolsonaro nannte COVID-19 eine »kleine Erkältung« und versuchte, Statistiken aus dem Internet zu verbannen, die den Leuten ein anderes Bild von den Infektionen und Todesfällen vermittelten – was der oberste brasilianische Gerichtshof jedoch verhinderte.[47]

Im Jahr 2019 (zwei Monate vor dem Auftreten des ersten COVID-19-Falls) wurde der Global Health Security-Index veröffentlicht – ein weltweiter Score, der Länder danach einstufte, wie gut sie auf den Ausbruch einer schweren Infektionskrankheit vorbereitet waren.[48] Darin belegten die USA den ersten Platz, Großbritannien den zweiten.

Dieser Index berücksichtigte allerdings nicht das politische Umfeld, und die Realität erwies sich als das genaue Gegenteil dieses Index. Schätzungen zufolge stehen die USA im Hinblick auf überzählige Todesfälle (also Todesfälle, die sich hätten vermeiden lassen) an erster und Großbritannien an zweiter Stelle.[49]Schon vor dem Ausbruch von COVID-19 hatten die Präsidenten Trump und Johnson die Bedeutung von Investitionen in die öffentliche Gesundheit abgewertet und ihre nationalen Kapazitäten zur Pandemievorsorge zurückgefahren.

Am 23. Januar 2020 teilte die WHO allen Ländern mit, dass sie von einer COVID-19-Epidemie bedroht seien, und riet ihnen, sich darauf vorzubereiten, Fälle zu verfolgen und zu isolieren. Beide Länder ignorierten diese Warnung. Im April behauptete Englands stellvertretender Chief Medical Officer, dass eine Kontaktverfolgung nicht nötig sei, und Trump riet den

Menschen, sich Anweisungen zur Arbeit im Home Office zu widersetzen. Im November fragte der Herausgeber des *British Medical Journals*:[50] »Wie konnte das Testen zu einem Selbstzweck werden, losgelöst (zumindest in Großbritannien) von einem funktionierenden System der Kontaktverfolgung und Isolation? Warum diese Weigerung, gescheiterte zentralisierte und kommerzielle Vorgehensweisen aufzugeben und stattdessen lokale Systeme des öffentlichen Sektors zur Auffindung, Testung, Kontaktverfolgung, Isolation und Unterstützung angemessen zu finanzieren? Ist das Ideologie, Ignoranz, Inkompetenz oder Eigeninteresse?«

Die systematischen Versäumnisse hatten enorme Konsequenzen. Großbritannien und die USA führten Lockdowns erst sehr spät und mit unzureichenden Kapazitäten ein, Menschen auf Corona zu testen, Kontaktpersonen aufzuspüren und diese zu isolieren. Dabei hatte New York viel Zeit, sich auf die Pandemie vorzubereiten, die dort zwei Monate später ausbrach als in Taiwan.

Die unsinnigen, wissenschaftsfeindlichen Reaktionen solcher populistischen Führungsfiguren haben tödliche Konsequenzen.[51] Bisher hat es in den Vereinigten Staaten und in Großbritannien fast 400 000 Todesfälle gegeben. Bei der gleichen Sterblichkeitsrate wie in Taiwan wären dort nur 120 Menschen an Corona gestorben.

Mit nur fünf Todesfällen pro Million Einwohner ist Neuseeland eine echte Erfolgsstory. Sowohl Taiwan als auch Neuseeland haben in dieser Pandemie eine klare, konsequente Strategie verfolgt – ohne totalitären Machtmissbrauch wie in China. Beides sind demokratische Länder mit gut funktionierendem öffentlichen Sektor und Gesundheitswesen. Ihre Vorgehensweisen waren allerdings unterschiedlich. In Taiwan gab es offene Schulen, in denen speziell für Kinder konstruierte Gesichtsmasken verwendet wurden, während Neuseeland genau umgekehrt verfuhr. Solche Erfahrungen machen es nicht einfacher, herauszufinden, welches das beste Prozedere ist, doch zumindest ist es offenbar nicht notwendig, beides zu tun, wie es in fast allen Ländern praktiziert wird.

Ist das neue Coronavirus schlimmer als Grippe?

In Anbetracht der vielen Todesfälle klingt diese Frage ziemlich töricht. Doch wenn wir das Geschehen besser verstehen wollen, müssen wir zwischen den naturgemäßen biologischen Eigenschaften von Viren und ihrem jeweiligen Umfeld unterscheiden.

Ein und dasselbe Virus kann relativ wenige Menschen das Leben kosten. Es kann aber auch zu einer tödlichen Gefahr werden, wenn Überbevölkerung herrscht und wenn das Virus in einer nicht immunen Population ausbricht. Auf den Färöer-Inseln hatte es seit 1781 keine Masern mehr gegeben, als diese Erkrankung 65 Jahre später (1846) ausbrach.[52] Während dieser Epidemie erkrankten 78 Prozent der Bevölkerung an Masern; die Fallsterblichkeitsrate lag bei 2,8 Prozent und war damit mehr als zehnmal so hoch wie die übliche Rate von ungefähr 0,2 Prozent.

Die Informationspolitik der Behörden zum Thema Ansteckung war verwirrend. Der Generaldirektor der WHO verkündete am 3. März 2020, dass COVID-19 *weniger* ansteckend sei als Grippe, und stützte sich dabei auf die Daten, die der WHO bis dahin vorlagen.[53] Fünf Wochen später erklärte er dagegen, dass COVID-19 sich schnell ausbreite.

Das war das Hauptargument für die Lockdowns und andere physische Maßnahmen zur Infektionsvorbeugung. Doch fragte ich nach Beweisen dafür, dass das Coronavirus viel ansteckender ist als das Grippevirus, bekam ich nie überzeugende Antworten. Die Übertragungsraten scheinen ähnlich hoch zu sein.[54,55] Schon sehr früh gab es einen Ausbruch auf dem Kreuzfahrtschiff Diamond Princess, bei dem eine ganze geschlossene Population in Quarantäne befindlicher Passagiere und Besatzungsmitglieder auf das Virus getestet wurde.[56] Die Infektionsrate betrug nur 19 Prozent, obwohl sich die Menschen in Bars, an Büfetts und auf der Tanzfläche dicht aneinandergedrängt hatten.

Ein anderes Beispiel: Meine Frau saß in dem Krankenhaus, in dem sie arbeitet, über eine Stunde lang in der Nähe eines Assistenzarztes, den sie schulte. Er entwickelte Coronasymptome und wurde am nächsten Tag positiv getestet. Doch obwohl er engen Kontakt mit vielen Mitarbeitern der Abteilung gehabt hatte, infizierte sich niemand. Er steckte nur seine Tochter an.

Solche Erfahrungen beweisen, dass das neue Coronavirus nicht mit den hochansteckenden Masern oder Pocken zu vergleichen ist, sondern sich eher wie eine Grippe verhält – selbst nachdem in Großbritannien eine Mutante mit höherer Infektiosität entdeckt worden ist.

Das wichtigste Argument war und ist, dass das Coronavirus viel tödlicher ist als die Grippe. Am 3. März erklärte der Generaldirektor der WHO:

»Weltweit sind etwa 3,4 Prozent der gemeldeten COVID-19-Patienten gestorben. Im Vergleich dazu kostet die saisonale Grippe in der Regel weit weniger als 1 Prozent der Infizierten das Leben.«[57]

Dabei berücksichtigte die WHO aber nicht, dass der Nenner – die Anzahl infizierter Personen – stark unterschätzt wurde. Ihre Schätzung der Sterblichkeitsrate für COVID-19 war um einen Faktor von mehr als zehn zu hoch. Diese irreführende Ankündigung versetzte die Menschen noch mehr in Angst und Schrecken.[58]

Die beste uns vorliegende Evidenz deutet darauf hin, dass das Sterberisiko bei Grippe und Corona ähnlich hoch ist. Da das Sterberisiko von der Infektionsdosis abhängt (die in einem Umfeld, in dem Überbevölkerung herrscht, höher ist), können wir die Sterberaten nur annähernd schätzen. Wie bereits erwähnt, wird sie bei Masernausbrüchen häufig auf 0,2 Prozent geschätzt, sie kann aber auch 50-mal höher sein. In Wien betrug die Masernsterblichkeit zu Beginn des 20. Jahrhunderts in den ärmsten Bevölkerungsschichten 11 Prozent und bei den Reichsten 0,6 Prozent (siehe Kapitel 3). Auch bei den COVID-19-Todesfällen war ein starkes sozialen Gefälle zu beobachten – wahrscheinlich, weil den Armen weniger Wohnraum zur Verfügung steht.

In Dänemark wurden im April Blutspender auf Coronavirus-Antikörper getestet, und die geschätzte Sterblichkeitsrate lag bei 0,16 Prozent[59] – genauso hoch wie bei Masern.

Die vorläufige Fallsterblichkeitsrate auf dem Kreuzfahrtschiff Diamond Princess lag bei 1,0 Prozent;[60,61] allerdings handelte es sich dabei um eine überwiegend ältere Bevölkerung in einem Umfeld, in dem die Menschen dicht zusammengedrängt untergebracht waren. Wenn man diese Sterblichkeitsrate auf die Altersstruktur der US-Bevölkerung extrapoliert, würde sie 0,13 Prozent betragen.[62] Diese Schätzung basierte nur auf sieben Todesfällen, war aber ähnlich wie die dänische Schätzung.

Ein aktuellerer Schätzwert stammt aus einer systematischen Übersichtsarbeit, die 82 Einzelschätzungen umfasste.[63] Der Mittelwert der COVID-19-Infektionssterblichkeitsrate lag bei 0,27 Prozent, bei Personen unter 70 Jahren betrug er nur 0,05 Prozent. Beide Raten sind wahrscheinlich zu hoch angesetzt, da die meisten Studien aus Regionen mit überdurchschnittlich hoher Sterblichkeitsrate stammten. Die daraus abgeleitete mittlere Infektionssterblichkeitsrate in Regionen mit unterdurchschnittlich niedriger COVID-19-Sterblichkeitsrate betrug nur 0,09 Prozent.

Bei der Grippe gibt es enorme Schwankungen in den gemeldeten Sterblichkeitsraten. Eine Grafik in einer systematischen Übersichtsarbeit zeigte einen Mittelwert von 1 Prozent für laborbestätigte Grippefälle während der Grippepandemie 2009 und in den Folgejahren,[64] doch auch das ist wahrscheinlich übertrieben.

Wie bereits erwähnt, liegt das durchschnittliche Alter der Patienten, die an Corona starben, über 80 Jahren, und die meisten davon hatten erhebliche Komorbiditäten wie beispielsweise Herz-Kreislauf- oder Lungenerkrankungen. In Italien hatten 99 Prozent der Verstorbenen mindestens eine Komorbidität.[65] Das sind auch die Patienten, die bei Grippeepidemien sterben. In der Lombardei trugen viele Faktoren zu den hohen Sterberaten bei: Die Krankenhäuser waren überfüllt, sie nahmen selbst leichte Fälle auf, das Personal war anfangs kaum geschützt, und die Personalhygiene ließ zu wünschen übrig. Außerdem ist die italienische Bevölkerung relativ alt, die Menschen rauchen mehr, die Generationen leben dicht beieinander, und im Übrigen herrscht dort die an und für sich sehr schöne Tradition, jeden zu umarmen und zu küssen.

Wenn ich mit Leuten diskutiere, fällt es ihnen sehr schwer, zu akzeptieren, dass das neue Coronavirus in puncto Ansteckungsfähigkeit und die Sterblichkeitsrate vielleicht gar nicht schlimmer ist als Grippeviren. Ein typisches Argument lautet: »Ich habe schon viele Patienten auf meiner Intensivstation an COVID-19 sterben sehen, aber noch nie jemanden, der an Grippe gestorben ist.« Ich denke, das kann man leicht nachvollziehen, wenn man es mit Masernepidemien vergleicht. Grippeepidemien treffen niemals auf eine nichtimmune Bevölkerung. Und außerdem: Wenn Millionen sich anstecken, sterben zwangsläufig viele, auch wenn die Infektionssterblichkeitsrate niedrig ist. Die klinische Erfahrung ist in dieser Hinsicht oft irreführend, wir müssen uns die Zahlen im Zähler und Nenner anschauen.

Medikamente

Kortikosteroide scheinen bei Patienten mit akutem Atemnotsyndrom – und damit auch bei COVID-19-Patienten auf Intensivstationen – wirksam zu sein.[66]

Andere Medikamente, die wegen ihrer angeblichen Wirksamkeit in der Behandlung von COVID-19 angepriesen wurden, erwiesen sich als große Enttäuschung.[67] Hydroxychloroquin wurde von dem französischen Forscher Didier Raoult auf der Basis einer kleinen, völlig fehlerhaften Studie, die er ohne Kontrollgruppe durchgeführt hatte, angepriesen und auch von US-Präsident Trump und seinem Anwalt, dem ehemaligen Bürgermeister von New York, Rudolph Giuliani, der dem Mittel sogar eine hundertprozentige Wirksamkeit bescheinigte, geradezu in den Himmel gehoben.[68] Trump kündigte an, 2 Millionen Dosen Hydroxychloroquin nach Brasilien zu schicken,[69] und die Food and Drug Administration beugte sich rückgratlos dem politischen Druck und gab den Ärzten im Rahmen einer Notfallzulassung grünes Licht dafür, das Medikament zu verschreiben,[70] die sie später wieder zurücknahm. Hydroxychloroquin wirkt nicht und hat tödliche Nebenwirkungen; trotzdem stieg sein Einsatz in den USA um 525 Prozent.[71] Die große Solidarity-Studie der WHO ergab, dass Hydroxychloroquin die Sterblichkeit erhöht, Rate Ratio 1,19 (0,89 bis 1,59, p = 0,23; 104/947 versus 84/906 Patienten starben); außerdem erhöht es das Risiko für Beatmungseinleitungen und Krankenhauseinweisungen.[72]

Auch um Remdesivir (Veklury®) gab es einen extremen Hype, jedoch ist die »Erfolgsgeschichte« dieses Medikaments sehr schmutzig. Zwei Wochen bevor Anthony S. Fauci bei einer Pressekonferenz im Weißen Haus am 29. April 2020 verkündete, dass dieses Mittel die neue Standardtherapie sein würde, veränderten die Prüfärzte einer Studie, die teilweise von den US-amerikanischen National Institutes of Health (NIH) finanziert wurde, den primären Endpunkt, nämlich die Sterberate, und ersetzten ihn durch die Zeit, die die Patienten bis zu ihrer Genesung brauchten.[73] Aus naheliegenden Gründen gilt ein solcher Endpunktwechsel kurz vor der Veröffentlichung einer Studie als wissenschaftliches Fehlverhalten.

Faucis Ankündigung fiel mit der Veröffentlichung einer chinesischen placebokontrollierten Studie zusammen, die am selben Tag im *Lancet* erschien und keine positiven Effekte für Remdesivir zeigte. Was das Weiße Haus da getan hat, nennt man »Wissenschaft per Pressemitteilung« – ein klarer Verstoß gegen anerkannte wissenschaftliche Prinzipien. Auch akademische Institutionen verbreiteten dramatisch klingende Forschungsergebnisse in Pressemitteilungen, bevor jemand überprüfen konnte, ob die betreffende wissenschaftliche Untersuchung überhaupt stichhaltig war. Die Corona-Epidemie hat nicht nur Menschenleben zerstört, sondern auch unsere ethischen Normen untergraben.

Es dauerte noch drei Wochen, bis die vorläufigen Ergebnisse der Studie veröffentlicht wurden in ... Raten Sie mal, wo? Im *New England Journal of Medicine* natürlich, weil es sich dabei um eine US-amerikanische Studie handelte.[74] Sie hätte auch im *Lancet* erschienen sein können, einer weiteren wichtigen Zeitschrift für die Veröffentlichung nicht reproduzierbarer industriefreundlicher Forschungsergebnisse, die sowohl die Zeitschrift als auch Big Pharma deutlich bereichern. Der vorläufige Bericht wurde auf der Webseite des Magazins veröffentlicht und ist rätselhafterweise nicht auf PubMed zu finden. Alle Internetsuchen führen zum Abschlussbericht, der im Oktober 2020 (also sechs Monate später) erschien.

Als die vorläufigen Ergebnisse veröffentlicht wurden, erklärte ich, dass wir nicht wüssten, welchen Wert Remdesivir wirklich habe.[75] Zwei der Koautoren, die dänischen Professoren Jens Lundgren und Thomas Benfield, die während der Pandemie ständig in den Fernsehnachrichten zu sehen waren, priesen Remdesivir als Wundermittel an. Obwohl dieses Medikament gar keine signifikanten Auswirkungen auf die Sterblichkeit hatte, erklärte Lundgren, dass es – zum richtigen Zeitpunkt verabreicht – die Sterblichkeit um ungefähr 80 Prozent senken könne. Benfield nannte diese Ergebnisse »absolut unglaublich« – und das waren sie auch.

Als Benfield für das *Journal of the Danish Medical Association* über die Studie interviewt wurde, gab er als Interessenkonflikt an, dass er als Prüfarzt an der Studie mitgewirkt habe. Doch als ich seine Interessenkonflikte dann auf der Homepage des *New England Journal of Medicine* nachschlug, stellte sich heraus, dass er finanzielle Zuwendungen und persönliche Honorare von Gilead (dem Hersteller von Remdesivir) erhalten hatte; »nicht zweckgebundene Zuwendungen« (ein beschönigender Begriff für Korruption[76]) von Pfizer, der Novo Nordisk Foundation, der Simonsen Foundation und GSK, persönliche Honorare von GSK, Pfizer, Boehringer Ingelheim und MSD sowie Zuwendungen von der Lundbeck Foundation. Das ist ein bisschen mehr, als nur Prüfarzt in einer Studie zu sein, die durch öffentliche Gelder und Regierungen finanziert wird.

Am 15. Oktober 2020 wurden die Ergebnisse der viel größeren Solidarity-Studie der WHO veröffentlicht. Die Rate Ratio für die Sterblichkeit lag bei 0,95 (0,81 bis 1,11, p = 0,50; 301 versus 303 Patienten starben).[77] Kombiniert man die Daten aus allen vier Remdesivir-Studien, so lag die Rate Ratio bei 0,91 (0,79 bis 1,05).[78] Ebenso wie Hydroxychloroquin erhöhte Remdesivir die Anzahl der Beatmungseinleitungen und Krankenhauseinweisungen.

Rätselhafterweise hatte die chinesische Remdesivir-Studie auch keine Senkung der Viruslast festgestellt, ohne die eine Wirkung dieses Medikaments kaum vorstellbar ist.[79]

Die Solidarity-Studie war vorbildlich, wurde aber noch am selben Tag von dem Biologietechnikunternehmen Gilead unrechtmäßigerweise angegriffen: »Es ist unklar, ob aus den Studienergebnissen irgendwelche schlüssigen Erkenntnisse gezogen werden können.« Diese ganze Angelegenheit war so unschön, dass die Zeitschrift *Science* sie in ihrer Schlagzeile als »The ›very, very bad look‹ of remdesivir« [»Remdesivir sieht ›sehr, sehr schlecht aus‹«] titelte.[80]

Am 8. Oktober 2020 schloss Gilead einen Vertrag für die Lieferung von Remdesivir an die Europäischen Union – ein Deal über 1,2 Milliarden Dollar. Gilead hatte die WHO-Daten bereits am 23. September erhalten, aber nicht an die Europäische Kommission weitergegeben, die erst am Tag nach Unterzeichnung der Vereinbarung mit Gilead durch die Europäische Arzneimittelagentur davon erfuhr.

Am 1. Mai 2020 erteilte die Food and Drug Administration eine Notfallzulassung für Remdesivir, die im August ausgeweitet wurde. In ihrer Überprüfung vom 21. Oktober, die Remdesivir die volle Zulassung erteilte, berücksichtigte die FDA nur Daten aus drei Studien: der NIH-Studie und zwei von Gilead gesponserten Studien. Die Daten der Solidarity-Studie und die Ergebnisse der placebokontrollierten Studie aus China ignorierte sie. Verständlicherweise verärgerte diese skandalöse, gefährliche und vollkommen unwissenschaftliche Vorgehensweise einer großen Arzneimittelbehörde das Solidarity-Team.

Gilead hat den EU-Mitgliedstaaten einen stolzen Preis von ca. 2400 Dollar für eine volle Therapieserie seines unwirksamen Medikaments aufgedrückt. Die USA verschwendeten enorme Geldsummen auf Remdesivir. Im dritten Quartal 2020 verkaufte Gilead Remdesivir im Wert von 873 Millionen Dollar, und zwar fast ausschließlich in den USA, da die Trump-Administration sich in diesem Quartal fast den gesamten Remdesivir-Vorrat des Unternehmens sicherte.[81] Rund die Hälfte der Patienten, die in den USA ins Krankenhaus kamen, wurden mit diesem Medikament behandelt.

Arzneimittelzulassungsbehörden geben selbst ihre schrecklichsten Fehlverhalten nur selten zu. Die WHO empfiehlt, Remdesivir nicht einzusetzen; aber die EMA hat das Medikament im Juli 2020 zugelassen, und obwohl die Behörde im November ankündigte, die Daten der Solidarity-Studie auszuwerten,[82] ist bisher nichts passiert. Dabei sollte das eigentlich gar nicht so schwierig sein. Es dauert nicht einmal eine Stunde, den Studienbericht zu lesen.

Impfstoffe

Impfstoffe gegen Corona wurden in einem atemberaubenden, im Gesundheitswesen noch nie dagewesenen Tempo entwickelt. Vom Corona-Ausbruch in Wuhan bis zur Notfallzulassung der ersten drei Impfstoffe und der Veröffentlichung von Zwischenanalysen großer Studien im *Lancet*[83] und *New England Journal of Medicine* dauerte es nur ein Jahr.[84,85]

Das haben wir unseren Regierungen zu verdanken, die sehr viel Geld in die Forschung investierten, woraufhin große Pharmafirmen die Impfstoffe kommerzialisierten und die randomisierten Studien durchführten.

Der Impfstoff der Universität Oxford/AstraZeneca verwendet einen replikationsdefizienten Schimpansen-Adenovirus-Vektor, der das Spike-Protein des Coronavirus enthält.[86] Die Impfstoffe von BioNTech-Pfizer und NIH-Moderna sind Messenger-RNA-Impfstoffe, die unseren Zellen die Anweisung geben, ein Protein zu bilden, das wie das Spike-Protein des Coronavirus aussieht. Zur Lagerung heißt es im veröffentlichten Pfizer-Studienbericht nur, dass »sehr kalte Temperaturen erforderlich sind«.[87] Laut einem Briefing-Dokument der FDA bedeutet »sehr kalt« zwischen –60 und –80 Grad Celsius,[88] was in der Tat sehr, sehr kalt ist. Die beiden anderen Impfstoffe kann man im Kühlschrank lagern.

Nur einer von 50 schweren COVID-19-Fällen trat in den Impfstoffgruppen auf, von zwei COVID-19-Todesfällen ereigneten sich beide in den Kontrollgruppen. Die Daten aus den einzelnen Studien lauten: 0 versus 10 (ein Todesfall),[89] 1 versus 9[90] und 0 versus 30 (ein Todesfall).[91]

In den Studien gab es fünf versus zehn Todesfälle, die nicht mit COVID-19 in Zusammenhang standen (Herz-Kreislauf-bedingte Ursachen: sechs, unbekannte Ursachen: zwei; außerdem noch je ein Verkehrsunfall, Verletzung, Mord, Selbstmord, Pilzpneumonie, intraabdominelle Perforation und Leukämie).

Diese Ergebnisse sind sehr ermutigend. Wir wissen zwar noch nicht, ob die Impfstoffe die Sterblichkeit verringern, aber es ist sehr wahrscheinlich, und hoffentlich werden wir bald die Antwort auf diese Frage erhalten, da jetzt viele Millionen Menschen geimpft werden.

Da der Tod das wichtigste und auch das einzige völlig objektiv beurteilbare Ergebnis ist, finde ich es überraschend, dass das primäre Ergebnis der Impfstoffstudien eine bestätigte COVID-19-Infektion war, bei der es sich doch in den meisten Fällen lediglich um eine banale Infektion wie beispielsweise eine Erkältung handelt.

Alle drei Studienberichte sind verwirrend zu lesen, und es fehlen wichtige Daten zu den durch die Impfung verursachten Schäden. Ich musste erst einmal mühsame Detektivarbeit leisten, die das Lesen von Supplementen, Protokollen und FDA-Berichten umfasste. Das sollte unnötig sein.

In keinem der Studienberichte wurde definiert, was unter einem schwerwiegenden unerwünschten Ereignis verstanden wird. Laut Angaben der FDA bedeutet dies, dass das Ereignis tödlich verläuft, lebensbedrohlich ist, einen Krankenhausaufenthalt (zur initialen Therapie oder länger) erfordert, eine Behinderung oder anhaltende Schädigung/eine angeborene Anomalie/einen Geburtsfehler verursacht, eine medizinische Intervention erforderlich machte, um eine dauerhafte Beeinträchtigung oder Schädigung zu verhindern (Geräte). Möglicherweise geriet der Patient dadurch in Gefahr und es war eine medizinische oder chirurgische Intervention erforderlich, um eine dieser Folgen zu verhindern, zum Beispiel im Fall eines allergischen Bronchospasmus.

Keine der Wirksamkeitsstudien war adäquat verblindet, da das Personal, das den Impfstoff verabreichte, dessen Identität kannte. Aufgrund dieses fehleranfälligen Arrangements wussten manche Patienten oder Prüfärzte vielleicht, ob der Impfstoff oder die Kontrollsubstanz verabreicht wurde.

Der Impfstoff der Universität Oxford/AstraZeneca

In dem veröffentlichten Bericht werden vier Studien beschrieben.[92] Nur zwei flossen in die Wirksamkeitsanalysen ein. In einer dieser Studien erhielten 3744 Teilnehmer den Impfstoff und 3804 einen Meningokokken-Impfstoff; in der anderen war die Verteilung 2063 versus 2025, aber die Kontrollsubstanz war nicht der Meningokokken-Impfstoff, sondern ein Kochsalz-Placebo.

Daten aus allen vier Studien flossen in die Sicherheitsanalysen ein. In einer der anderen Studien erhielten 534 bzw. 533 Teilnehmer den Impfstoff oder einen Meningokokken-Impfstoff; in der anderen Studie erhielten 1008 versus 1005 den Impfstoff oder ein Kochsalz-Placebo. Nur die Sicherheitsstudie mit einem Kochsalz-Placebo war doppelblind.

Die Teilnehmer wurden gebeten, sich mit dem Studienzentrum in Verbindung zu setzen, wenn bei ihnen Symptome im Zusammenhang mit COVID-19 auftraten, und sie wurden auch regelmäßig daran erinnert, das zu tun. Wenn sie unter einem der folgenden Symptome litten: Fieber in Höhe von mindestens 37,8 Grad Celsius, Husten, Kurzatmigkeit und Geruchs- oder Geschmacksverlust, wurde ein Abstrich für einen PCR-Test (Polymerase-Kettenreaktionstest, auch Nukleinsäureamplifikationstest [NAT] genannt) entnommen.

Die Wirksamkeit des Impfstoffs betrug 70 Prozent (30 von 5807 versus 101 von 5829 Studienteilnehmer infizierten sich mit Corona und litten unter Symptomen). Bei den Probanden, die zwei volle Impfdosen erhielten, lag die Impfstoffwirksamkeit bei 62 Prozent, während sie bei denen, die eine niedrige Dosis plus eine volle Dosis erhielten, 90 Prozent betrug ($p = 0{,}01$ für den Unterschied). Dies könnte ein Zufallsbefund sein.

Es gibt keine Daten zur Anzahl der Patienten mit schweren unerwünschten Ereignissen (solchen, die sie an der Ausführung ihrer Alltagsaktivitäten hinderten), sondern nur zur Anzahl solcher Ereignisse, 84 versus 91 (175 insgesamt, aber nur bei 168 Patienten traten Ereignisse auf). Der Impfstoff führte also nicht zu einer Zunahme schwerer unerwünschter Ereignisse, doch waren die Studien nicht dazu geeignet, durch den Impfstoff verursachte Schäden zu untersuchen, da 86 Prozent der Patienten in den Kontrollgruppen kein Placebo, sondern einen anderen Impfstoff erhielten.

Schwerwiegende unerwünschte Ereignisse traten bei 79 Probanden auf, die den Corona-Impfstoff erhielten, und bei 89 Probanden, die den Meningokokken-Impfstoff oder Kochsalzlösung erhielten. All diese Ereignisse sind in einem ergänzenden Bericht beschrieben.

Drei der Autoren waren Mitarbeiter von AstraZeneca, einer gab den Erhalt persönlicher Honorare von der Firma und einer nichtfinanzielle Unterstützungsleistungen an. Drei waren Erfinder von Patenten im Zusammenhang mit dem Impfstoff, einer hatte persönliche Honorare erhalten, vier hatten andere Interessenkonflikte. 70 (85 Prozent) der 82 Autoren gaben keine Interessenkonflikte an.

Der Impfstoff von BioNTech/Pfizer

Pfizer teilt seinen Lesern nicht mit, dass die Studie nicht richtig verblindet war.[93] In dem Studienbericht hieß es lediglich – und auch nur im Abstract –, dass die Studie »beobachterverblindet« war. Da die Kontrollsubstanz ein Kochsalz-Placebo war, würde man erwarten, dass die Fläschchen identisch aussehen. Ein ergänzender Bericht enthielt das Studienprotokoll von Pfizer, in dem erklärt wurde, dass »das physische Aussehen der untersuchten Impfstoffkandidaten und des Placebos unterschiedlich sein kann«.

Ein weiterer Grund, warum diese Studie nicht effektiv verblindet gewesen sein kann, besteht darin, dass der Impfstoff im Vergleich zu Placebo erhebliche Schäden verursacht. Auch das wurde in dem Artikel verschleiert. Die Berichterstattung über unerwünschte Ereignisse umfasste zweieinhalb Seiten, doch diese Ereignisse wurden in Balkendiagrammen dargestellt und in Untergruppen nach Alter, erster oder zweiter Impfstoffdosis und Art des Ereignisses aufgesplittet, was äußerst irritierend und wenig hilfreich ist. Eine Ergänzung zeigte, dass jegliches unerwünschte Ereignis bei 26,7 Prozent gegenüber 12,2 Prozent der Probanden auftrat. Somit betrug die Anzahl der Personen, die geimpft werden mussten, um einem Probanden zu schaden, nur sieben (der Kehrwert der Risikodifferenz).

Es gab aber auch noch andere Probleme. Das Briefing-Dokument der FDA zeigte, dass 311 versus 60 Probanden wegen »anderer wichtiger Protokollabweichungen«[94] von den Wirksamkeitsanalysen ausgeschlossen wurden ($p = 2 \times 10^{-42}$ für diesen sehr großen Unterschied; meine Berechnung). Es wurde keine Erklärung dafür gegeben, warum in der Impfstoffgruppe viel mehr Patienten von diesen Analysen ausgeschlossen wurden als in der Placebogruppe.

Die Wirksamkeit des Impfstoffs betrug 95 Prozent (8 von 21 720 versus 162 von 21 728 Patienten infizierten sich mit Corona). Diese Einschätzung könnte verzerrt gewesen sein. Nach den FDA-Kriterien war eine bestätigte COVID-19-Infektion als positiver PCR-Test und Vorliegen von mindestens einem der folgenden Symptome definiert: Fieber, erstmals aufgetretener oder vermehrter Husten, erstmals aufgetretene oder vermehrte Kurzatmigkeit, Schüttelfrost, erstmals aufgetretene oder vermehrte Muskelschmerzen, erstmals aufgetretener Geschmacks- oder Geruchsverlust, Halsschmerzen, Durchfall oder Erbrechen.

Das Problem dabei ist, dass der Impfstoff teilweise die gleichen Symptome verursacht. Das Studienprotokoll von Pfizer enthält folgende bemerkenswerte Aussage: »In den sieben Tagen nach jeder Impfung sollten aufgrund potenzieller COVID-19-Symptome, die sich mit spezifischen systemischen

Ereignissen überschneiden (das heißt Fieber, Schüttelfrost, erstmals aufgetretene oder vermehrte Muskelschmerzen, Durchfall, Erbrechen), keine Untersuchung auf eine mögliche COVID-19-Erkrankung durchgeführt werden, es sei denn, das klinische Bild deutet nach Ansicht des Prüfarztes eher auf eine mögliche COVID-19-Erkrankung als auf eine Reaktogenität des Impfstoffs hin. Wenn die Symptome nach Meinung des Gutachters eher auf eine Impfstoff-Reaktogenität hindeuten, ein Teilnehmer aber nachweisen muss, dass er SARS-CoV-2-negativ ist, kann ein lokaler SARS-CoV-2-Test durchgeführt werden.«[95]

Den Gutachtern wurde also davon abgeraten, herauszufinden, ob Patienten, die unter Symptomen litten, mit Corona infiziert waren – es sei denn, der Patient benötigte einen negativen Test, um beispielsweise zur Arbeit gehen zu dürfen. Laut FDA-Bericht traten in der Impfstoffgruppe innerhalb von sieben Tagen nach einer Impfung 409 COVID-19-Verdachtsfälle auf, in der Placebogruppe dagegen nur 287 ($p = 3 \times 10^{-6}$, meine Berechnung), und Patienten über 55 Jahren nahmen nach der Impfung häufiger fiebersenkende Mittel oder Schmerzmittel ein als nach Placebo. Der Unterschied in der Einnahme betrug 8 Prozent nach der ersten und 28 Prozent nach der zweiten Dosis.[96] Aufgrund der unangemessenen Anweisungen von Pfizer an die Prüfärzte und der verstärkten Medikamenteneinnahme, die COVID-19-Symptome maskieren könnte, könnte die tatsächliche Wirkung des Impfstoffs schwächer sein als berichtet. Doch gemessen an den Inzidenzkurven der bestätigten Fälle stellte dies wahrscheinlich ein geringeres Problem dar.

Besorgniserregender war die Tatsache, dass laut Studienprotokoll »drei verblindete Fallprüfer (medizinisch qualifizierte Pfizer-Mitarbeiter) alle potenziellen COVID-19-Krankheitsereignisse überprüfen werden«.

Eine sekundäre Folge war eine schwere COVID-19-Erkrankung, die von der FDA als bestätigte Infektion plus klinische Zeichen in Ruhe in Kombination mit einem der folgenden zusätzlichen Merkmale definiert wurde: klinische Zeichen in Ruhe, die auf eine schwere systemische Erkrankung hindeuten; respiratorische Insuffizienz, Anzeichen von Schock, erhebliche akute Nieren-, Leber- oder neurologische Funktionsstörung, Einweisung in eine Intensivstation oder Tod. Die Beurteilung »klinischer Zeichen in Ruhe, die auf eine schwere systemische Erkrankung hindeuten« liegt ganz im Ermessen des Arztes. Das ist ein subjektives Kriterium, und wenn die

Verblindung nicht einwandfrei ist, kann das zu einer Verzerrung führen, da der Kliniker eher geneigt sein könnte, diese Entscheidung bei Probanden in der Placebogruppe zu treffen.

Dem Artikel von Pfizer ließen sich keine schweren unerwünschten Ereignisse entnehmen. Ein ergänzender Bericht zeigte, dass bei 240 Patienten (1,1 Prozent) unter dem Impfstoff schwere unerwünschte Ereignisse auftraten, gegenüber 139 (0,6 Prozent) unter Placebo. Pfizer hat keinen p-Wert angegeben, aber $p = 2 \times 10^{-7}$. Die Anzahl an Probanden, die geimpft werden müssen, um einem Patienten durch die Impfung einen schweren Schaden zuzufügen, beträgt also 200. Da ein schwerer Schaden jemanden »an der Ausführung seiner Alltagsaktivitäten hindert«, wurde einer von 200 Probanden, dem es ohne den Impfstoff gut gegangen wäre, durch die Impfung vorübergehend arbeitsunfähig. Der Artikel von Pfizer war sehr irreführend, denn er sagte nichts darüber aus, sondern stellte lediglich fest, dass »das Sicherheitsprofil von BNT162b2 durch kurzfristige leichte bis mittelschwere Schmerzen an der Injektionsstelle, Müdigkeit und Kopfschmerzen gekennzeichnet sei«.

Im FDA-Bericht wurden schwere unerwünschte Ereignisse in einer sogenannten Reaktogenitäts-Untergruppe von Probanden detailliert beschrieben.[97] Bei Patienten im Alter von 18 bis 55 Jahren betrugen die Unterschiede im Hinblick auf unerwünschte Ereignisse zwischen Impfstoff und Placebo nach der zweiten Dosis 3,9 Prozent für starke Müdigkeit, 2,5 Prozent für starke Kopfschmerzen und 2,1 Prozent für starke Muskelschmerzen. Obwohl diese Beschwerden im Mittel nur einen Tag andauerten, vermittelte der FDA-Bericht ein ganz anderes Bild als die Publikation in der Fachzeitschrift. Die »Number needed to harm« (Anzahl die benötigt wird, um zu schaden) für starke Müdigkeit betrug nur 26.

Der Unterschied bei den erfragten systemischen Nebenwirkungen (aller Schweregrade) innerhalb von sieben Tagen nach Erhalt der ersten Impfstoffdosis betrug 12 Prozent – eine Zahl, die nach der zweiten Dosis auf 36 Prozent (70 versus 34 Prozent) anstieg. Somit betrug die »Number needed to harm« nach der zweiten Dosis nur drei.

Schwerwiegende unerwünschte Ereignisse wurden nur sehr unzureichend berichtet. Abgesehen von Todesfällen erwähnte der Studienbericht nur solche Ereignisse, die als mit dem Impfstoff in Zusammenhang stehend angesehen wurden: keine in der Placebogruppe und vier in der Impfstoffgruppe: Schulterverletzung im Zusammenhang mit der Verabreichung des

Impfstoffs, Lymphadenopathie in der rechten Achselhöhle, paroxysmale ventrikuläre Arrhythmie und Parästhesien im rechten Bein.

In der Diskussion hieß es, dass »die Inzidenz von schwerwiegenden unerwünschten Ereignissen in der Impfstoff- und Placebogruppe ähnlich war (0,6 Prozent beziehungsweise 0,5 Prozent)«. Das war alles. Keine Zahlen. Aus dem FDA-Bericht ging hervor, dass die Zahlen 126 versus 111 betrugen (p = 0,33, meine Berechnung). Ich konnte nirgends sehen, worin diese 237 schwerwiegenden unerwünschten Ereignisse bestanden.

Die wichtigsten Zahlen sind *alle* Patienten mit schwerwiegenden unerwünschten Ereignissen, nicht nur ein winziger Bruchteil (2 Prozent) von Ereignissen, bei denen die Prüfärzte – die großenteils auf der Gehaltsliste von Pfizer standen – meinten, sie stünden mit den verabreichten Medikamenten in Zusammenhang. Ein Ergänzungsbericht zeigte, dass 18 der 29 Autoren des Studienberichts persönliche Honorare von Pfizer erhalten hatten und 15 Aktien von Pfizer besaßen. Nur acht Autoren (28 Prozent) hatten keine Interessenkonflikte angegeben. Wir gehen nicht davon aus, dass Autoren, die so konfliktbehaftet sind, ehrlich über die von ihnen festgestellten Schäden berichten – und so war es auch.

Der FDA-Bericht räumte ein, dass mehr Patienten »benötigt würden, um die Wirksamkeit des Impfstoffs gegen die Sterblichkeit zu bestätigen. Es hat sich jedoch gezeigt, dass auch Nicht-COVID-Impfstoffe, die gegen Krankheiten wirksam sind (zum Beispiel Grippeimpfstoffe), krankheitsbedingte Todesfälle verhindern«.[98] Das ist offenkundig falsch (siehe Kapitel 4). Arzneimittelbehörden sollten sich an die Fakten halten und auf Wunschdenken verzichten. Davon gibt es bei den Pharmafirmen schon genug.

Der Impfstoff von NIH/Moderna

Diese Studie wurde im Abstract als »beobachterverblindete, placebokontrollierte Studie« beschrieben, was etwas widersprüchlich ist, da wir Placebos zur Verblindung von Studien verwenden und nicht nur zur Verblindung von Beobachtern.[99] Doch obwohl die Kontrollsubstanz ein Kochsalz-Placebo war, wussten diejenigen, die den Impfstoff verabreichten, doch darüber Bescheid, wer welche Substanz erhielt.

Die Wirksamkeit des Impfstoffs betrug 94,1 Prozent (11 von 14 134 versus 185 von 14 073 Probanden infizierten sich mit Corona und wiesen Symptome auf). Da jedoch in jeder Gruppe 15 210 Probanden randomisiert wurden, fehlten 1076 versus 1147 Probanden. Es war sehr schwierig herauszufinden, was da passiert war, doch anscheinend schloss die Analyse nur Patienten aus der »Per-Protokoll-Population« ein, »ohne größere Abweichungen vom Studienprotokoll« (dies war lediglich in einer Abbildungslegende vermerkt), die bei Studienbeginn seronegativ gewesen waren, bei denen eine Erkrankung mit Beginn mindestens 14 Tage nach der zweiten Injektion auftrat und die die Anforderung der Zulassungsbehörden nach einer mittleren Nachbeobachtungsdauer von mindestens zwei Monaten erfüllten. Das ist keine angemessene Art der Berichterstattung über eine randomisierte Studie. Doch gab es auch Daten für alle Patienten: 19 versus 269 Fälle, was einer Impfstoffwirksamkeit von 93,4 Prozent entspricht.

Einer der sekundären Endpunkte war eine schwere COVID-19-Erkrankung, definiert durch eines der folgenden Kriterien: Atemfrequenz mindestens 30, Puls mindestens 125, Sauerstoffsättigung höchstens 93 Prozent (oder Verhältnis des Sauerstoffpartialdrucks zum Anteil des eingeatmeten Sauerstoffs unter 300 mm Hg), respiratorische Insuffizienz, akutes Atemnotsyndrom, Anzeichen eines Schocks (systolischer Blutdruck <90 mm Hg, diastolischer Blutdruck <60 mm Hg oder Bedarf an Vasopressoren), klinisch signifikante akute Nieren-, Leber- oder neurologische Funktionsstörung, Einweisung auf eine Intensivstation oder Tod.

Die Berichterstattung über unerwünschte Ereignisse war ähnlich undurchsichtig wie in dem anderen Artikel im *New England Journal of Medicine*,[100] und vieles fehlte oder war sehr irreführend, obwohl die unerwünschten Ereignisse auf zwei Seiten beschrieben wurden.

Im Haupttext wurden diese Ereignisse heruntergespielt, die Berichterstattung war inadäquat. In mehreren Fällen wurden unerwünschte Ereignisse nur für die Impfstoffgruppe berichtet, und die für die Schwereeinteilung verwendeten Grade wurden nicht im Artikel definiert, sondern lediglich in einem ergänzenden Bericht.

Von den Probanden erfragte unerwünschte Ereignisse an der Injektionsstelle traten bei 84,2 versus 19,8 Prozent nach der ersten Dosis und bei 88,6 versus 18,8 Prozent nach der zweiten Dosis auf (Number needed to harm: nur 1,4). Der am häufigsten auftretende Impfschaden waren Schmerzen (88,2 versus 17,0 Prozent), die Schäden hielten im Durchschnitt drei Tage lang an.

Von den Probanden erfragte systemische Nebenwirkungen traten bei 54,9 versus 42,2 Prozent nach der ersten Dosis und bei 79,4 versus 36,5 Prozent nach der zweiten Dosis auf. Auffallend ist dabei nicht nur der Unterschied in der Häufigkeit (42,9 Prozent); auch der Schweregrad nahm nach Erhalt der zweiten Dosis zu, mit einem Anstieg der Häufigkeit von Grad-3-Ereignissen von 2,9 auf 15,8 Prozent in der Impfstoffgruppe.

Der Artikel enthielt keine Daten zu Placebo, doch aus der Ergänzung ging hervor, wie schlimm diese unerwünschten Ereignisse tatsächlich waren. Die häufigsten Schäden nach der zweiten Impfdosis waren Fieber (15,5 versus 0,3 Prozent), Kopfschmerzen (58,6 versus 23,4 Prozent), Müdigkeit (65,3 versus 23,4 Prozent), Muskelschmerzen (58,0 versus 12,4 Prozent), Gelenkschmerzen (42,8 versus 10,8 Prozent), Übelkeit oder Erbrechen (19,0 versus 6,4 Prozent) und Schüttelfrost (44,2 versus 5,6 Prozent). Die systemischen Impfschäden hielten im Durchschnitt drei Tage lang an.

Die Schweregradeinteilung der unerwünschten Ereignisse wurde auf Seite 157 der Ergänzung erklärt: Grad 3 entsprach ziemlich genau einem schweren unerwünschten Ereignis, das auf Seite 160 als Hinderung an der Durchführung von Alltagsaktivitäten und Notwendigkeit einer intensiven therapeutischen Intervention definiert war. Grad-4-Ereignisse hatten Ähnlichkeit mit schwerwiegenden unerwünschten Ereignissen, da sie einen Besuch in der Notaufnahme oder einen Krankenhausaufenthalt erforderten. Hier die Daten für Grad-3- und Grad-4-Ereignisse nach der zweiten Dosis (Tabelle 5.2):

	Impfstoff n = 14 677	Placebo n = 14 566
Grad 3	2325 (15,8 %)	282 (1,9 %)
Grad 4	14 (0,1 %)	3 (0,1 %)

Es könnte ein Druckfehler in der Tabelle von Moderna vorliegen, da die Prozentsätze für beide Grad-4-Ereignisse 0,1 sind. Wenn dies nicht der Fall ist, bedeuten die Zahlen, dass von 1337 geimpften Patienten einer wegen eines durch die Impfung verursachten schwerwiegenden systemischen Schadens ins Krankenhaus muss.

Die Zahlen für Grad-3-Ereignisse bedeuten, dass von sieben Probanden, die geimpft werden, einer einen schweren Impfschaden erleidet, aufgrund dessen er nicht in der Lage ist, seinen Alltagsaktivitäten nachzugehen.

Der Artikel berichtete nicht über alle schweren unerwünschten Ereignisse, sondern erwähnte nur die nicht erfragten – das waren lediglich 234 versus 202 (1,5 versus 1,3 Prozent) – und diejenigen von den Probanden erfragten Ereignisse, die als behandlungsbedingt angesehen wurden: nur 71 versus 28 Probanden (0,5 versus 0,2 Prozent). Diesen hochgradig irreführenden Daten zufolge betragen die Numbers needed to harm 478 beziehungsweise 353 – sie liegen also über 50-mal höher als die richtige Zahl aus dem ergänzenden Dokument (sieben). Außerdem wird es den meisten Lesern wahrscheinlich entgehen, dass die Autoren in dem Artikel nur über nicht erfragte Schäden berichten, da zwischen dem Wort »nicht erfragte« und der Zahl »71« 332 Wörter stehen. Der veröffentlichte Artikel informiert also nicht über *alle* schweren unerwünschten Ereignisse. Das ist so irreführend, dass ich es für wissenschaftliches Fehlverhalten halte – vor allem, wenn man bedenkt, dass die meisten Leser nur den Abstract wahrgenommen haben, der noch schlimmer war: »Mittelschwere, vorübergehende Reaktogenität nach der Impfung« trat in der Impfstoffgruppe »häufiger auf«.

Die Zahlen für schwerwiegende unerwünschte Ereignisse betrugen 207 versus 211. Überempfindlichkeitsreaktionen wurden bei 1,5 versus 1,1 Prozent der Probanden berichtet; die Number needed to harm lag bei 250.

Von den 37 Autoren des Studienberichts gaben 13 (35 Prozent) keinerlei Interessenkonflikte an. Sechs waren Mitarbeiter und besaßen Aktien von Moderna, vier waren Mitarbeiter von Moderna, einer besaß ein Patent für einen COVID-19-Impfstoff, vier hatten finanzielle Zuwendungen oder Honorare von anderen Firmen erhalten, und neun hatten Zuwendungen von den National Institutes of Health oder ähnlichen Institutionen bekommen. Die Erstellung des Artikels wurde von Moderna streng überwacht: Das Unternehmen hatte drei medizinische Autoren eingesetzt, um, wie es hieß, beim Entwurf des Manuskripts für die Einreichung zu helfen und redaktionelle Unterstützung zu leisten. Hinter diesen beschönigenden Formulierungen steckt im Grunde nichts anderes als: Moderna hat den Artikel geschrieben.

Andere Probleme im Hinblick auf Corona-Impfstoffe

Derzeit befinden sich etwa 50 Impfstoffe in der klinischen Erprobung.[101] Ergebnisse von Studien, die von Pfizer, Moderna und dem Gamaleya National Research Centre durchgeführt wurden (das den russischen Impfstoff Sputnik V entwickelt hat), wurden zunächst in Form von Pressemitteilungen »veröffentlicht«, wobei eine Wirksamkeit des Impfstoffs von über 90 Prozent behauptet wurde.[102]

Diese Art der »Wissenschaft per Pressemitteilung« wurde vom *Lancet*-Herausgeber verhöhnt: »Die Veröffentlichung von Zwischenergebnissen in Pressemitteilungen ist weder eine gute wissenschaftliche Praxis noch trägt sie dazu bei, das Vertrauen der Öffentlichkeit in Impfstoffe zu stärken.« Ähnlich skeptisch äußerte sich der Herausgeber des *British Medical Journal*: »Wissenschaft per Pressemitteilung ist nur einer von vielen Fehlern in der Art und Weise, wie neue Therapien evaluiert werden«, erklärte er und wies auf die früheren Fiaskos mit Remdesivir und Tamiflu hin.[103] Außerdem macht ein solches Vorgehen die Aktienmärkte anfällig für Manipulationen.

Das Gamaleya National Center of Epidemiology and Microbiology in Moskau bezeichnet sich selbst als weltweit führende Forschungseinrichtung. Eigenlob ist nicht überzeugend, und die langatmige Pressemitteilung vom 11. November 2020 über die vorläufigen Ergebnisse mit dem Impfstoff Sputnik V entbehrt jeder Aussagekraft: »Die Wirksamkeit des Impfstoffs lag bei 92 Prozent (Berechnung auf der Grundlage der 20 bestätigten COVID-19-Fälle, aufgesplittet zwischen geimpften Studienteilnehmern und Probanden, die das Placebo erhielten).«[104] Es ist unmöglich, auf eine Wirksamkeit von 92 Prozent zu kommen, wenn die Anzahl der auf Impfstoff und Placebo randomisierten Personen ungefähr gleich ist: 1 versus 19 ergibt 95 Prozent, und 2 versus 18 ergibt 90 Prozent. Außerdem sind 20 Fälle viel zu wenig, um viel über die Wirksamkeit des Impfstoffs auszusagen. Wenn wir davon ausgehen, dass die korrekte Zahl »18 von 20« lautet, beträgt das 95-Prozent-Konfidenzintervall für diesen Anteil 68 bis 99 Prozent.

Pharmaunternehmen und Behörden haben die Öffentlichkeit falsch darüber informiert, worin der Zweck der Impfstoffstudien besteht. Moderna nannte in Stellungnahmen gegenüber den Medien Krankenhauseinweisungen als »wichtigen sekundären Endpunkt«. Die National Institutes of Health dagegen erklärten in einer Pressemitteilung, dass die Studie von

Moderna »die Frage zu beantworten versucht, ob der Impfstoff Todesfälle durch Covid-19 verhindern kann«.[105] Aber der medizinische Leiter von Moderna hat zugegeben, dass die Studie der Firma nicht genügend statistische Aussagekraft hat, um diese Endpunkte zu untersuchen. Keine der Impfstoff-Studien ist darauf ausgelegt, sie zu untersuchen oder die Frage zu beantworten, ob die Impfstoffe die Übertragung des Virus reduzieren können.[106]

Großbritannien eilte allen anderen Ländern voraus und ließ den BioNTech/Pfizer-Impfstoff neun Tage vor der Food and Drug Administration zu. Dies veranlasste die Trump-Administration, den Leiter der FDA ins Weiße Haus einzubestellen und sich von ihm erklären zu lassen, warum die USA diesmal nicht die Nase vorn hatten.[107]

Auch Nicht-Corona-Impfstoffe werden untersucht. In den Niederlanden wurde eine Studie begonnen, bei der Gesundheitspersonal gegen Tuberkulose geimpft wird, weil dieser Impfstoff auch positive Wirkungen gegen andere Infektionen hat (siehe Kapitel 1). Der Polio-Impfstoff ist ein weiterer interessanter Kandidat.[108]

Sollte man sich impfen lassen?

Aus Sicht der öffentlichen Gesundheit ist es aufgrund des derzeitigen Wissensstands über die Corona-Impfstoffe und die verheerenden Folgen der Pandemie höchst rational, auf breiter Front zu impfen.

Was der Einzelne tun sollte, ist weniger klar. Wir sollten nicht die gleichen Fehler machen wie bei den Grippeimpfstoffen, die bei wirklich relevanten Ergebnissen nie eine Wirkung gezeigt haben. Andererseits scheinen die Corona-Impfstoffe vorläufigen Erkenntnissen zufolge viel besser zu sein als die Grippeschutzimpfungen.

Derzeit wissen wir absolut nichts über Langzeitschäden, und es sind Bedenken laut geworden, dass die Zulassungen zu schnell erfolgt seien. Außerdem haben die Regierungen mehrerer Länder den Impfstoffherstellern eine rechtliche Haftungsfreistellung gewährt, die sie davor schützt, von Patienten wegen Impfschäden verklagt zu werden.[109] Die Einzigen, die eine hundertprozentige Immunität erworben haben, sind also die Pharmakonzerne.

Vor diesem Hintergrund ist das Ergebnis einer im Dezember 2020 in mehreren Ländern durchgeführte Umfrage weniger überraschend: »Wenn es einen COVID-19-Impfstoff gäbe, der nachweislich sicher und wirksam ist«, würden sich nur ungefähr zwei Drittel der Bevölkerung damit impfen lassen.[110] In den Vereinigten Staaten würden das drei Viertel der Bevölkerung tun, in Brasilien 85 Prozent, in Russland dagegen nur 55 Prozent.

Wir wissen nicht, wie lange der Impfschutz anhält, aber möglicherweise ist er nur von kurzer Dauer. Serienmessungen von 452 infizierten Mitarbeitern im Gesundheitswesen zeigten, dass die Antikörperspiegel 24 Tage nach dem ersten positiven PCR-Test auf einen Spitzenwert anstiegen. Sie hatten eine geschätzte Halbwertszeit von nur 85 Tagen und eine geschätzte mittlere Dauer bis zum Verlust eines positiven Antikörperergebnisses von 166 Tagen.[111] Diese Zeitdauer ist mit den saisonalen Coronaviren vergleichbar, bei denen es innerhalb eines Jahres zu einer Reinfektion kommen kann, und sie ist viel kürzer als bei den Coronaviren, die SARS und MERS verursachen, und bei denen in den meisten Langzeitstudien noch ein bis drei Jahre später Antikörper festgestellt wurden. Auch wenn die angeborene und die zelluläre Immunantwort einen wichtigen Beitrag zur Immunität leisten, sind diese Ergebnisse doch besorgniserregend.

Mir scheint das, womit wir es bei Corona zu tun haben, so etwas Ähnliches wie eine schlimme Grippe zu sein. Es sind viele Mutationen des Coronavirus beschrieben worden, auch sind Infektiosität und Fallsterblichkeitsrate ähnlich wie bei der Grippe, und die nach einer Infektion erworbene Immunität ist wahrscheinlich schwach. Das deutet darauf hin, dass Corona-Impfstoffe auf lange Sicht unwirksam sein und dass geimpfte Personen sich trotzdem infizieren könnten.

Statistiken sind sehr wichtig, können aber nicht alle Antworten liefern. Man muss auch die Probanden anhören. Eine Krankenschwester, die auch im der medizinischen Forschung tätig ist und an der Studie von Pfizer teilnahm, hat ihre Erfahrungen mit dem Impfstoff beschrieben.[112] Nach der ersten Injektion hatte sie Schmerzen im Arm. Nach der zweiten schmerzte ihr Arm viel stärker als beim ersten Mal. Am Ende des Tages war ihr übel, sie fühlte sich benommen, fröstelte und hatte starke Kopfschmerzen. Sie ging zeitig zu Bett, wachte aber gegen Mitternacht auf und fühlte sich noch elender – fiebrig und fröstelnd, übel, schwindelig und kaum noch in der Lage, den Arm zu heben, weil die Muskeln an der Injektionsstelle so stark schmerzten. Sie schlief schlecht und hatte am nächsten Morgen eine Temperatur von 40,5 Grad Celsius. Daraufhin bekam sie Angst und meldete ihre Beschwerden dem für sie zuständigen Studienteam. Zwei Tage später waren ihre Symptome bis auf eine schmerzende, geschwollene Beule an der Injektionsstelle verschwunden. Das Schlimmste daran war, dass sie trotz der umfassenden Informationen, die sie erhalten hatte, nicht mit einer Impfreaktion gerechnet hatte. Ihre erste Reaktion war: Habe ich COVID-19? Als sie ein paar Freunden per SMS von ihrer Erfahrung mit der Impfung berichtete, reagierten sie genauso: »Heißt das etwa, du hast COVID-19? Bist du jetzt ansteckend?«

Die American Academy of Family Physicians hat auf ihrer Webseite Informationen zu den Messenger-RNA-Impfstoffen eingestellt. Sie sind undatiert, aber eine Quellenangabe zeigt, dass sie frühestens am 17. Dezember 2020 verfasst wurden.[113]

Dort steht: »Ein mRNA-Impfstoff [...] kann bei manchen Menschen leichte Symptome verursachen (zum Beispiel Müdigkeit, Schmerzen, Fieber). Aufgrund der Daten aus den klinischen Studien sind die häufigsten Reaktionen auf den Impfstoff Schmerzen an der Injektionsstelle, Müdigkeit, Kopfschmerzen und Muskelschmerzen.«

Diese Information ist sehr irreführend; und im gleichen unehrlichen Ton geht es weiter: »Indem Sie sich impfen lassen, senken Sie Ihr Risiko für eine Erkrankung, eine Krankenhauseinweisung, schwere Komplikationen und sogar den Tod. Sich impfen zu lassen und das Krankheitsrisiko zu reduzieren, trägt außerdem dazu bei, das Gesundheitssystem nicht noch weiter zu überlasten.«

Es folgt noch weiteres Wunschdenken und ein Widerspruch: »Wir wissen, dass saisonale Coronaviren (eine Ursache für Erkältungen) keine robuste Immunantwort hervorrufen, sodass nur eine begrenzte Immunität gegen diese Viren entsteht. Es ist wahrscheinlich, dass ein Impfstoff eine stärkere und länger anhaltende Immunantwort hervorruft. Doch die Daten sind begrenzt, und die Forschung dazu ist noch im Gang [...] Man weiß, dass die natürliche Immunität gegen das Virus im Lauf der Zeit nachlässt, sodass Personen, die zuvor infiziert waren, den Impfstoff derzeit unter der Emergency Use Authorization (Notfallzulassung) erhalten können.«

Wie kann die Academy es für wahrscheinlich halten, dass der Impfstoff eine stärkere und länger anhaltende Immunantwort hervorruft als eine natürliche Infektion mit Coronaviren? In der Regel ist es genau umgekehrt:

Eine natürliche Infektion bietet normalerweise eine viel bessere Immunität als Impfungen.[114]

Unsere Erfahrungen mit den Grippeimpfstoffen (siehe Kapitel 4) deuten darauf hin, dass die American Academy of Family Physicians nicht die einzige Institution ist, die absolut unwahre Informationen über den Nutzen und Schaden der Corona-Impfstoffe in den USA verbreitet. Das ist höchst bedauerlich, denn es schadet dem Vertrauen der Menschen in solche Empfehlungen und erhöht somit den Widerstand gegen Impfungen im Allgemeinen.

Die Pandemie-Panik veranlasste die dänische Gesundheitsbehörde dazu, gegen ihre eigenen Richtlinien zu verstoßen:[115] Sie plant jetzt, Kinder gegen COVID-19 zu impfen, obwohl die Aufnahme einer Impfung ins Kinderimpfprogramm voraussetzt, dass die Krankheit, gegen die geimpft werden soll, einen bestimmten Schweregrad und eine bestimmte Häufigkeit haben muss, um der Vermeidung Priorität einzuräumen. Das Kriterium Schweregrad ist zum Beispiel der Grund, warum wir Kinder generell weder gegen Grippe noch Windpocken impfen. Auch COVID-19 ist bei Kindern keine schwere Erkrankung: Keiner der ersten 975 Dänen, die an COVID-19 starben, war unter 30 Jahre alt.

Andere Kriterien, die die Corona-Impfstoffe ebenfalls disqualifizieren, sind: »Der Impfstoff muss an größeren Gruppen von Kindern getestet worden sein, um sicherzustellen, dass Wirkung und Nebenwirkungen des Impfstoffs bei Kindern bekannt sind«, und es muss »genügend Beweise dafür geben, dass der Nutzen einer Impfung gegen eine Krankheit das Risiko von Schäden deutlich überwiegt«.

Wir wissen, dass Totimpfstoffe das Risiko für andere Infektionen und die Gesamtsterblichkeit erhöhen (siehe Kapitel 1). Es besteht die Gefahr, dass wir durch die Impfung von Kindern gegen COVID-19 eine Situation schaffen, in der sie häufig geimpft werden müssen, wenn die neuen Impfstoffe keine langfristige Immunität bieten – während das nach einer natürlichen Infektion weniger dringend notwendig wäre.

Bei Kindern in einkommensschwachen Ländern sollte die UNICEF vorrangig Impfstoffe mit nachgewiesenem Nutzen für Kinder einsetzen. Trotz der positiven unspezifischen Wirkungen des Masernimpfstoffs und des BCG-Impfstoffs gegen Tuberkulose erhalten etwa 30 Prozent der ärmsten Kinder den BCG-Impfstoff nicht rechtzeitig und den Masernimpfstoff überhaupt nicht. Durch beide Impfstoffe lässt sich die Sterblichkeitsrate unter den Geimpften nahezu halbieren.[116]

Die in den Pressemitteilungen angepriesenen enormen Effekte (Impfwirksamkeit von 95 Prozent) sind in absoluten Zahlen viel kleiner, nämlich nur 0,84 Prozent.[117] Wenn man sich also impfen lässt, senkt man sein Risiko, sich in den nächsten zwei Monaten zu infizieren, nur um einen geringen Prozentsatz, und wir wissen nicht, was in den darauffolgenden Monaten passiert; wir wissen nur, dass möglicherweise Nachimpfungen notwendig werden.

Ein häufig vorgebrachtes Argument lautet, dass wir Kinder impfen sollten, um ältere Menschen zu schützen. Ich halte das für unethisch, vor allem, weil die Impfstoffe schwerwiegende Schäden verursachen und auch mit unbekannten, noch ungeklärten Schäden einhergehen können.

Niemand hat das Recht, jemanden nach seinem Impfstatus zu fragen. Wenn eine Ärztin von einem Kollegen gefragt wird, ob sie geimpft ist, kann sie sagen, dass sie noch keine Zeit dazu hatte, oder so etwas Ähnliches. Sie sollte diese Frage nicht beantworten, weil es sich dabei um eine private Angelegenheit handelt. Wir wollen keine Situation wie in der ehemaligen DDR, wo Nachbarn die Bürger ausspionierten und an die Stasi meldeten, wenn sie glaubten, dass diese nicht den Vorstellungen des Regimes entsprachen.

Ob Sie sich impfen lassen sollten oder nicht, hängt von Ihrem Alter, anderen Risikofaktoren und vor allem davon ab, wo Sie leben, denn das Todesrisiko variiert zwischen einzelnen Ländern um mehr als das 3000-Fache.

Wenn Sie in Taiwan leben, sehe ich keinen vernünftigen Grund, sich impfen zu lassen. Aber nehmen wir einmal an, Sie leben in Dänemark und sind zwischen 50 und 59 Jahre alt. Im Jahr 2020 starben 36 Menschen in dieser Altersgruppe an COVID-19[118] – das sind 1,1 Prozent aller Todesfälle.[119] Ihr Risiko, an COVID-19 zu sterben, beträgt also nur ungefähr 1 Prozent Ihres gesamten Sterberisikos.

Über die meisten anderen Todesursachen haben wir keine Kontrolle – doch das trifft nicht auf alle zu. Wenn Sie zum Beispiel rauchen, ist es wichtiger, mit dem Rauchen aufzuhören, als sich impfen zu lassen. Für alle Altersgruppen sieht die Risikotabelle folgendermaßen aus:

Altersgruppe	Todesfälle	Corona-Todesfälle	Risiko
0-39	983	3	0,3%
40-49	1046	1	0,1%
50-59	3270	36	1,1%
60-69	7295	115	1,6%
70-79	14271	347	2,4%
80+	28367	796	2,7%
Total	55232	1298	2,3%

Ein vor Kurzem erschienener wissenschaftlicher Artikel, der auf Daten aus 45 Ländern basiert, stellt dar, dass es ab dem Alter von 30 Jahren einen log-linearen Anstieg der COVID-19-Mortalität gibt.[120] Das ist eine erschreckende Nachricht für alte Menschen, aber sie ist irreführend, weil sie nicht berücksichtigt, dass unterschiedliche Todesrisiken mit dem Alter zunehmen.

Die weitaus meisten Menschen, die an COVID-19 sterben, leiden an schweren Komorbiditäten. Ohne diese Erkrankungen ist ihr relatives Risiko, an COVID-19 zu sterben, möglicherweise viel niedriger als in der Tabelle angegeben. Wenn Sie sich selten in Menschenmengen bewegen, wird Ihr Risiko ebenfalls viel geringer sein. Außerdem sollten Sie bedenken, dass selbst nach einjähriger COVID-19-Pandemie die dänische Todesrate (alle Altersgruppen) immer noch auf demselben Niveau liegt wie unsere jährlichen Todesfälle durch Grippe und dass das Durchschnittsalter beim Tod über 80 Jahre beträgt (in den USA liegt es ungefähr bei 80 Jahren).[121] Wenn Sie also nicht zur Grippeschutzimpfung gehen, warum sollten Sie sich dann gegen Corona impfen lassen?

Führungspersönlichkeiten aus Dänemark, zum Beispiel der Leiter der Arzneimittelbehörde, äußerten sich im Fernsehen zu dieser Frage und erklärten, dass sie sich gegen Corona impfen lassen werden. Solche Stellungnahmen Prominenter haben großen Einfluss auf die Menschen. Ich sorge daher für einen kleinen Ausgleich, indem ich hiermit erkläre, dass ich mich nicht impfen lassen werde – zumindest nicht jetzt. Mein Alter liegt am oberen Ende der Tabelle, aber ich bin in guter gesundheitlicher Verfassung und habe keine Risikofaktoren. Manche Leute werden mein Verhalten vielleicht als unverantwortlich bezeichnen, aber abfällige Adjektive helfen niemandem weiter, und meine Entscheidung beruht auf den Fakten.

Pandemrix, ein Grippeimpfstoff, verursachte Schlafkrankheit (siehe Kapitel 4). Auch wenn das Risiko vermutlich sehr gering ist, würde ich es mir nie verzeihen, falls ich durch einen Corona-Impfstoff einen ernsthaften, irreversiblen Schaden erleiden sollte. Ganz anders verhält es sich mit dem Masern-Impfstoff, über den wir viel mehr wissen und den wir uns meiner Meinung nach alle solidarisch mit unseren Mitmenschen verabreichen lassen sollten, um eine Herdenimmunität zu erreichen.

In den Studien mit dem Corona-Impfstoff entwickelten sieben Probanden versus ein Proband eine Bell-Lähmung. Das ist eine einseitige Gesichtslähmung mit guter Prognose. Diese Tatsache beunruhigt mich nicht, und es kann durchaus ein Zufallsbefund sein. Leider verbreiten Impfverweigerer in der Bevölkerung große Bedenken im Hinblick auf Menschen, die nach einer Corona-Impfung gestorben sind, obwohl das angesichts des Durchschnittsalters der Menschen doch nur zu erwarten ist. Wie bereits erwähnt, rechne ich damit, dass die Impfstoffe die Sterblichkeit drastisch senken werden. Aber ich werde trotzdem abwarten, was passiert, wenn Millionen von Menschen geimpft sind, bevor ich möglicherweise meine Meinung ändere.

Habgier – Korruption – unethische und rechtswidrige Vorgehensweisen

In humanitären Krisen zeigt sich, ob wir gute politische Führer haben und ob der moralische Kompass der Menschen intakt ist.

Schon frühzeitig haben kommerzielle Anbieter die Krise ausgenutzt. Lieferungen von Artikeln konnte Monate dauern, Marktmanipulationen waren an der Tagesordnung, und die Bestände wurden oft an den Meistbietenden verkauft. Die Preise für Schutzanzüge verdoppelten sich, die Preise für Beatmungsgeräte stiegen um mehr als das Dreifache, und die Preise für Gesichtsmasken versechsfachten sich.[122] Aufgrund der Coronapanik kaufte die Allgemeinbevölkerung so viele Gesichtsmasken, dass es in den Krankenhäusern zu einem Engpass kam.

Und es gab auch Korruption. Über die Interessen der Ärzte und Wissenschaftler, auf deren Rat unsere Regierungen bauen, um die Pandemie zu bewältigen, ist nur wenig bekannt.[123] Unternehmen haben immer die Möglichkeit, ihre Interessen an Entscheidungsträger in der Regierung heranzutragen, während die Öffentlichkeit im Dunkeln gelassen wird. Als das *British Medical Journal* um nähere Informationen bat, wurden diese verweigert oder Anfragen blieben unbeantwortet.

Der Chefredakteur des *BMJ* schrieb im November einen vernichtenden Leitartikel, in dem er erklärte, dass COVID-19 zu einer staatlichen Korruption ungeheuren Ausmaßes geführt habe, bei der die Wissenschaft von Politikern zugunsten politischer und finanzieller Gewinne unterdrückt werde und auch Industrie, Wissenschaftler und Gesundheitsexperten zu dem opportunistischen Verschweigen von Informationen beigetragen hätten.[124]

Die Mitglieder, die Forschungstätigkeit und die Gedankengänge der Scientific Advisory Group for Emergencies (SAGE) waren zunächst geheim, bis ein Presseleck Transparenz erzwang. Das Leck enthüllte die unangemessene Beteiligung von Regierungsberatern an SAGE und deckte gleichzeitig auf, dass die Vertreter des öffentlichen Gesundheitswesens, der klinischen Versorgung, von Frauen und ethnischen Minderheiten, die am stärksten von der Pandemie betroffen sind, unterrepräsentiert waren.

Die Veröffentlichung eines Berichts von Public Health England über COVID-19 und damit zusammenhängende Ungleichbehandlungen wurde vom englischen Gesundheitsministerium hinausgezögert. Erst nach einem Aufschrei der Öffentlichkeit wurde ein Abschnitt über ethnische Minderheiten, der zunächst zurückgehalten worden war, im Rahmen eines Folgeberichts veröffentlicht. Doch die Autoren von Public Health England wurden angewiesen, nicht mit den Medien zu sprechen. Einem Wissenschaftler der britischen Regierung, der eine Forschungsarbeit veröffentlicht hatte, wurden von der Regierung aufgrund der »schwierigen politischen Lage« ebenfalls Gespräche mit den Medien untersagt.

Der Premierminister führte ein Massenscreening auf der Basis eines Antikörpertests ein, der in Testungen unter realen Bedingungen weit hinter den Leistungsansprüchen seiner Hersteller zurückbleibt. Forscher von Public Health England und kooperierenden Institutionen drängten darauf, ihre Studienergebnisse über die schlechte Qualität dieses Tests veröffentlichen zu dürfen, bevor die Regierung sich zum Kauf von einer Million Tests verpflichtete, wurden aber vom Gesundheitsministerium und dem Büro des Premierministers daran gehindert. In der Folge versuchte Public Health

England erfolglos, das Erscheinen der Pressemitteilung des *British Medical Journal* über diese Forschungsarbeit abzublocken.

Obwohl Fachkompetenz ohne konkurrierende Interessen möglich ist, stützt sich die Pandemiebekämpfung in Großbritannien stark auf Wissenschaftler und andere Regierungsbeauftragte mit besorgniserregenden konkurrierenden Interessen wie beispielsweise Aktienbeteiligungen an Unternehmen, die COVID-19-Tests, -Medikamente und -Impfstoffe herstellen. Diese Regierungsbeauftragten können wissenschaftliche Erkenntnisse ignorieren oder sich dabei nach Gutdünken das herauspicken, was ihnen am besten passt, und wettbewerbswidrigen Praktiken frönen, die ihre eigenen Produkte und diejenigen von Freunden und Geschäftspartnern begünstigen.

Die britische Regierung zeigte sich auch wenig besorgt darüber, dass Berater der Coronavirus Vaccine Taskforce finanzielle Interessen an Pharmaunternehmen haben, die Regierungsaufträge erhalten.[125]

Der Spielraum für Korruption ist gigantisch. Im Juli unterzeichnete die Regierung einen Vertrag über einen Coronavirus-Impfstoff für eine ungenannte Summe mit GlaxoSmithKline und sicherte sich damit 60 Millionen Dosen eines ungetesteten Mittels, das sich noch in der Entwicklung befand. Der Wissenschaftliche Berater der Regierung ist Sir Patrick Vallance, der von 2012 bis 2018 Präsident für Forschung und Entwicklung bei GlaxoSmithKline war und Aktien des Unternehmens im Wert von 600 000 Pfund besaß. Erstaunlicherweise leugnete der Gesundheitsminister, dass es einen Interessenkonflikt gebe, als er mit dieser Tatsache konfrontiert wurde. Auf die Frage, wann er davon erfahren habe, antwortete er: »Ich wusste nichts davon, bis ich es in der Zeitung las.«[126]

Ein anderer Adliger – allerdings ohne edlen Charakter –, Sir John Bell, besaß Aktien im Wert von 773 000 Pfund von Roche, einem Unternehmen, das der Regierung im Mai 2020 Antikörpertests im Wert von 13,5 Millionen Pfund verkauft hatte. Nach dem Deal bezeichnete Bell die Tests in den Channel 4 Nachrichten und in der Nachrichtensendung *Today* von Radio 4 als großen Fortschritt. Doch Public Health England befand die Tests als unzuverlässig.

Als das *British Medical Journal* an Bells Arbeitgeber, die Universität Oxford, herantrat und Unterlagen zur Bestätigung der Tatsache anforderte, dass Bell seine finanziellen Interessen offengelegt hatte, wurde diese Bitte abgelehnt: »Professor Sir John Bell hat seine finanziellen Interessen und seine Mitgliedschaft im Verwaltungsrat von Roche stets gemäß den Richtlinien der Universität für Interessenkonflikte für sämtliche Mitarbeiter stets offengelegt.«

Und das ist immerhin ein europäisches Land und nicht Russland – auch wenn es vielleicht so aussieht. Transparenz ist der beste Impfstoff gegen Korruption; doch er wird viel zu wenig genutzt, da er den Mächtigen wirtschaftliche Verluste bringt.

Als Pfizer bekanntgab, sein Impfstoff sei hochwirksam, schossen die Aktien des Unternehmens weltweit in die Höhe, und Pfizer-CEO Albert Bourla verkaufte Aktien im Wert von 5,6 Millionen US-Dollar, nur um Haaresbreite vom Allzeithoch des Aktienkurses von Pfizer entfernt.[127] Hätte Bourla seine Aktien einen Tag vor Erscheinen der Pressemeldung verkauft, so hätte er 0,8 Millionen US-Dollar weniger verdient.

Der Geschäftsführer von Moderna, Stéphane Bancel, verkaufte Aktien seines Unternehmens im Wert von 49,8 Millionen US-Dollar.

Kein Wunder, dass Impfstoffe und andere Medikamente so teuer sind! Aber die Preise der Impfstoffe wurden von der Europäischen Kommission mit der lahmen Ausrede geheim gehalten, dass sonst die Position der EU bei zukünftigen Verhandlungen geschwächt würde.[128] Die Kommission hat dieses schwachsinnige Argument direkt von der Pharmaindustrie übernommen, die es natürlich vorzieht, dass alles streng geheim bleibt. Wäre es das nicht, gäbe es viel weniger Korruption.

Eine belgische Ministerin twitterte die Preise im Rahmen einer Debatte über Regierungsausgaben, aber ihr Tweet wurde blitzschnell entfernt. Pfizer kritisierte sie zuallererst dafür, doch da sie so mutig war, kennen wir nun zumindest die Preise für eine Impfstoffdosis:

Oxford/AstraZeneca	1,78 €
Johnson & Johnson	7,00 €
Sanofi/GlaxoSmithKline	7,56 €
Curevac	10,00 €
BioNTech/Pfizer	12,00 €
NIH/Moderna	14,75 €

Obligatorische Grippeschutzimpfungen

Ich habe ja bereits erklärt, warum Zwangsimpfungen meiner Meinung nach keine gute Idee sind (siehe Kapitel 3). Besonders schlimm ist es, wenn Behörden die Grippeschutzimpfung zur Pflicht machen, um überbeanspruchte Krankenhausabteilungen zu entlasten. Das ist sowohl unethisch als auch unwissenschaftlich. Grippeschutzimpfungen verringern weder die Anzahl der Krankenhauseinweisungen noch die Anzahl der Fehltage bei der Arbeit (siehe Kapitel 4).

An ihrem letzten Arbeitstag, dem 31. Juli, erließ die Präsidentin der Universität von Kalifornien, Janet Napolitano, eine Verordnung, die für alle Studenten, Dozenten und Angestellten (ca. 510 000) eine Grippeschutzimpfung als Vorbedingung für die Weiterbeschäftigung beziehungsweise weitere Immatrikulation vorschrieb – und zwar mit der Begründung, einen möglichen zukünftigen Mangel an Krankenhausbetten abzumildern, falls es zu einer zweiten COVID-19- Welle und einem großen saisonalen Grippeausbruch kommen sollte.

Das war eine eklatante Menschenrechtsverletzung.[129] In Kalifornien (und auch in den anderen US-Bundesstaaten) lässt sich nur ein Drittel aller Erwachsenen gegen Grippe impfen.[130] In einer Erklärung zur Unterstützung des Antrags der Kläger auf eine einstweilige Verfügung an das übergeordnete Gericht führte ich unter anderem an, dass Napolitano in ihrer Verordnung die Fachliteratur selektiv zitiert habe, und zwar in einem solchen Ausmaß, dass ich darin ein wissenschaftliches Fehlverhalten laut Definition des US Office of Research Integrity sah.

Ein Problem mit Richtern ist, dass sie ihr Augenmerk oft zu wenig auf die Beweise und zu stark auf Autoritäten richten, was leider auch in diesem Fall geschehen ist. Unser Antrag wurde abgelehnt, obwohl die Gegenseite lediglich persönliche Meinungen und Erfahrungen vorbrachte, während wir solide wissenschaftliche Argumente lieferten.

Der Richter traf Glaubwürdigkeitsentscheidungen. Die Gegenseite verfügte über Spezialisten für Infektionskrankheiten, deren Ansichten sich mit der dringenden Empfehlung der CDC deckten, dass jeder sich gegen Grippe impfen lassen sollte. Nur ein sehr mutiger Richter würde sich in einer Pandemie gegen die herrschende medizinische und öffentliche Meinung zum Thema Gesundheit stellen. Außerdem ließ der Richter auch seinen privaten Standpunkt in seine Entscheidung einfließen: Er erklärte, er habe Angst davor, neben jemandem zu sitzen, der nicht gegen Grippe geimpft sei, und zog eine lächerliche Analogie zum Autofahren in betrunkenem Zustand.

Dabei ist eigentlich eher zu erwarten, dass eine Grippeschutzimpfung das Risiko für schwere COVID-19-Krankheitsverläufe erhöht (siehe Kapitel 1) – was sich in einer großen Beobachtungsstudie mit Menschen ab 65 Jahren aus 39 Ländern inzwischen auch bestätigt hat.[131] Die Anzahl der COVID-19-Todesfälle pro Million Personen und die Fallsterblichkeitsrate waren beide mit der Grippeimpfrate assoziiert ($p < 0{,}001$). Dagegen gab es keinerlei Zusammenhänge zwischen dem Ausmaß des Lockdowns, der Strenge der Vorschriften zum Tragen von Masken in der Öffentlichkeit und der Sterblichkeitsrate.

In einer in zwei US-Bundesstaaten durchgeführten Studie wurden 4138 Probanden, die im Herbst 2019 oder Winter 2020 eine Grippeschutzimpfung ohne Hilfsstoffe erhalten hatten, mit 9082 Probanden verglichen, die sich noch nie gegen Grippe impfen lassen hatten.[132] Der Bericht ist sehr kurz (er umfasst nur 750 Wörter) und zeigt, dass gegen Grippe geimpfte Personen mit geringerer Wahrscheinlichkeit positiv auf Coronaviren getestet wurden. Bei denjenigen, die positiv getestet wurden, erhöhte die Grippeschutzimpfung jedoch das Risiko für Krankenhausaufenthalte, Einweisungen auf die Intensivstation und tödliche Coronaverläufe. Es gab große Unterschiede zwischen den geimpften und den ungeimpften Probanden: Zum Beispiel lag das Durchschnittsalter bei 62 versus 49 Jahren, außerdem litten die geimpften Personen unter mehr Begleiterkrankungen. In bereinigten Analysen waren die Unterschiede im Hinblick auf die Seropositivität und die negativen Folgen verschwunden.

Beide Studien sollten mit Vorsicht interpretiert werden, da die geimpften Personen nicht mit den ungeimpften vergleichbar sind. Aber sie deuten darauf hin, dass eine vorausgegangene Grippeschutzimpfung die Coronasituation verschlimmern könnte.

Human-Challenge-Studien

Um die Entwicklung von Impfstoffen zu beschleunigen, werden in Großbritannien mit staatlicher Unterstützung in Höhe von 33,6 Millionen Pfund sogenannte Human-Challenge-Studien durchgeführt – kontrollierte Infektionsstudien, bei denen Freiwillige in einer »sicheren Quarantäneeinrichtung« absichtlich mit Corona infiziert werden.[133] Die Forscher wollten sich im Vorfeld nicht öffentlich dazu äußern. Ich verstehe nicht, warum es als

Reaktion darauf nicht zu einem öffentlichen Aufschrei gekommen ist. Wie kann jemand – nach den Nürnberger Prozessen und der Deklaration von Helsinki – akzeptieren, dass man freiwillige Probanden einem Virus aussetzt, an dem bisher weltweit 1,8 Millionen Menschen gestorben sind?

Die Befürworter solcher Studien argumentierten, dass das Sterberisiko für junge Probanden ähnlich hoch ist wie das Risiko bei einer Lebendnierenspende, und Dominic Wilkinson, Professor für Medizinethik an der Universität Oxford, erklärte: »Wenn wir einer noch nie dagewesenen globalen Bedrohung durch COVID gegenüberstehen, ist es ein ethischer Imperativ, gut kontrollierte Challenge-Studien durchzuführen, um die Entwicklung eines Impfstoffs voranzutreiben und dann die besten Impfstoffe zu identifizieren.«

Diese Argumente sind nicht stichhaltig. Man darf Menschen keinen inakzeptablen Risiken auszusetzen, damit andere einen Nutzen davon haben, so wie es die Nazis in den Konzentrationslagern getan haben. Es ist auch falsch, das als ethischen Imperativ zu bezeichnen. Und schließlich und endlich: Wenn Menschen eine Niere spenden, tun sie das meistens deshalb, weil sie einem bestimmten Menschen – nämlich einem leidenden Angehörigen – damit helfen möchten.

Die Forscher, die die Studien durchführen, halten es für unabdingbar, ein »Notfallmedikament« parat zu haben, um schwere Krankheitsverläufe bei den Teilnehmern zu verhindern. In einer Studie in London soll zu diesem Zweck zunächst Remdesivir eingesetzt werden. Doch wie wir gesehen haben, wirkt dieses Medikament nicht.

Freiwillige, die an Grippe-Challenge-Studien teilnehmen, erhalten eine Entschädigung von bis zu 3750 Pfund. Die Entschädigung für die COVID-19-Studien wird wahrscheinlich höher sein, weil die Isolation länger dauern wird – möglicherweise bis zu einem Monat.

Diese Studien sind höchst unmoralisch. Wer werden wohl die Probanden sein? Wahrscheinlich Menschen, die in finanzieller Not sind. Ich finde es erschreckend, dass so etwas passieren kann.

Tötung von 17 Millionen Nerzen in Dänemark

Nachdem man bei dänischen Nerzen eine Mutation entdeckt hatte, gegen die ein Impfstoff laut Ergebnissen von Laboruntersuchungen des Staatlichen Seruminstituts weniger gut wirken würde, ordnete Ministerpräsidentin Mette Frederiksen die sofortige Tötung aller dänischen Nerze an.[134] Diese Anordnung war illegal – ebenso wie eines der Massengräber für die Tiere, das viel zu nah an einem See lag. Auch andere Massengräber stellten ein Verschmutzungsrisiko für die Trinkwasserversorgung dar. Außerdem waren die Gruben zu flach, und die verwesenden Körper der Tiere tauchten bald in einer Form wieder auf, die die Medien als »Zombie-Nerze« bezeichneten. Viele davon wird man wahrscheinlich exhumieren und verbrennen.

Dänemark war der weltweit größte Pelzproduzent – bei uns gab es dreimal so viele Nerze wie Menschen. Das Coronavirus wurde auch in Nerzen auf Farmen in den USA, Spanien und den Niederlanden entdeckt, und auch Spanien und die Niederlande haben teilweise Keulungen durchgeführt. In den Niederlanden verbreiteten sich fünf mutierte Coronavirus-Nerzstämme nicht über die Mitarbeiter von Nerzfarmen hinaus, und die Mutante in dänischen Nerzen war wahrscheinlich bereits zwei Monate vor Anordnung der Massentötung ausgestorben.

Kåre Mølbak, der demnächst aus dem Amt scheidende Leiter des Staatlichen Seruminstituts, hatte bei einem regierungsinternen Treffen davor gewarnt, dass die Nerzfarmen zu einem neuen Wuhan werden könnten. Als Journalisten später von dieser Äußerung erfuhren und ihn um eine Stellungnahme dazu baten, weigerte er sich.

Die Ministerpräsidentin handelte (für eine Minderheitsregierung) diktatorisch, ohne das Parlament einzubeziehen – ein weiterer großer Fehler, der zu der konsensorientierten Vorgehensweise, von der die dänische Politik normalerweise geprägt ist, im Widerspruch steht.

Eine Woche nach den Massentötungen hatten dänische Experten einen Bericht des Staatlichen Seruminstituts über die Gefahr gelesen, die von der neuen Mutante ausging, kamen aber alle zu dem Schluss, dass sie nicht gefährlich sei.[135] Es gab keinen Grund zu der Annahme, dass die Impfstoffe nicht dagegen wirken würden. Die Mutante reagierte zwar weniger sensibel auf die Antikörper, wies aber trotzdem immer noch eine gewisse Empfindlichkeit auf.

Inmitten dieses Riesenskandals wurde ich in den Nachrichten interviewt und fragte, was wir denn tun sollten, wenn wir eine Schweinegrippe-Pandemie bekämen und bei dänischen Schweinen eine Mutation aufträte. Sollen wir dann auch all unsere 25 Millionen Schweine töten? So kann es nicht weitergehen. Die dänische Ministerpräsidentin hat über Nacht ohne vernünftigen Grund einen ganzen Berufsstand vernichtet.

Der Bevormundungsstaat

Ende 2020 wurden ältere Menschen, die in Dänemark in Pflegeheimen lebten, gezwungen, sich für ein Familienmitglied zu entscheiden, das sie von da an als Einziges noch besuchen durfte.[136] Diese Maßnahme begründete der Gesundheitsminister mit dem Argument, dass wir besonders gut auf diese Menschen achtgeben müssten, weil ein Drittel aller COVID-19-Todesfälle in Pflegeheimen aufgetreten seien. Mit diesem Argument könnten wir auch allen jungen Männern das Autofahren verbieten, weil die meisten Todesfälle im Straßenverkehr bei jungen Männern passieren.

Diese ungefragte staatliche Bevormundung geschäftsfähiger, zu selbstständigen Entscheidungen berechtigter Personen ist nicht zu rechtfertigen. Im Prinzip ist Bevormundung gar keine schlechte Sache, weil es dabei darum geht, sich um die Interessen anderer Menschen zu kümmern. Doch hierbei handelte es sich um *unaufgeforderte* Bevormundung, denn die alten Menschen haben niemandem die Erlaubnis gegeben, in ihr Leben einzugreifen (siehe Kapitel 3).

Viele alte Menschen haben nur noch sehr wenig Zeit zu leben. Dessen sind sie sich auch wohl bewusst, und sie würden lieber ein leicht erhöhtes Ansteckungsrisiko eingehen, als ihre Lieben nicht zu sehen und zu umarmen; doch diese freie Entscheidung hat der Minister ihnen untersagt.

Unsere Demokratien gehen einen gefährlichen Weg, wenn der Staat alles besser weiß und Menschenrechte verletzt. Die Geschichte hat gezeigt: Führungsfiguren, die eine Situation als so ernst darstellen, dass wir unsere Freiheit oder unsere ethischen Prinzipien oder beides aufgeben müssen, um uns gegen eine äußere oder innere Gefahr abzusichern, bieten uns letzten Endes meistens weder Freiheit noch Sicherheit, sondern greifen lediglich nach der absoluten Macht.

Das ging so weit, dass Kabinettschef Per Okkels dem Direktor der dänischen Gesundheitsbehörde Søren Brostrøm schrieb, er solle aus politischen Gründen seinen Posten räumen.[137] Auch das ist gefährlich. Wenn die Wahrheit keine Rolle spielt und Machthaber nach Belieben lügen und falsche Realitäten schaffen können, ebnen wir Diktaturen den Weg. Davon haben wir in den letzten 100 Jahren in Europa schon viel zu viele erlebt. Man denke nur an Russland, Weißrussland, Portugal, Spanien, Deutschland, Italien, Albanien, Rumänien, Bulgarien, Ungarn, Polen, die Tschechoslowakei, Ostdeutschland und Griechenland und an all die Millionen von Toten und das unvorstellbare Leid, das diese Diktaturen uns gebracht haben. Es gibt sie auch heute noch – direkt vor den Toren der EU –, und auch innerhalb der EU sind neue Diktaturen im Entstehen, nämlich in Polen und Ungarn.

Die dänische Regierung schickte nicht nur die Polizei, sondern auch gleich das Militär nach Nordjütland, um die Nerzfarmer in Angst und Schrecken zu versetzen, obwohl der Keulungsbefehl illegal war. Solche Dinge passieren, wenn ein Land sich von einer Demokratie zu einer Diktatur entwickelt. Das beunruhigt mich.

Der Testungswahn

Im Laufe des Jahres 2020 hörten wir, wenn wir die Nachrichten einschalteten, fast nichts anderes als Corona, Corona, Corona. Noch nie zuvor hat es in den Medien eine Nonstop-Berichterstattung gegeben, bei der jeder Nachrichtensprecher, jeder Kolumnist und jeder selbst ernannte Amateurexperte sich zu ein und demselben Thema äußert. In Dänemark verdarben tägliche Meldungen neuer Fallzahlen, Krankenhauseinweisungen und Todesfälle, endlose Pressekonferenzen mit der Ministerpräsidentin, dem Gesundheitsminister und führenden Mitarbeitern von Gesundheitsbehörden, dem Seruminstitut und der Polizei, die alle immer nur besorgt waren und noch mehr Opfer von uns forderten, uns die Laune.

Es war fast so wie eine neue Weltreligion – etwas, das uns miteinander vereinen sollte, als läge das ewige Leben vor uns, wenn wir nur nicht an Corona sterben würden.

»Testen, testen, testen«, sagte der Generaldirektor der WHO im Fernsehen. Aber wen und wie oft? Tests sind für die Verfolgung von Kontaktpersonen unerlässlich, doch einen Großteil der Bevölkerung immer wieder zu testen, ist irrational. Im Dezember 2020 gab die dänische Regierung bekannt, sie habe es ermöglicht, über 200 000 Dänen pro Tag zu testen. Das bedeutet, dass man jeden Monat die gesamte Bevölkerung testen kann – zu einem Preis von 1,4 Milliarden Euro pro Jahr oder noch viel mehr, wenn die Menschen private Testzentren nutzen.

Das ist total verrückt. Die Massentests sind ausgesprochen teuer, außerdem kosten sie nicht nur Geld, sondern bringen auch menschliches Leid.[138] Die PCR-Tests waren nie dafür gedacht, in der Gesamtbevölkerung – bei Menschen ohne Symptome – eingesetzt zu werden, wo sie viel zu viele falsch-positive Ergebnisse liefern; sie sind lediglich ein Hilfsmittel für die Diagnose. Dr. Tom Jefferson hat ausführlich über die Pandemie geschrieben und erhält viele E-Mails von verzweifelten Menschen, die noch lange nach einer möglichen Infektion positiv getestet werden, bei denen die Tests mal positive, dann wieder negative Ergebnisse liefern oder die ihre Lieben im Pflegeheim nicht besuchen dürfen, weil sie Woche für Woche positiv getestet werden. »Diese Menschen sind Gefangene des Testregimes.«[139]

Bei diesen Coronatests handelt es sich um die standardmäßigen PCR-Tests. Obwohl das Virus nur bis zu acht Tage lebensfähig bleibt, kann das Virus mittels PCR noch bis zu 83 Tage nach einer Infektion nachgewiesen werden.[140]

Eine britische Studie, die an zwei Tagen im April 2020 durchgeführt wurde, hat gezeigt, dass von 545 asymptomatischen Mitarbeitern im Gesundheitswesen, die sich alle zu einem Test bereit erklärt hatten, eine Virusträgerschaft mittels PCR bei 2,4 Prozent und Antikörper bei 24,4 Prozent nachweisbar waren.[141] Das ist – im Vergleich zur Allgemeinbevölkerung – eine enorm hohe Infektionsprävalenzrate.

Der in dieser Studie verwendete PCR-Test hatte eine Sensitivität von 100 Prozent und eine Spezifität von 97,8 Prozent. Das ist ein sehr genauer Test, wenn er beim Verdacht auf eine Infektion eingesetzt wird. Aber er schneidet schlecht ab, wenn man ihn als Screening-Test verwendet. Wenn wir davon ausgehen, dass von 1000 Personen, die ein Testzentrum aufsuchen, 10 infiziert sind und 1000 nicht (das entspricht einer Krankheitsprävalenz von 1 Prozent), können wir daraus Tabelle 5.5 ableiten:

	Infiziert	**Gesund**
Test +	10	22
Test -	0	978

Somit sind nur 31 Prozent (10 von 32) der Personen, die mit Abstrich und PCR-Test positiv getestet werden, tatsächlich infiziert, die anderen 69 Prozent dagegen nicht. Wenn der Prozentsatz positiver Tests 2 Prozent beträgt, wie es zurzeit in Dänemark der Fall ist, dann sind nur 48 Prozent der positiv Getesteten infiziert.

Wie Jefferson schreibt: »Wir müssen diesem wahllosen Massentestregime Einhalt gebieten und uns bei unseren Tests stattdessen auf Personen konzentrieren, die guten Grund zu der Annahme haben, mit dem Virus infiziert zu sein.«[142]

Sollte man bei einer Viruspandemie alles tun, was möglich ist?

Ein Argument, das zur Verteidigung drakonischer Maßnahmen oft ins Feld geführt wird, lautet, dass wir alles tun sollten, um die Zahl der Todesfälle zu begrenzen – koste es, was es wolle –, da man keinen Preis für ein Menschenleben festsetzen sollte. Das war das Hauptargument des Interviewers, mit dem ich im April auf Sky News sprach. Er hielt es für zynisch, einen Preis für ein Menschenleben festzulegen. Aber das tun wir doch sowieso schon! Es gibt wirtschaftliche und gesellschaftliche Grenzen des Machbaren. Wir könnten praktisch sämtliche Todesfälle im Straßenverkehr verhindern, wenn wir das Tempolimit für alle Fahrzeuge auf Schrittgeschwindigkeit herabsetzen würden.

Gäbe es keine Grenzen, könnten wir das gesamte Bruttosozialprodukt dafür verwenden, Menschen zum Überleben aller möglichen Krankheiten zu verhelfen.

Würden wir uns auf andere Dinge konzentrieren als auf die Eindämmung der derzeitigen Pandemie, könnten wir viel mehr Todesfälle vermeiden. Alljährlich sterben Millionen Menschen an Malaria, Tuberkulose, Durchfallerkrankungen und vielen anderen Infektionen, und die Anzahl gesunder Lebensjahre, die auf diese Weise verloren gehen, ist enorm, da (im Gegensatz zu COVID-19) viele dieser Menschen jung sterben.

Hätten wir Arzneimittelbehörden, die sich nicht als Dienstleister der Pharmaindustrie, sondern als Hüter der öffentlichen Gesundheit betrachten, könnten wir Jahr für Jahr Millionen von Menschenleben retten; denn die meisten Leute, die an verschreibungspflichtigen Medikamenten sterben, hätten diese eigentlich nicht gebraucht.[143,144] Es kann gar nicht oft genug wiederholt werden, dass Medikamente (nach Herz-Kreislauf-Erkrankungen und Krebs) die dritthäufigste Todesursache sind.

Wenn wir Tabakkonsum verbieten oder die Steuer auf Zigaretten stark erhöhen würden, könnten wir weiteren Millionen Menschen zu einem längeren Leben verhelfen. Statt täglicher Corona-Todesfallzahlen würde ich lieber jeden Tag Zahlen durch Rauchen verursachter Todesfälle erfahren und Stellungnahmen von Behörden hören, die sich ständig darüber Sorgen machen und Pressekonferenzen dazu abhalten. Im Durchschnitt verlieren Raucher zehn Jahre ihres Lebens. Viele sterben relativ jung und viele leiden vor ihrem Tod mehrere Jahre lang entsetzlich.

Wir müssen uns von der irreführenden Vorstellung verabschieden, dass wir Leben *retten*. Wir können Leben nur *verlängern* – und zwar Leben von Menschen, die bereits sehr betagt sind. Ökonomischen Schätzungen zufolge geht der Preis, den wir für die Verlängerung von Leben während der Coronavirus-Pandemie zahlen, weit über alles hinaus, was bisher als akzeptabel galt. Im März 2020 hatte die US-Regierung 2 Billionen Dollar für die Bewältigung der Pandemie bereitgestellt. In Großbritannien waren es über 350 Milliarden Pfund – fast das Dreifache des Jahresbudgets für das gesamte staatliche Gesundheitssystem, den National Health Service.[145]

Das britische National Institute for Health and Care Excellence (NICE) empfiehlt, medizinische Maßnahmen nur dann zu finanzieren, wenn sie weniger als 30 000 Pfund pro qualitätsadjustiertem Lebensjahr (QALY) kosten. Wenn 20 000 Todesfälle verhindert werden, liegen die Kosten pro QALY bei ungefähr 7 Millionen Pfund. Die Regierung hat 250 000 als Obergrenze der Todesfälle geschätzt, wenn gar nichts getan wird, um die Ausbreitung von Corona zu verhindern. Wenn man alle diese Todesfälle verhindert – was natürlich vollkommen unrealistisch ist –, liegen die Kosten pro QALY bei ungefähr 400 000 Pfund.[146]

Ein kurzer Blick auf die dänischen Zahlen zeigt ein viel unschöneres Szenario als die übertrieben optimistischen britischen Spekulationen. Anfang Oktober 2020 wurden die Kosten für Dänemark auf 207 Milliarden dänische Kronen geschätzt.[147] Im Dezember betrug der zahlenmäßige Unterschied der COVID-19-Todesfälle zwischen Schweden und Dänemark 613 pro Million Einwohner, was 3555 vermiedenen Todesfällen in Dänemark entspricht, und zwar zu ungefähren Kosten von 8 Millionen Euro pro Person im Alter von durchschnittlich 82 Jahren, die nicht an Corona gestorben ist. Das ist zwar ein bisschen übertrieben, da auch Schweden Kosten im Zusammenhang mit der Pandemie hatte, aber es zeigt doch, dass unsere Prioritäten falsch sind und dass lediglich Ängste, politische Opportunität, Hagbier und Korruption dahinterstecken. Oder wie Professor Thorkild I. A. Sørensen es ausgedrückt hat, könnte ein 82-Jähriger sagen: »Also gut, dieses Mal habe ich es geschafft – aber sind Sie bereit, den gleichen Betrag zu zahlen, damit ich nicht an meiner nächsten Krankheit sterbe?«

Wir müssen auch an die Opportunitätskosten denken – also an all die anderen Alternativen, auf die man verzichtet, indem man sich für eine bestimmte Option entscheidet. Manche ältere Menschen, die während der Corona-Pandemie nicht die richtige Unterstützung erhalten, sterben an Dehydrierung oder verhungern. Viele Menschen, die an anderen Krankheiten leiden, erhalten nicht die Aufmerksamkeit und die Behandlung, die sie brauchen, wodurch menschliches Leid und die Anzahl an Todesfällen erheblich zugenommen haben. In den USA sind die Besuche in den Notfallambulanzen stark zurückgegangen, und viele Patienten mit Herzinfarkten und ischämischen Schlaganfällen sind nicht ins Krankenhaus gekommen – wahrscheinlich aus Angst, sich mit Corona zu infizieren.[148] Da die Überlebenschance bei beiden Erkrankungen stark davon abhängt, wie schnell man behandelt wird, ist die Anzahl der Todesopfer ziemlich hoch. In Amerika sterben alljährlich rund 800 000 Menschen an einer Herz-Kreislauf-Erkrankung oder einem Schlaganfall.[149]

Am anderen Ende des Altersspektrums sieht es noch viel schlimmer aus. Schätzungen zufolge hat die Mütter- und Kindersterblichkeit in Ländern mit niedrigem und mittlerem Einkommen durch Lockdowns, Personalmangel und Angst vor Ansteckung so stark zugenommen, dass bereits Hunderttausende oder vielleicht sogar Millionen Menschen dadurch ums Leben gekommen sind.[150] Hier geht es nicht um den Gewinn oder Verlust von ein paar Jahren in hohem Lebensalter, sondern um Todesfälle gleich zu Beginn des Lebens – bei der Geburt – und um den Tod von Zehntausenden junger Mütter.

Lockdowns töten aber auch durch Armut. Im Oktober schätzte die Weltbank, dass die Anzahl der Menschen, die in extremer Armut leben, durch die Coronapandemie um ungefähr 100 Millionen gestiegen ist.[151] Nachdem Indien einen Lockdown eingeführt hatte, befürchteten Wanderarbeiter, dass der Hunger sie umbringen würde, bevor das Coronavirus es tut.[152]

Meine grobe Schätzung von Kosten in Höhe von 8 Millionen Euro pro Person im Alter von 82 Jahren, deren Leben dank unserer drakonischen Maßnahmen gegen Corona verlängert wird, ist also wahrscheinlich noch viel zu optimistisch. Wenn man die ganze Welt betrachtet, halte ich es für wahrscheinlich, dass wir alles in allem viel mehr Lebensjahre verloren als gewonnen haben.

Über das Ausmaß des wirtschaftlichen Schadens wurde bisher nicht viel diskutiert, aber er könnte enorm hoch sein. Der Zerfall der Sowjetunion verursachte ein wirtschaftliches und soziales Chaos. Damals sank die Lebenserwartung bei Männern innerhalb von zwei bis drei Jahren um fast sieben Jahre.[153]

Im Juli 2020 schätzte ein Bericht der britischen Regierung, dass der Lockdown 200 000 Menschenleben fordern könnte.[154] Bis Oktober gab es in den USA schätzungsweise 225 000 zusätzliche Todesfälle, und die gesellschaftlichen Verwerfungen waren enorm.[155] Wenn Unternehmen in Konkurs gehen, Millionen Menschen arbeitslos werden und die Verzweiflung zunimmt, leidet auch die psychische Gesundheit. Wenn Menschen sich zu Hause isolieren und im Home Office arbeiten müssen, nimmt die häusliche Gewalt zu.

Eine Umfrage der CDC aus dem Juni 2020 ergab, dass 41 Prozent der Erwachsenen über mindestens eine psychische oder verhaltensbezogene Erkrankung klagten, unter anderem Depressionen, Angstzustände, posttraumatische Belastungsstörungen und Drogenmissbrauch. Die Raten waren drei- bis viermal so hoch wie ein Jahr zuvor, und erstaunliche 11 Prozent der Befragten gaben an, im letzten Monat ernsthaft an Selbstmord gedacht zu haben.

Die Reaktion der Psychiater auf diese Herausforderung war katastrophal.[156] Sie schlugen ein Screening der Menschen auf psychische Störungen vor – eine ausgesprochen schlechte Idee.[157] Und was noch schlimmer ist: Sie empfahlen, dass die Behandlung der gefährdetsten Personen auch den »vernünftigen Einsatz von Psychopharmaka« umfassen sollte. So etwas wie einen »vernünftigen Einsatz von Psychopharmaka« bei selbstmordgefährdeten Menschen gibt es aber nicht. Antidepressiva erhöhen die Selbstmordrate – sowohl bei Kindern als auch bei Erwachsenen.[158,159] Selbstmordgefährdete Menschen sollten eine Psychotherapie erhalten, die nachweislich das Risiko eines neuen Selbstmordversuchs bei Menschen halbiert, die schon einmal versucht haben, sich das Leben zu nehmen.[160] Die Einnahme von Antidepressiva hat in den USA im Vergleich zum Vorjahr um 19 Prozent zugenommen,[161] was eine Katastrophe ist.

Wir brauchen unzensierte Debatten unter Wissenschaftlern und Bürgern

Viele Menschen ziehen falsche Gewissheit einer ehrlichen Ungewissheit vor, wenn sie in Panik geraten. Das ist ungesund. Verhärtete Positionen, die nur wenig Spielraum für Ungewissheit, Nuancen und aufgeklärte Debatten lassen, untergraben das öffentliche Vertrauen, wenn sich verschiedene Behauptungen als falsch erweisen.[162] Außerdem führt dieser Zustand zu einer Zensur.

Wir haben keine offenen, vertrauensvollen öffentlichen Diskussionen darüber geführt, was man in dieser Situation tun oder lassen sollte. Unsere Politiker haben sich beraten, mit wem auch immer sie wollten, und unter dem Deckmantel der Geheimhaltung Maßnahmen eingeführt, die für unsere Gesellschaften enorm schädlich waren. Dabei wurden die Bürger selbst dann im Dunkeln gelassen, wenn Journalisten nach der wissenschaftlichen Grundlage für diese drakonischen Maßnahmen fragten, da man ihnen die Antwort verweigerte.

Es sollte strafbar sein, wenn Beamte oder Politiker, die vom Geld der Steuerzahler bezahlt werden, Stellungnahmen verweigern, um sich selbst zu schützen, und dabei vergessen, dass sie dafür bezahlt werden, sich um die Interessen der Steuerzahler zu kümmern.

Alles, was unserem Leben Ordnung, Perspektive und Vorhersehbarkeit verleiht, wurde ohne großen Widerspruch und oft auch ohne Vorwarnung demontiert. Auch wenn die Zahl der Erkrankten nicht plötzlich in die Höhe schießt, kündigten Regierungen oft an, dass ab dem nächsten Tag alle Zusammenkünfte, die mehr als ein paar Personen umfassten, abgesagt werden mussten, was viele Menschen in Chaos und wirtschaftlichen Ruin gestürzt hat.

Die beiden wichtigsten Möglichkeiten, auf eine Pandemie wie COVID-19 zu reagieren, wurden in der Great-Barrington-Erklärung vom 4. Oktober[163] und im John-Snow-Memorandum vom 14. Oktober 2020 beschrieben.[164]

Die Great-Barrington-Erklärung umfasst nur 514 Wörter und hat keine Quellenangaben. Ich habe darin nichts finden können, was sachlich falsch wäre.

Die Erklärung hebt die verheerenden Auswirkungen von Lockdowns auf die kurz- und langfristige öffentliche Gesundheit hervor, wobei unterprivilegierte Menschen überproportional stark geschädigt würden. Sie argumentiert, dass COVID-19 für Kinder weniger gefährlich sei als Grippe, und schlägt vor, dass man alle Menschen, die nur ein minimales Sterberisiko haben, ein ganz normales Leben führen lassen sollte, um eine Immunität gegen das Virus durch natürliche Infektion und damit Herdenimmunität in der Gesellschaft aufzubauen.

Sie empfiehlt eine Vorgehensweise namens *Focused Protection* [Fokussierter Schutz], bei der es darum geht, besonders gefährdete Menschen zu schützen. Mitarbeiter von Pflegeheimen sollten bereits eine Immunität gegen Corona erworben haben. Beim übrigen Personal und bei allen Besuchern sollte man häufig PCR-Tests durchführen. Rentner, die zu Hause leben, sollten sich Lebensmittel und andere lebenswichtige Dinge nach Hause liefern lassen und sich nach Möglichkeit im Freien mit ihren Angehörigen treffen.

Alle Menschen sollten zu Hause bleiben, wenn sie krank sind. Schulen, Universitäten, Sporteinrichtungen, kulturelle Institutionen, Restaurants und andere Geschäfte sollten geöffnet bleiben. Junge Erwachsene mit niedrigem Risiko sollten ganz normal zur Arbeit gehen, also nicht im Home Office tätig sein.

Das John-Snow-Memorandum wurde im *Lancet* veröffentlicht. Es besteht aus 945 Wörtern und umfasst acht Quellenangaben. Dieses Memorandum ist sehr manipulativ. Es enthält sachliche Ungenauigkeiten, und hinter mehreren Quellenangaben stecken wissenschaftlich höchst unseriöse Publikationen. Die Autoren behaupten, dass SARS-CoV-2 hochinfektiös sei und dass die Infektionssterblichkeitsrate bei COVID-19 um ein Vielfaches höher sei als bei der saisonalen Grippe. Beide Behauptungen sind falsch, und die beiden Referenzen, die sie dazu angeben, beziehen sich auf Studien, die mit Modellen gearbeitet haben – eine Vorgehensweise, die sehr anfällig für Verzerrungen ist.

Sie behaupten auch, dass man die Übertragung des Virus durch Tragen von Gesichtsmasken eindämmen könne, ohne eine Quelle dazu zu nennen, obwohl das ebenfalls falsch ist.

Sie schreiben, dass »der Anteil besonders gefährdeter Personen in manchen Regionen bis zu 30 Prozent der Bevölkerung ausmacht«. Das ist Panikmache und Rosinenpickerei aus einer weiteren Modellstudie, deren Autoren ein erhöhtes Risiko für schwere Krankheitsverläufe als eine der in den aktuellen Richtlinien aufgeführten Erkrankungen definierten.[165] Mit einer so weit gefassten Definition ist es leicht, den Menschen Angst zu machen.

Allerdings schätzten sie auch, dass nur 4 Prozent der Weltbevölkerung im Fall einer Infektion ins Krankenhaus eingewiesen werden müssten, also ein ziemlich ähnlicher Prozentsatz wie bei der Grippe.

Diese beiden Erklärungen führten nicht zu aufgeklärten Debatten, sondern zu einem erbitterten Schlagabtausch in sozialen Medien und Mailinglisten, der von starken Emotionen und Verzicht auf Fakten gekennzeichnet war. Die bissigen Attacken richteten sich fast ausschließlich gegen diejenigen, die die Ideen der Great-Barrington-Erklärung befürworten.

Akademisches Mobbing und persönliche Angriffe in Diskussionen über den richtigen Umgang mit der Pandemie haben zu Gruppendenken und ernsthafter Rufschädigung geführt. Sie haben manche Wissenschaftler zur Selbstzensur verleitet, sodass sie jetzt lieber auf die Veröffentlichung von Daten verzichteten, deren Berücksichtigung möglicherweise zu einer Senkung der Todesraten führen könnte.[166] Manche Forscher haben sich sogar geweigert, anonym mit Journalisten zu sprechen.

Professor John Ioannidis von der Stanford University, der weltweit meistzitierte medizinische Forscher, fiel einer der schlimmsten Hexenjagden in der neueren Medizingeschichte zum Opfer, wie die Journalistinnen Jeanne Lenzer und Shannon Brownlee im *Scientific American* schilderten.[167,168] Am 17. März 2020 äußerte Ioannidis Bedenken darüber, dass wir keine Daten über den Nutzen und Schaden von Lockdowns und anderen drakonischen Reaktionen auf den Corona-Ausbruch hätten. Er schätzte, dass die Anzahl der durch COVID-19 verursachten Todesfälle in den USA möglicherweise nur 10 000 betrug; oder sie könnte sich einem Niveau annähern, wie wir es seit dem Schwarzen Tod, der Grippepandemie von 1918, nicht mehr erlebt haben.[169] Ioannidis plädierte für bessere wissenschaftliche Untersuchungen, damit wir fundierte Entscheidungen treffen können.

Forscherkollegen stürzten sich auf seinen niedrigen Schätzwert und beschuldigten ihn, unseriöse Wissenschaft zu betreiben und völlig am Ziel vorbeizugehen, indem er mehr Daten forderte, während sich überall Särge von Corona-Opfern stapelten. Kritiker warfen ihm sogar fälschlicherweise vor, er empfehle, gar nichts gegen das Virus zu tun.

Als Ioannidis eine Woche später interviewt wurde, sagte er: »Wir tappen in eine Falle der Sensationslust« und »Wir sind in einen Zustand totaler Panik geraten«.[170] Das Video wurde mehr als eine halbe Million mal angesehen, bevor YouTube es mit der Begründung entfernte, das Interview verstoße gegen seine Kriterien für COVID-19-Fehlinformationen. Ich habe das Video zwar nicht gesehen, aber es stimmt, dass die ganze Welt wegen Corona in Panik geraten ist und dass viele sensationsheischende Behauptungen in Umlauf gebracht wurden – oft mit wilden Übertreibungen im Hinblick auf die Gefährlichkeit des Virus.

Daraufhin erhielten Ioannidis und seine Vorgesetzten und Kollegen von der Stanford University beleidigende und verleumderische E-Mails.[171] Die Presse stellte falsche Behauptungen auf und beschuldigte Ioannidis unter anderem, einen finanziellen Interessenkonflikt im Zusammenhang mit einer von ihm mitverfassten Studie zu haben. Er wurde heftig angegriffen, als er eine Studie veröffentlichte, um den Prozentsatz der mit COVID-19 infizierten Menschen in Santa Clara County zu untersuchen.[172] Kritiker warfen ihm vor, ein rechter Trump-Unterstützer zu sein, nachdem er in mehreren Fox-News-Sendungen aufgetreten war und Trump in einem Schreiben auf seine Bedenken im Hinblick auf den Mangel an Beweisen bezüglich der Wirksamkeit von Lockdowns hingewiesen hatte.

Ioannidis ist ein Freund von mir; er hat mich unterstützt, als ich aus der Cochrane Collaboration hinausgeworfen wurde, nur weil ich über meine Beobachtungen berichtet hatte – mir war es also genauso ergangen wie ihm (siehe nächstes Kapitel). Hätte er mich um Rat gefragt, so hätte ich ihm nachdrücklich davon abgeraten, an Trump zu schreiben und in Trumps bevorzugtem Nachrichtensender aufzutreten, der eine unerschöpfliche Quelle von Fake News und haarsträubenden Lügen ist.

Ioannidis geriet noch mehr unter Beschuss, als er eine Analyse veröffentlichte, die zeigte, dass die Sterblichkeitsrate bei COVID-19 sehr viel niedriger war als ursprünglich berichtet.[173] Es spielte keine Rolle, dass er wieder recht hatte, dass die CDC später ähnlich niedrige Raten veröffentlichte oder dass die WHO eine systematische Übersichtsarbeit von Ioannidis publizierte, die seine ursprünglichen Ergebnisse bestätigte.[174]

Auch der *Scientific American* machte sich redaktionellen Fehlverhaltens schuldig.[175] Die Redakteure luden »Korrekturen« auf der Homepage der Zeitschrift hoch, von denen einige sich auf Fehler bezogen, die sie selbst begangen hatten, und andere nicht der Wahrheit entsprachen oder irrelevant waren. Sie verletzten die oberste Regel journalistischer Integrität, indem sie Anschuldigungen veröffentlichten, ohne die Beschuldigten vorher zu befragen. Lenzer und Brownlee versuchten, diese falschen »Korrekturen« zu korrigieren. Doch die Redakteure des *Scientific American* verweigerten ihnen auch diese Möglichkeit. Diese unangemessenen »Korrekturen« lösten eine Flut von Hassmails und falschen Behauptungen über Ioannidis und über die journalistische Integrität von Lenzer und Brownlee aus.

Das war so schlimm, dass Jeffrey S. Flier, der ehemalige Dekan der Harvard Medical School, an die Redakteure schrieb und sie aufforderte, Maßnahmen dagegen zu ergreifen: Indem der »*Scientific American* eine langatmige Korrektur ihres Artikels abdruckte und ihnen gleichzeitig die Möglichkeit verweigerte, zu den darin enthaltenen Fehlern Stellung zu nehmen, hat die Zeitschrift den Ruf von zwei angesehenen und versierten Journalistinnen unnötig in den Schmutz gezogen, die für ihre langjährige Arbeit – einschließlich der Bemühungen, Probleme in der biomedizinischen Wissenschaft als Tageslicht zu bringen – große Anerkennung verdienen.«

Außerdem schrieb Flier: »Indem er sich dem Mob beugt, der Ioannidis mit unzutreffenden Anschuldigungen attackiert, die seine Arbeit in ihrer Gesamtheit verfälschen, hat der *Scientific American* Vorgehensweisen unterstützt, die die Normen ethischen wissenschaftlichen Verhaltens verletzen. [...] Seine Behauptung, Lenzer und Brownlee hätten es versäumt, [...] frühere Koautorenschaften offenzulegen, impliziert, dass es sich dabei um wichtige Tatsachen handelt, die die Autorinnen zu verbergen versuchten. Im Gegensatz zu vielen finanziellen Verflechtungen sind Koautorenschaften jedoch der allgemeinen Öffentlichkeit zugänglich – wie eine kurze Suche in PubMed zeigt. Die Normen für wissenschaftliche Publikationen würden so etwas nicht als meldepflichtige COIs [Interessenkonflikte] einstufen.« Dabei ging es darum, dass Lenzer und Brownlee bei früheren Artikeln einmal mit Ioannidis und einem anderen Forscher zusammengearbeitet hatten.

Da ich an dieser Stelle ja ebenfalls über Lenzer und Brownlee schreibe, sollte ich wohl lieber erklären, dass ich mich mit beiden getroffen habe und sie ebenso sehr schätze wie Flier.

Fehlverhalten sollten stets aufgedeckt werden. Lenzer hat Fliers Brief und ihre und Brownlees Korrekturen auf ihrer Webseite veröffentlicht,[176] und ich habe eine kurze Darstellung der Angelegenheit auf der Webseite meines Instituts für wissenschaftliche Freiheit eingestellt.[177]

Die mit Spannung erwarteten Ergebnisse der einzigen randomisierten Studie zum Tragen von Gesichtsmasken als Schutzmaßnahme gegen COVID-19-Infektionen wurden vom *New England Journal of Medicine, Journal of the American Medical Association* und *Lancet*[178] abgelehnt und blieben fünf Monate lang unveröffentlicht. Als der Artikel dann schließlich in den *Annals of Internal Medicine* erschien, stellte ein begleitender Leitartikel die Frage: »Ist es angesichts des heftigen Widerstands gegen die Empfehlungen zum Tragen von Masken in bestimmten Bereichen durch die Verantwortlichen und die Öffentlichkeit unverantwortlich, dass *Annals* diese Ergebnisse veröffentlicht, die von Maskengegnern leicht missbraucht werden könnten?«[179]

Natürlich nicht. Ganz im Gegenteil: *Zensur und Mobbing* sind unverantwortlich. Nach der Veröffentlichung der Studie schrieb Carl Heneghan, Professor für evidenzbasierte Medizin an der Universität Oxford, dass »die Evidenz zeigt, dass das Tragen von Masken in der Gemeinschaft die Infektionsraten nicht signifikant senkt«.[180] Seine Aussage war absolut korrekt; aber Sonia Sodha, die sich selbst als »Hauptautorin des *Observer* und Kolumnistin beim *Guardian* und *Observer*« bezeichnete, schrieb einen Artikel im *Guardian* mit folgender Überschrift: »Wir brauchen Wissenschaftler, die den Covid-Konsens hinterfragen, aber nicht als Agenten der Desinformation agieren«.

Sodha setzte ihre eigene Desinformation folgendermaßen fort: »Die wissenschaftlichen Erkenntnisse rund um Masken anzugreifen, ist nur eine Taktik, mit der die Anti-Wissenschafts-Lobby das Vertrauen in die öffentlichen Gesundheitsempfehlungen untergräbt. Als Facebook Heneghans Kommentar zu recht als Falschinformation einstufte, nahm er Zuflucht zu den sozialen Medien. Statt sich mit dem Inhalt der Kritik auseinanderzusetzen, twitterte er: »Was ist aus der akademischen Freiheit und der Redefreiheit geworden?« – eine Botschaft, die von prominenten Maskenskeptikern immer wieder geteilt wurde. »Akademische Freiheit hat nichts mit der Freiheit zu tun, Fehlinformationen zu verbreiten.«

Doch genau das hat Sodha getan. Da es ihr an rationalen Argumenten fehlte, bediente sie sich unter anderem der bekannten Taktik der Beschimpfung. Heneghans korrekte Interpretation wissenschaftlicher Erkenntnisse macht ihn nicht zu einem »Anti-Wissenschaftler« oder »prominenten Maskenskeptiker«.

Heneghan ist ebenfalls ein Freund von mir, doch diese Erklärung wird mir die Agenten der Desinformation nicht vom Hals halten. Denn sie respektieren die Regeln, an die sich der Rest von uns hält, nicht.

In Schweden wurden Ärzte eingeschüchtert, und ihre Arbeitsplätze gerieten in Gefahr, weil sie sich gegen die liberale Haltung des Landes in der Coronakrise ausgesprochen hatten.[181] Ein französischer Postdoktorand in Schweden erhielt mehrere Morddrohungen wegen seiner Bemerkungen über Didier Raoult, den französischen Forscher, der fälschlicherweise behauptet hatte, Hydroxychloroquin wirke gegen COVID-19.

Die Zensur ist allgegenwärtig. Stefan Baral, ein Epidemiologe am Johns Hopkins Center for Global Health, berichtet, dass ein von ihm verfasster Brief über die möglichen Schäden bevölkerungsweiter Lockdowns im April von über zehn wissenschaftlichen Zeitschriften und sechs Zeitungen abgelehnt wurde – manchmal mit der Behauptung, es stehe nichts Brauchbares drin. Das war das erste Mal in seiner Karriere, dass er einen Artikel nirgends unterbringen konnte.

Die Politisierung der Wissenschaft wurde bereits von einigen der schlimmsten Autokraten und Diktatoren der Geschichte mit Begeisterung eingesetzt und ist heute auch in Demokratien leider an der Tagesordnung.[182] Der medizinisch-politische Komplex tendiert zur Unterdrückung der Wissenschaft, um das Ansehen der Mächtigen zu erhöhen und sie zu bereichern. Je erfolgreicher und reicher die Mächtigen werden und je mehr sie sich an ihrer Macht berauschen, umso stärker werden die unbequemen Wahrheiten der Wissenschaft unterdrückt.

Wenn vertrauenswürdige Wissenschaft unterdrückt wird, sterben Menschen. Und wenn man Menschen mit abwertenden Bezeichnungen belegt, stirbt der rationale Dialog. Laut Merriam-Webster, das sich selbst als »Amerikas hilfreichstes und angesehenstes Wörterbuch« bezeichnet, scheint die UNESCO eine impfgegnerische Behörde zu sein, weil sie sich gegen eine Behandlung ohne informierte Zustimmung ausspricht. Ein Impfgegner ist »jemand, der gegen Impfungen und Gesetze ist, die Impfungen vorschreiben«.

Wer um ein kleines bisschen Freiheit bittet, ist also anscheinend fast schon ein Staatsfeind. Wir bewegen uns in die falsche Richtung.

Was sollten wir in Zukunft tun?

Wissen sammelt sich schnell an, und das Centre for Evidence-Based Medicine in Oxford betreibt eine sehr hilfreiche Webseite mit Analysen und Übersichten, die regelmäßig aktualisiert werden.[183]

Wie die COVID-19-Pandemie deutlich gezeigt hat, können Ängste und Sorgen den Gang der Ereignisse viel stärker beeinflussen als die Krankheit selbst.[184] Im Jahr 2005 prophezeite die WHO, dass schätzungsweise 2 bis

7,4 Millionen Menschen an der Schweinegrippe sterben würden, was sie sogar als »relativ konservative Schätzung« bezeichnete. Vier Jahre später sagte die britische Regierung voraus, dass während der Schweinegrippe-Pandemie des Jahres 2009 65 000 Bürger sterben könnten; doch in Wirklichkeit waren es weniger als 500.[185]

Angesichts solch düsterer Vorhersagen ist es vernünftig zu fragen, warum die drakonischen Maßnahmen, die wir jetzt ergriffen haben, nicht schon viel früher eingeführt wurden. Ich kenne die Antwort nicht. Aber sobald ein Land drastische Maßnahmen wie Lockdowns und Grenzschließungen einführt, werden andere Länder beschuldigt, verantwortungslos zu handeln, wenn sie es nicht genauso machen – auch wenn die Wirksamkeit solcher Maßnahmen gar nicht erwiesen ist. Politiker bekommen keinen Ärger, wenn ihre Maßnahmen zu drakonisch sind, sondern nur, wenn man ihnen vorwerfen kann, dass sie zu wenig getan haben.

Bereits im März 2020 sagte Ioannidis voraus, dass totale Lockdowns sehr lange andauern müssten, um die gewünschte Wirkung zu erzielen.[186] Ein weiteres Problem besteht darin, dass immer irgendwo Winter ist. Wir können nicht die ganze Welt mehr oder weniger dauerhaft in den Lockdown schicken, und die Menschen haben die Nase voll von all den Einschränkungen ihres Alltagslebens. Niemand hat jemals von der ganzen Welt verlangt, außergewöhnliche Anstrengungen zu unternehmen, um die Anzahl der Todesfälle durch Grippe zu senken. Selbst bei Coronaviren, die sogenannte leichte oder ganz normale Erkältungen hervorrufen, können die Todesfallraten bis zu 8 Prozent betragen, wenn ältere Menschen in Pflegeheimen sich damit infizieren.[187]

In den Umgang mit der nächsten Pandemie sollte man von Anfang an Wissenschaftler einbeziehen, und alles, was Politiker tun möchten, sollte zunächst einmal in randomisierten Studien getestet werden, wenn wir nicht wissen, ob es mehr Nutzen als Schaden bringt. Die Schließung von Restaurants, Sportstätten und anderen Einrichtungen, die Größe erlaubter Versammlungen, der Abstand zwischen Menschen, die Massentötung von Nutztieren – fast alles kann man in Studien testen, aber wir haben während der COVID-19-Pandemie so gut wie gar nichts getestet und daher auch nur sehr wenig gelernt.

Wir sollten es so machen wie Taiwan: aggressive frühzeitige Kontaktverfolgung, Tests bei vermuteten oder möglichen Coronafällen und Isolation außerhalb des eigenen Zuhauses. Wir sollten drastische Lockdowns vermeiden, so weit als möglich unser normales Leben weiterführen und dabei gleichzeitig versuchen, die gefährdetsten Personen zu schützen. Ich glaube, wir haben verlässliche Beweise dafür, dass die drakonischen COVID-19-Lockdowns mehr Schaden als Nutzen gebracht haben.

Ich halte das Tragen von Gesichtsmasken nicht für ein normales Leben. Viele Menschen hassen sie, und randomisierte Studien haben nicht gezeigt, dass sie etwas bringen. Man könnte sie in größeren Studien testen, doch angesichts der jetzigen Beweislage ist es falsch, sie den Menschen vorzuschreiben.

Viele tödliche Virusinfektionen sind von Tieren auf den Menschen übergesprungen, zum Beispiel Corona, Schweinegrippe, Vogelgrippe, AIDS, Ebola, Tollwut und Gelbfieber. Es wäre besser, die offenen Tiermärkte in Südostasien, auf denen katastrophale hygienische Bedingungen herrschen, zu schließen.

Amerika ist ein Sonderfall. Im Gegensatz zu anderen westlichen Ländern haben die USA eine schwache Infrastruktur für das Gesundheitswesen, und ihre Reaktion auf die Pandemie war dezentralisiert und inkonsequent.

Ein US-Kommentator schrieb, das Coronavirus habe Amerika nicht kaputt gemacht, sondern lediglich gezeigt, was in diesem Land ohnehin bereits kaputt war: »Jahrelange Angriffe auf die Regierung, die sie ausquetschen und ihre Moral untergraben, haben einen hohen Preis, den die Bevölkerung mit Menschenleben bezahlen muss. All die Programme, denen die Finanzierung entzogen wurde, die Vorräte, die aufgebraucht, und die Pläne, die verworfen wurden, haben uns zu einer zweitklassigen Nation gemacht.«[188]

Amerika hat das ineffektivste Gesundheitssystem aller Industrienationen. Aufgrund seiner Privatisierung ist es – gemessen am Anteil des Bruttosozialprodukts, der dafür ausgegeben wird – doppelt so teuer wie die Gesundheitssysteme in Europa, und doch ist die Lebenserwartung gesunder US-Amerikaner deutlich schlechter.[189] Diese Benachteiligung der Amerikaner ist nicht nur auf extreme Einkommensunterschiede und auf die weit verbreitete Armut zurückzuführen. Sie zeigt sich auch bei den Menschen, die eine Krankenversicherung, eine College-Ausbildung und ein höheres Einkommen haben und gesund leben[190] – wahrscheinlich, weil reiche Amerikaner öfter überdiagnostiziert und übertherapiert werden und übergewichtig sind. Alle Probanden in der Impfstoffstudie von

Moderna waren Amerikaner, und sie hatten im Durchschnitt ungefähr 20 Kilo Übergewicht.[191]

In einem Bericht des Commonwealth Fund aus dem Jahr 2008 nahmen die USA bei einer ganzen Reihe von Maßnahmen im Gesundheitswesen den letzten Platz unter 19 Industrieländern ein.[192] Den Schätzungen dieses Berichts zufolge könnte man in den USA, wenn das Land die gleichen Leistungsindikatoren erreichen würde wie andere Industrieländer, jedes Jahr mindestens 100 000 Menschenleben retten und mindestens 100 Milliarden Dollar einsparen.

Doch die Wahrheit zu sagen ist leider schwierig geworden. Politische Propaganda und Lügen haben dazu geführt, dass fast die Hälfte aller Amerikaner die Gesundheitsversorgung in den USA für die beste der Welt halten – wenn auch mit einem klar erkennbaren Unterschied in der politischen Orientierung: 68 Prozent der Republikaner und 32 Prozent der Demokraten sind von der überragenden Qualität des amerikanischen Gesundheitssystems überzeugt.[193]

Wenn Präsidentschaftskandidaten auf der politischen Bildfläche erscheinen, die nicht vorhaben, das ohnehin schon immense Wohlstandsgefälle durch Steuersenkungen noch zu vergrößern, sondern sich stattdessen gegen Rassendiskriminierung einsetzen, sich um die Armen kümmern und dafür sorgen wollen, dass alle Bürger die nötige Gesundheitsversorgung erhalten, verbreiten Fox News und ultrakonservative Kommentatoren wie Rush Limbaugh ungeheuerliche Lügen über sie. Der ehemalige US-Präsident Barack Obama beschreibt das in seinen herzzerreißenden Memoiren sehr treffend.[194]

Wenn Demokraten versuchen, die Gesundheitsversorgung zu verbessern, schreien Republikaner und deren Anhänger sofort »verstaatlichte Medizinversorgung«. Dies ist als Schimpfwort gemeint, obwohl es in Wirklichkeit nichts anderes bedeutet als eine Gesundheitsversorgung für alle, die durch öffentliche Finanzierung sichergestellt wird. Niemand, der das Herz auf dem rechten Fleck hat, kann dagegen etwas haben, schon gar nicht in einem so reichen Land wie Amerika.

Der dreifache Pulitzer-Preisträger Thomas L. Friedman erklärte, dass die amerikanischen Konservativen nicht richtig verstehen, was es bedeutet, in Dänemark eine kostenlose Gesundheitsversorgung für alle zu haben.[195] Dänemark ist weit davon entfernt, eine sozialistische Planwirtschaft zu sein. Dieses Land hat eine äußerst konkurrenzorientierte Marktwirtschaft, die einige der weltweit wettbewerbsfähigsten multinationalen Unternehmen hervorgebracht hat.

Das amerikanische Gesundheitssystem sollte von Grund auf verändert und auf ein öffentlich finanziertes System umgestellt werden, so wie wir es in Europa haben. Allerdings wird es äußerst schwierig sein, eine solche Veränderung in einem Land durchzusetzen, in dem Trump fast die Hälfte der Stimmen für eine Wiederwahl erhielt, nachdem er während seiner Präsidentschaft mehr als 20 000 falsche oder irreführende Behauptungen aufgestellt hatte.[196]

Bei Präsidentschaftskampagnen geht es besonders bösartig zu. Im Jahr 2008 etablierte die republikanische Vizepräsidentschaftskandidatin Sarah Palin einen neuen Tiefpunkt. Es ist Tradition, dass im Wahlkampf alles geäußert werden kann, egal, wie hasserfüllt, boshaft und verlogen es ist, und egal, ob sich die Anschuldigungen nicht gegen den demokratischen Kandidaten selbst richten, sondern gegen ein Familienmitglied, einen Freund oder entfernten Bekannten, oder ob einfach nur behauptet wird, während seiner Zeit an der Grundschule sei irgendetwas Ehrenrühriges passiert.[197]

In einem solchen Land ist es für die Wähler unmöglich, rational für das zu stimmen, was für sie selbst am besten ist. Daher wird Amerika sich nicht ändern, wenn nicht für ein Mindestmaß an Ehrlichkeit gesorgt wird. Trump propagierte seine Lügen über eine manipulierte Wahl bis zum Schluss und flößte seinen Anhängern so viel Hass ein, dass bewaffnete Randalierer die Hallen des Kongresses stürmten, um den Sieg von Joe Biden am 6. Januar 2021 zu verhindern.[198] Fünf Menschen kamen dabei ums Leben, darunter ein Polizist, der von dem Mob getötet wurde. Stunden nachdem er den Aufruhr angezettelt hatte, rief Trump seine Anhänger schließlich dazu auf, »wieder nach Hause zu gehen«, war aber in dem einminütigen Video die meiste Zeit damit beschäftigt, über seine Wahlniederlage zu lamentieren und Lügen darüber zu verbreiten. Am Abend rechtfertigte Trump das Vorgehen des Mobs und lobte ihn in einem Tweet, der von Twitter dann wieder gelöscht wurde. Das ist das Schlimmste, was wir in Amerika je erlebt haben: ein Angriff auf die Demokratie selbst.

Die meisten Amerikaner haben europäische Vorfahren, und viele Europäer haben amerikanische Freunde und sind sehr besorgt über das, was in diesem Land zurzeit passiert. Wir würden gerne helfen, und ich habe dafür folgenden Rat:

Ich bin gegen Zensur, aber die USA müssen ihre Verleumdungsgesetze im Hinblick auf die Verbreitung von böswilligen und offenkundigen Lügen und Hassreden erheblich verschärfen. Einigen amerikanischen Hasspredigern wurde die Einreise in viele europäische Länder verweigert. Um ein gut funktionierendes, öffentlich finanziertes Gesundheitswesen aufzubauen, müssen die USA ihre Kultur radikal verändern. Das geht nicht ohne Einführung harter Sanktionen bis hin zu langen Gefängnisstrafen. Das ist durchaus gerechtfertigt, denn wie wir in der COVID-19-Pandemie gesehen haben, können Lügen tödlich sein.

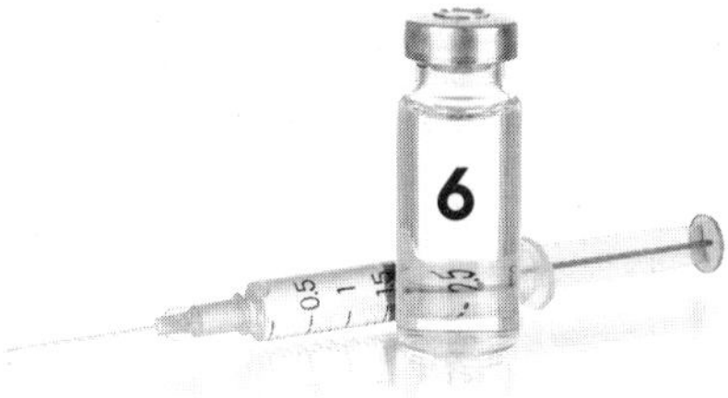

Humanes Papillomavirus (HPV)

In den bisherigen Kapiteln habe ich erläutert, wie ich zu dem Schluss gekommen bin, dass jeder Mensch sich gegen Masern impfen lassen sollte, während niemand eine Grippeschutzimpfung braucht.

Bei der HPV-Impfung ist diese Entscheidung viel schwieriger, denn dabei gibt es viele Unsicherheiten – sowohl im Hinblick auf den Nutzen als auch auf den Schaden dieser Impfung. Leider hat sich die öffentliche Debatte zu diesem Thema extrem polarisiert und zu stark vereinfacht: Auch wenn man nur eine ganz vernünftige Frage stellt, wird man oft sofort einem von zwei Lagern – für oder gegen die Impfung – zugeordnet.

Meine erste Begegnung mit dem HPV-Impfstoff hatte ich im Jahr 2008. Zum zwölften Geburtstag unserer ältesten Tochter erhielten wir einen Brief von einem Arzt, der uns aufforderte, sie bei einer von GlaxoSmithKline durchgeführte HPV-Impfstoffstudie anzumelden.[1] Ich bat um Einsichtnahme in das Studienprotokoll, und nachdem ich es gelesen hatte, machte ich den Arzt auf zwei Punkte aufmerksam:

»In dem 105-seitigen Protokoll steht nichts über schädliche Auswirkungen; es enthält nur einige nicht informative Kommentare wie ›im Allgemeinen sicher und gut verträglich‹. Zu diesem Thema werden die Leser auf die *Prüferinformation* verwiesen. In den Informationen für die Eltern ist zu lesen, dass der Impfstoff ›Auswirkungen auf Nervensystem, Blutzellen, Schilddrüse und Nieren gezeigt hat‹. Es wäre für uns wichtig zu wissen, was das bedeutet und wie häufig solche potenziell schweren Schäden auftreten. Falls diese Informationen in der *Prüferinformation* enthalten sind, hoffen wir, dass Sie uns diese zukommen lassen können. Ohne Statistiken über die unerwünschten Nebenwirkungen kann man keine fundierte Entscheidung treffen.«

»Auf Seite 79–83 des Prüfplans steht, dass Glaxo Eigentümer der Daten ist und die Prüfärzte keine realistische Möglichkeit haben, die Studie ohne Genehmigung des Unternehmens zu veröffentlichen – unter anderem deshalb, weil das Unternehmen Publikationen genehmigen muss und weil die einzelnen Prüfärzte keinen Zugang zu allen Daten der Studie erhalten, sondern nur zu ihren eigenen Daten«, schrieb der Arzt zurück.

Ich empfahl ihm, dafür zu sorgen, dass die Studie veröffentlicht werde, und zwar unabhängig von den Ergebnissen.

Er antwortete, dass es ihm leider nicht möglich sei, mir die *Prüferinformation* zuzusenden, gab aber keine Gründe dafür an.

Mit diesen Konditionen waren wir nicht einverstanden. Die möglichen Gesundheitsschäden schienen gravierend zu sein, aber wir konnten uns keine relevanten Informationen darüber beschaffen. Außerdem lagen den Behörden schon zum damaligen Zeitpunkt Tausende von Berichten über schwerwiegende Nebenwirkungen vor, die sogar zu einigen Todesfällen geführt hatten.

Im August 2015 lehnte ich eine Einladung zu einer Konferenz über mögliche Gesundheitsschäden durch den HPV-Impfstoff beim dänischen Gesundheitsministerium ab, da ich kein besonderes Interesse an dieser Impfung hatte. Der ehemalige Kabinettschef des Ministeriums überredete mich dennoch, zu kommen in der Hoffnung, ich würde feststellen, dass es wegen der Sicherheit des Impfstoffs keinen Grund zur Sorge gebe.

Aber es geschah genau das Gegenteil. Was mich am meisten beeindruckte, war ein Vortrag von Dr. Louise Brinth von der Danish Syncope Unit am *Frederiksberg*-Krankenhaus in Kopenhagen – einer Station zur Behandlung von Patienten mit Ohnmachtsanfällen –, die viele der betroffenen Mädchen (vorwiegend Elitesportlerinnen) behandelt hatte. Solche Patientinnen haben eine geschwächte Immunabwehr. Da lag es nahe, dass, falls nach der Impfung etwas schiefgehen sollte, vor allem diese Frauen davon betroffen sein könnten. Zuvor waren die meisten Patienten auf dieser Station ältere Menschen gewesen; doch jetzt waren plötzlich viele Mädchen oder junge Frauen darunter.[2]

Man vermutete, dass der HPV-Impfstoff schwerwiegende neurologische Störungen verursachen könnte, zum Beispiel ein Posturales Tachykardie-Syndrom (POTS), bei dem ein Wechsel vom Liegen zum Stehen einen abnorm starken Anstieg der Herzfrequenz verursacht, der mit Benommenheit, Denkstörungen, verschwommenem Sehen und Schwächezuständen einhergehen kann. Auch das Chronische Regionale Schmerzsyndrom (CRPS) gehörte zu diesen unerwünschten Nebenwirkungen.

Dänemark wandte sich mit seinen Bedenken an die Europäische Kommission, und im Juli 2015 wurde die Europäische Arzneimittelagentur (EMA) gebeten, die wissenschaftlichen Untersuchungen zu bewerten, die einen Zusammenhang zwischen dem HPV-Impfstoff und ernsthaften Gesundheitsschäden festgestellt hatten.3 Zu diesen Untersuchungen gehörten auch drei von Brinth und ihren Mitarbeitern veröffentlichte Artikel.[4],5,6 Sie hatten eine konsekutive Kohorte von 75 Patientinnen untersucht, die an die Syncope Unit überwiesen worden waren, um sich dort einem Kipptisch-Test wegen orthostatischer Unverträglichkeit und Symptomen zu unterziehen, die für eine autonome Dysfunktion sprachen. Man vermutete, dass es sich dabei um unerwünschte Nebenwirkungen der Impfung handeln könnte. Folgende Personen wurden aus diesen Untersuchungen ausgeschlossen: elf Patientinnen, weil die Symptome erst nach den ersten zwei Monaten nach der Impfung begonnen hatten; sieben mit bekannten chronischen Erkrankungen oder weil bei ihnen andere mögliche auslösende Faktoren vorlagen; und vier, die keinen zeitlichen Zusammenhang zwischen Impfung und Symptombeginn angeben konnten.

Die häufigsten Symptome bei den restlichen 53 Patientinnen waren Kopfschmerzen (100 Prozent), orthostatische Intoleranz (96 Prozent), Müdigkeit (96 Prozent), Übelkeit (91 Prozent), kognitive Funktionsstörungen (89 Prozent), Schlafstörungen (85 Prozent), Blähungen (77 Prozent), Lichtempfindlichkeit oder verschwommenes Sehen (70 Prozent), Bauchschmerzen (70 Prozent), unwillkürliche Muskelaktivität in Form von intermittierendem Tremor und myoklonischen Zuckungen (66 Prozent), neuropathische Schmerzen (66 Prozent) und Muskelschwäche in den Extremitäten (57 Prozent).[7] In sechs Fällen führte die Muskelschwäche zu einer Behinderung, bei der die Patientinnen nur noch sehr kurze Strecken gehen konnten und über längere Zeit an den Rollstuhl gefesselt waren. Alle Patientinnen bis auf eine (98 Prozent) klagten darüber, ernsthaft in ihren Alltagsaktivitäten eingeschränkt zu sein, und 75 Prozent konnten über zwei Monate lang nicht zur Schule oder Arbeit gehen.

Die Symptome einer Dysautonomie sind diffus und großflächig, da das autonome Nervensystem die meisten Gewebe und Organe unseres Körpers innerviert, überwacht und steuert.[8] Brinth argumentierte, dass das POTS wahrscheinlich eher als sekundäres Symptom einer anderen, noch nicht identifizierten Erkrankung betrachtet werden sollte und nicht als eigene Krankheit.

Wenn viele Menschen geimpft werden, könnten einige davon Autoimmunerkrankungen entwickeln, wie zum Beispiel Narkolepsie nach Grippeschutzimpfungen (siehe Kapitel 4). Wenn der HPV-Impfstoff eine Dysautonomie verursacht, müssten dabei Autoantikörper gegen das autonome Nervensystem zu finden sein. In einer Studie wurden beim größten Teil von 17 Patientinnen mit POTS tatsächlich solche Antikörper gefunden, wohingegen sieben Patientinnen mit vasovagalen Synkopen und elf gesunde Kontrollen keine Antikörper aufwiesen.[9] Eine andere, größere Studie wurde am Danish Syncope Centre durchgeführt: Sie zeigte, dass nach der Impfung bei den meisten Mädchen, die an POTS in Kombination mit anderen Dysautonomie-Symptomen litten, Autoantikörper festgestellt wurden, jedoch nur bei einem geringen Prozentsatz der gesunden geimpften Mädchen und bei noch weniger gesunden Kontrollpersonen.[10] Es gibt noch mehr solche Studien.[11]

Brinth war bei der Interpretation ihrer Studie über Symptome nach der Impfung sehr vorsichtig und behauptete keinen kausalen Zusammenhang.[12] Sie entdeckte bei 60 Prozent der Patientinnen ein POTS[13] und stellte fest, dass 87 beziehungsweise 90 Prozent der Patientinnen die offiziellen Kriterien für ein Chronisches Müdigkeitssyndrom (CFS) beziehungsweise eine Myalgische Enzephalomyelitis (ME) erfüllten.[14]

Die dänischen Gesundheits- und Arzneimittelbehörden legten der Europäischen Arzneimittel-Agentur (EMA) auch eine Übersichtsarbeit über die weltweiten Daten zu unerwünschten Nebenwirkungen der HPV-Impfstoffe vor, die vom Uppsala Monitoring Centre (einem WHO-Kooperationszentrum, das Berichte über vermutete Gesundheitsschäden durch Impfstoffe und andere Medikamente entgegennimmt) erstellt worden war.

Die EMA reagierte schnell. Bereits im November 2015 gab sie einen 40-seitigen Bericht heraus, in dem sie zu dem Schluss kam, dass »die Daten keinen kausalen Zusammenhang zwischen HPV-Impfung und CRPS und/oder POTS belegen« und dass »die Vorteile von HPV-Impfstoffen nach wie vor schwerer wiegen als ihre Risiken«.[15] Es gebe also keinen Grund zur Sorge.

Außerdem hieß es in dem Bericht, dass die Sicherheit der Impfstoffe weiterhin sorgfältig überwacht werden solle – eine Standardklausel zur Entlastung der Behörden, falls sich später herausstellen sollte, dass sie etwas übersehen haben. Die Medien verkündeten triumphierend, dass der Fall nun endgültig geklärt sei, und verhielten sich sehr aggressiv gegenüber Brinth und ihren Kollegen. Die Schlagzeile einer großen dänischen Zeitung lautete: »Argumente dänischer Wissenschaftler entkräftet: Kein Zusammenhang zwischen HPV-Impfstoff und schweren Symptomen. Europäische Arzneimittelagentur kritisiert Methoden der dänischen Wissenschaftler scharf«[16]

Dieser Artikel setzte eine Hexenjagd in Gang[17], obwohl Brinth nichts anderes getan hatte als das, was jeder Arzt tun sollte – nämlich, über seine Beobachtungen berichten, damit wir neue Erkenntnisse daraus gewinnen können. Ich kann nichts Falsches an ihren Methoden erkennen, doch die Zeitung verwies in ihrem Artikel unkritisch auf die Behauptung der EMA: »Alles in allem wird die Fallserie, über die Brinth und Kollegen berichten (2015), als hochselektierte Patientenstichprobe angesehen, die anscheinend so ausgewählt wurde, dass sie zur vorgefassten Hypothese einer durch Impfung verursachten Gesundheitsschädigung passt.«[18]

Diese Aussage der EMA war empörend und falsch. Brinth hatte in ihre Untersuchung alle nacheinander an sie überwiesenen Patientinnen aufgenommen,[19] mit Ausnahme derjenigen, die die Einschlusskriterien nicht erfüllten, und bei den Behauptungen der EMA handelte es sich um reine Vermutungen (»anscheinend«), die einem Vorwurf wissenschaftlichen Fehlverhaltens nahekamen. Da Brinths Studien ja erst zu der Hypothese geführt hatten, dass es sich dabei um Impfschäden handelte, ist die Möglichkeit, sie habe ihre Patientinnen so ausgewählt, dass sie zu einer vorgefassten Hypothese passten, von vornherein ausgeschlossen.

Die Zeitung hatte Leif Vestergaard, den Direktor der Dänischen Krebsgesellschaft, gefragt, ob er der Meinung sei, dass Brinths Untersuchungen an wissenschaftliches Fehlverhalten grenzten. Er antwortete, dass andere dieses Urteil fällen sollten, setzte aber hinzu, dass die EMA sehr herbe Kritik daran geäußert habe.

»Sehr herb« ist in Wirklichkeit jedoch nur die Tatsache, dass die Europäische Arzneimittel-Agentur solche Vorwürfe überhaupt geäußert und dass Vestergaard bereitwillig zu dieser Hexenjagd beigetragen hat. Nur wenige Wissenschaftler wären bereit, einen Verdacht über mögliche Gesundheitsschäden durch Medikamente zu äußern, wenn sie wüssten, dass ihnen dann womöglich solche Schikanen und Demütigungen bevorstehen. Brinth hat sehr unter diesen Angriffen gelitten;[20] sogar ihre Kinder wurden in der Schule gemobbt. Es ist unglaublich – aber das Klima der Inquisition wird uns wohl für immer und ewig begleiten.

Vestergaard hielt sich in seiner Kritik nicht zurück; er forderte die dänische Gesundheitsbehörde sogar auf, zu untersuchen, ob Kliniken wie das Syncope Centre über die richtigen Mitarbeiter verfügten. Das ist ganz typisch, wenn das Imperium zurückschlägt: »Wir machen kritische Stimmen mundtot, sagen das aber nicht direkt.«

In einem anderen Artikel, der am selben Tag erschien, erklärte Liselott Blixt, die Vorsitzende des parlamentarischen Gesundheitsausschusses jedoch: »Ich traue der Gruppe, die den Bericht erstellt hat, nicht. Ich war schon immer der Meinung, dass die falschen Leute mit der Untersuchung dieser Angelegenheit betraut worden sind. Die meisten von ihnen stehen oder standen auf der Gehaltsliste von Impfstoffherstellern. Sie sind sehr voreingenommen.«[21] Sie setzte hinzu, dass das Syncope Centre ihrer Meinung nach der glaubwürdigste Ansprechpartner in dieser Debatte sei. Darüber hinaus habe das Zentrum ja auch nicht gesagt, die Impfung solle gestoppt werden, sondern habe lediglich darauf hingewiesen, dass ihm viele kranke Mädchen zugewiesen worden seien und dass es diesbezüglich möglicherweise einen Zusammenhang gebe. Und das stimmt auch – aber Hexenjäger interessieren sich leider nicht für die Wahrheit.

Kritischer Journalismus ist heutzutage schwierig geworden, weil sich das Geld zunehmend in einigen wenigen Unternehmen konzentriert, die enormen Einfluss auf die Politik ausüben. Ich habe schon mehrfach erlebt, dass plötzlich Interviews mit mir nicht in den Medien erschienen, obwohl sie sehr relevant waren und obwohl die Journalisten, die die Interviewtexte verfassten, sehr sorgfältig gearbeitet hatten. Und jedes Mal fand ich hinterher heraus, dass diese Medien durch Industriegelder bestochen worden oder stark von Einnahmen aus der Pharmawerbung abhängig waren.

Die HPV-Impfstoffe stellen in dieser Hinsicht keine Ausnahme dar. Dänische Journalisten haben über eine Branche berichtet, die die Recherchen von Journalisten überwacht, Zweifel an ihren Quellen verbreitet und eine Atmosphäre der Angst und Einschüchterung schafft.[22] Ein Journalist, der an einer Story über ein Mädchen arbeitete, das die Schule abbrechen musste, nachdem es durch die HPV-Impfung schwere Schäden erlitten hatte, wurde von Mads Damkjær, Senior Market Access Manager bei Sanofi Pasteur MSD, kontaktiert, bevor die Geschichte gedruckt wurde. Damkjær versuchte ihn davon zu überzeugen, dass das Mädchen eine unzuverlässige Informationsquelle sei.

Einige Ärzte bezogen sich auf eine Broschüre, in der die Vorteile der Impfung erwähnt wurden. Sie lag in den Hausarztpraxen aus, und der Text stammte von einem Arzt, der auf der Gehaltsliste von Sanofi stand; doch alle lehnten ein Interview ab, weil sie Angst vor Sanofi hatten.

Eine andere Journalistin setzte sich mit dem dänischen Gesundheitsministerium in Verbindung, um ein Interview über mögliche Gesundheitsschäden durch den HPV-Impfstoff zu vereinbaren; doch am nächsten Tag wurde sie von der Mitarbeiterin einer für Sanofi tätigen PR-Agentur kontaktiert. Die Mitarbeiterin erklärte ihr, sie wisse, woran die Journalistin arbeite. Sie bezeichnete diese Nebenwirkung immer wieder als »Gerüchte« oder »Mythen« vonseiten der mächtigen, aber vollkommen unglaubwürdigen amerikanischen Anti-Impf-Lobby.

Am selben Tag, an dem die Journalistin ihren Artikel veröffentlichte, beschwerte Damkjær sich beim Herausgeber und bezeichnete die Journalistin als »unmögliche Person, die nur geil darauf sei, auf die Titelseite zu kommen« und die »Zahlen und Fakten liest, so wie Satan die Bibel liest«. Damkjær fügte hinzu, die dänischen Medien stünden so sehr unter Druck, dass man mit arbeitslosen Journalisten Schweine füttern könne, und dass weder Fleiß noch Fairness noch eine kritische Einstellung zu ihren Quellen zu den Tugenden dieser katastrophalen Journalistin zählten.

Der Journalistin fiel auf, dass die Ärzte, die den Behörden ihre Bedenken mitgeteilt hatten, nicht zu Interviews bereit waren aus Angst, es könne ihrer Beziehung zur Industrie schaden und mit radikalisierten »Idioten«, die gegen Impfungen sind, in Verbindung gebracht zu werden.

Damkjær zufolge führten die kritischen Berichte von Journalisten dazu, dass fünf der 1300 Mädchen, die nicht geimpft werden würden, sterben müssten. Das sagt eine ganze Menge über Sanofis Umgang mit Zahlen aus. (Siehe auch den folgenden Bericht, wie Sanofi der Aufforderung, POTS-Fälle in seiner Datenbank aufzuspüren, nicht Folge leistete.)

Fehler in der Beurteilung von Impfschäden durch die EMA

Wie bereits erwähnt, veröffentlichte die Europäische Arzneimittel-Agentur im November 2015 einen 40-seitigen Bericht, in dem sie zu dem Schluss kam, dass die HPV-Impfstoffe keine ernsthaften neurologischen Schäden verursachen.[23] Wir wollten bei der Europäischen Bürgerbeauftragten eine Beschwerde über einen Verwaltungsmissstand bei der EMA einreichen, doch den Regeln zufolge mussten wir uns zunächst bei der Organisation selbst beschweren.

Im Mai 2016 reichten wir eine 19-seitige Beschwerde[24] ein, in der wir auch zu einem durchgesickerten vertraulichen Bericht Stellung nahmen, der als Briefing für die von der EMA eingesetzte wissenschaftliche Beratergruppe diente.[25] Diese 256-seitige *Briefing Note für Experten* war auf jeder Seite mit dem Stempel »Vertraulich« versehen. Sie zeigt, dass es erhebliche Meinungsverschiedenheiten zwischen den Experten gab, was auf mehr Unsicherheit in der wissenschaftlichen Datenlage schließen lässt, als der offizielle Bericht der EMA verriet.[26-29]

Die EMA verließ sich darauf, dass die Impfstoffhersteller Gesundheitsschäden lückenlos melden

Die Antworten der EMA an uns waren enttäuschend. Auf einige unserer Bedenken ging sie gar nicht ein und mehrere ihrer Aussagen waren falsch oder extrem irreführend. Wir haben unsere wichtigsten Beobachtungen dazu veröffentlicht.[30]

Trotz zahlreicher Skandale, bei denen Hunderttausende von Patienten unnötigerweise sterben mussten, weil schwere Gesundheitsschäden verheimlicht worden waren,[31,32] haben die Zulassungsbehörden immer noch Vertrauen zu den Arzneimittelherstellern. Die EMA forderte die Hersteller auf, zu untersuchen, ob ihre Impfstoffe sicher seien, ihre Studien auf CRPS- und POTS-Fälle hin zu überprüfen, die Ergebnisse aus der Überwachung ihrer Medikamente nach der Markteinführung durchzugehen, anhand dieser Daten Analysen »beobachteter versus zu erwartender« unerwünschter Ereignisse zu erstellen und die veröffentlichte wissenschaftliche Literatur zu überprüfen und zu bewerten.[33]

Die Schwächen in der wissenschaftlichen Arbeitsweise der Unternehmen waren offenkundig. In dem offiziellen Bericht der EMA[34]wurde kein Wort darüber verloren, dass die Strategien, die die Hersteller zur Auswertung ihrer Datenbanken einsetzten, unzureichend waren[35] und dass dabei viele unerwünschte Nebenwirkungen übersehen worden sein müssen.[36] Die Unternehmen suchten zum Beispiel nicht nach *Kopfschmerzen*, obwohl alle Patientinnen von Brinth unter Kopfschmerzen litten. *Schwindel* zählte nur dann als Nebenwirkung, wenn er zusammen mit *orthostatischer Intoleranz* oder einem *Anstieg orthostatischer Herzfrequenzreaktion* auftrat. Trotzdem gab die EMA die von den Herstellern konstruierten CRPS- und POTS-Inzidenzraten in ihrem Bericht unkritisch wieder.[37,38]

Die Recherchen der Industrie vor der Überprüfung durch die EMA waren ebenfalls unzulänglich gewesen. Im Jahr 2014 forderte die dänische Arzneimittelbehörde das Unternehmen Sanofi Pasteur MSD, das Gardasil (einen der HPV-Impfstoffe) herstellt, auf, in seiner Datenbank nach bestimmten Symptomen – unter anderem Schwindel, Herzrasen, schnelle Herzfrequenz, Tremor, Müdigkeit und Abgeschlagenheit und Ohnmachtsanfällen – zu suchen. Trotz dieser klaren Anweisungen suchte Sanofi nur nach *Haltungsschwindel, orthostatischer Intoleranz* und *Herzrasen und Schwindel*. Den Behörden fiel dies auf, weil in den Suchen von Sanofi nur 3 von 26 registrierten dänischen Berichten über POTS auftauchten.[39]

Die EMA wusste, dass sie den Arzneimittelherstellern nicht trauen konnte. Ein Kollege ließ uns eine Kopie eines Expertengutachtens über Gardasil 9, die neunwertige Version von Gardasil, zukommen, das im Auftrag der EMA verfasst worden war.[40] Die Gutachter äußerten darin ihre Sorgen, dass Sanofi es umgangen hatte, mögliche Fälle schwerer Gesundheitsschäden durch den Impfstoff festzustellen. Ihre Besorgnis wurde von den eigenen Studieninspektoren der EMA[41] geteilt, die kritisierten, dass unerwünschte Ereignisse nur über einen Zeitraum von 14 Tagen nach jeder Impfung gemeldet wurden. Alle neuen Symptome, die zu anderen Zeitpunkten auftraten, wurden als »neue Arzneimittelereignisse« gemeldet, ohne ärztliche Beurteilungen oder endgültige Folgen zu dokumentieren. Sie äußerten sich außerdem besorgt darüber, dass keine Meldung schwerwiegender unerwünschter Ereignisse während des gesamten Studienverlaufs verlangt wurde, obwohl systemische Nebenwirkungen noch lange nach Verabreichung der Impfstoffe auftreten können.[42] Die Inspektoren kritisierten auch, dass in der Datenbank zur klinischen Sicherheit bei drei Personen nach Erhalt von Gardasil 9 ein POTS diagnostiziert worden war, diese Fälle jedoch nicht als unerwünschte Ereignisse gemeldet wurden, und dass ein Fall von POTS nach Verabreichung von Gardasil nicht als unerwünschtes Ereignis, sondern als »neues anamnestisches Ereignis« bezeichnet wurde. Zu den Kritikpunkten zählten weiter, dass eine Krankenhauseinweisung wegen starken Schwindels nicht als schweres unerwünschtes Ereignis gemeldet wurde und dass bei einer anderen Probandin der Begriff »Dysautonomie« nicht in der Liste unerwünschter Ereignisse aufgeführt war.

Das sind sehr schwerwiegende Kritikpunkte, ebenso hat ein Enthüllungsjournalist des Online-Magazins *Slate* ähnliche Beobachtungen gemacht.[43] Er erwähnte drei Däninnen, bei denen nach der Impfung mit Gardasil im Rahmen einer klinischen Studie schwere unerwünschte Ereignisse auftraten, deren Beschwerden jedoch nie als unerwünschte Ereignisse registriert wurden, obwohl man das hätte tun sollen. Als der Journalist sich deshalb an die Prüfärztin Dr. Anette Kjærbye-Thygesen vom Krankenhaus Hvidovre wandte, die zwei dieser Fälle betreute, lehnte sie ein Interview ab. Der Pressesprecher des Krankenhauses schrieb in einer E-Mail: »Bezüglich der Registrierung verschiedener Symptome und Gesundheitsdaten gibt die Ärztin an, sie habe sich an das Studienprotokoll gehalten.« Das Krankenhaus weigerte sich ebenfalls, auf die Fragen des Journalisten einzugehen.

Eine der drei Frauen hatte während der vierjährigen Studie bei jeder Visite mit dem Studienpersonal über ihre Symptome gesprochen und sogar erwähnt, dass ihre Krankheit sie zum Abbruch ihrer Schulausbildung gezwungen habe. Aber niemand nahm sie ernst. Man erklärte ihr nur immer wieder: »Solche Nebenwirkungen beobachten wir bei diesem Impfstoff nicht.«

Brinth erzählte mir von vielen solchen Versäumnissen, nachdem sie durch eine Kollegin, die in einer Studie als Prüfärztin tätig war, davon erfahren hatte.

Obwohl Merck das Gegenteil behauptet, gibt es im vertraulichen Studienprotokoll dieses Unternehmens keinen Hinweis darauf, dass es ein »neues anamnestisches Ereignis« als Sicherheitsmetrik verwenden würde.[44] Das wäre auch gar nicht möglich gewesen: Das Arbeitsblatt ließ nur eine Zeile pro Eintrag zu, ohne Angaben zu Schweregrad, Dauer oder Verlauf der Symptome. (Ein schwerwiegendes unerwünschtes Ereignis ist eines, das zum Tod führt, lebensbedrohlich ist, eine Krankenhauseinweisung oder Verlängerung eines Krankenhausaufenthalts erfordert, zu einer dauerhaften oder erheblichen Behinderung führt oder eine angeborene Anomalie oder einen Geburtsfehler darstellt.)

Ich habe noch nie gehört, dass Sicherheitsdaten auf diese Weise erhoben werden. Eigentlich hätte jeder neue Befund automatisch zur Meldung eines unerwünschten Ereignisses führen müssen. Eine Pressesprecherin der dänischen Arzneimittelbehörde, die das Future-2-Protokoll von Merck im Jahr 2002 genehmigte, wies darauf hin, dass »neue anamnestische Ereignisse« oder »neue Erkrankungen« darin nicht erwähnt seien. In einer E-Mail schrieb sie: »Uns ist auch nicht bekannt, ob diese Kategorie schon einmal in anderen klinischen Arzneimittelstudien verwendet worden ist, weil es sich dabei nicht um Begriffe handelt, die laut Richtlinien verwendet werden.«[45]

Eine Beraterin für Arzneimittelsicherheit bei einem multinationalen Pharmakonzern erklärte der Journalistin: »Alles, was von der ersten bis zur letzten Injektion plus einer Nachbeobachtungsphase auftritt, bezeichnen wir als therapieassoziierte unerwünschte Ereignisse.« Sie wunderte sich über die kurzen, unterbrochenen Nachbeobachtungszeiträume der Gardasil-Studien (nur 14 Tage), über die Entscheidung von Merck, nichtschwerwiegende unerwünschte Ereignisse bei sämtlichen Studienteilnehmerinnen nicht zu melden, und auch darüber, dass viele solche Nebenwirkungen als »anamnestische Ereignisse« abgetan worden waren. »Das ist totaler Quatsch«, erklärte die Beraterin für Arzneimittelsicherheit uns und bat darum, nicht genannt zu werden, weil sie befürchtete, mit solchen Äußerungen ihre Position in der Branche zu gefährden.[46]

In ihrem Abschlussbericht, in dem sie eine bedingte Zulassung von Gardasil 9 empfahlen, forderten die EMA-Gutachter Merck auf, »die Auswirkungen [seiner] unkonventionellen und möglicherweise suboptimalen Methode zur Meldung unerwünschter Ereignisse zu erörtern und Bestätigungen für die Vollständigkeit und Richtigkeit aller in dem Zulassungsantrag angegebenen Sicherheitsdaten zu liefern«. In der öffentlich zugänglichen Beurteilung von Gardasil 9 durch die EMA waren jedoch sämtliche Erwähnungen von Sicherheitsbedenken gestrichen worden.[47]

Die Journalistin setzte sich mit Dr. Susanne Krüger Kjær, einer Professorin der dänischen Krebsgesellschaft, die den dänischen Teil von Future 2 überwachte, in Verbindung; doch diese lehnte es ebenfalls ab, auf die Sicherheitsbedenken einzugehen: »Ich kann keine dieser Fragen beantworten, weil ich die Studie nicht entwickelt habe.« Trotzdem ist sie dafür verantwortlich, weil sie eine der Autorinnen des Studienberichts ist, der im Jahr 2007 im *New England Journal of Medicine* erschien und in dem keine »neuen anamnestischen Ereignisse« erwähnt wurden.[48]

Keine Placebokontrollen in den Studien

Es gab auch noch andere gravierende Hindernisse bei der Beurteilung schwerer Gesundheitsschäden durch die Impfstoffe. Die Europäische Arzneimittel-Agentur erlaubte es den Herstellern, das, was fälschlicherweise als »Placebogruppen« bezeichnet wurde, in ihren Studien in einen Topf zu werfen. Wir beschwerten uns im Oktober 2016 bei der Europäischen Bürgerbeauftragten darüber,[49] und in der sich daraus ergebenden Korrespondenz erklärte der Geschäftsführer der EMA, Guido Rasi, der Bürgerbeauftragten, dass »alle Studien, die für den Zulassungsantrag von Gardasil eingereicht wurden, placebokontrolliert waren«.[50] Auch der offizielle Bericht der EMA vermittelt diesen Eindruck und erwähnt »Placebo-Kohorten« für die Gardasil-Studien und »eine Vergleichsgruppe (die entweder Placebo oder einen anderen Impfstoff erhielt)« für die Cervarix-Studien.[51] In ihren Anmerkungen schrieb die EMA über mögliche Zusammenhänge zwischen dem Impfstoff und CRPS, dass die wenigen Fälle, die aus den randomisierten klinischen Studien berichtet wurden, »gleichmäßig zwischen der qHPV- und der Placebogruppe verteilt waren, was nicht auf einen Zusammenhang schließen lässt«.[52] Zur gleichen Schlussfolgerung kam die EMA auch im Hinblick auf POTS: »Die wenigen Fälle, die aus den RCTs berichtet wurden, deuten nicht auf ein Ungleichgewicht zwischen qHPV- und Placebogruppe hin und lassen nicht auf einen Zusammenhang schließen.«

Wir hatten den Eindruck, dass die Arzneimittelhersteller und die EMA sich wissenschaftlichen Fehlverhaltens schuldig gemacht hatten, da keiner dieser Vergleiche gegen Placebo, sondern gegen einen anderen Impfstoff oder Hilfsstoff durchgeführt worden war. Diese Meinung brachten wir in unserer Beschwerde an die EMA auch zum Ausdruck.[53]

Keine einzige Studie war wirklich placebokontrolliert (das heißt, mit einer Kochsalzlösung als Placebo) durchgeführt worden.[54] In einer Studie zu Gardasil erhielten 597 Kinder ein sogenanntes Placebo, das alle Hilfsstoffe in der Trägerlösung enthielt. In einer Studie zu Gardasil 9 erhielten 306 Teilnehmerinnen eine Kochsalzlösung als Placebo. Doch da sie alle zuvor schon mit Gardasil geimpft worden waren,[55] wurden diejenigen, die Gardasil nicht vertrugen, wahrscheinlich nicht in die Studie aufgenommen. In den anderen Gardasil-Studien erhielt die Kontrollgruppe einen stark immunogenen Hilfsstoff namens amorphes Aluminiumhydroxyphosphatsulfat (AAHS), AlHO9PS^{-3}.

In den Studien zu Cervarix (GlaxoSmithKline) erhielt die Kontrollgruppe entweder einen Impfstoff gegen Hepatitis A oder B,[56,57] der einen aluminiumhaltigen Hilfsstoff enthält, der demjenigen in den HPV-Impfstoffen des Unternehmens ähnelt, oder nur den Hilfsstoff $Al(OH)_3$.

Die Verwendung aktiver Vergleichssubstanzen kann es unmöglich machen, schwere durch HPV-Impfstoffe verursachte Gesundheitsschäden in den randomisierten Studien zu erkennen, wenn die Vergleichssubstanzen ähnliche Schäden verursachen. Die EMA ging in ihrem offiziellen Bericht nicht auf diese grundlegende Schwäche der Studien ein;[58] doch sie wurde von zwei Ärzten, die nicht zur Expertengruppe der EMA gehörten, in den geheimen Anmerkungen angesprochen.[59] Diese Ärzte erklärten, dass Gardasil zunächst mit einer Placebogruppe verglichen worden sei, wobei die Anzahl unerwünschter Reaktionen viel höher war und diese Reaktionen auch viel schwerwiegender waren als in der Kontrollgruppe. Nach diesem Vergleich mit einer 320 Probanden umfassenden Kochsalzlösungs-Placebogruppe wurde schnell auf ein aluminiumhaltiges Placebo umgestiegen, was den Vergleich verzerrte. Außerdem würde sich niemand freiwillig mit einem toxischen Hilfsstoff impfen lassen wollen, was auch gar nicht notwendig war, da er auch eine harmlose Kochsalzlösung erhalten konnte. Die Ärzte verwiesen in ihrer Aussage, dass die Unterschiede zwischen Gardasil und Kochsalzlösung sehr groß gewesen seien, auf die Packungsbeilage von Merck. Außerdem zeigten sie zwei Tabellen aus der Packungsbeilage und stellten fest, dass das Kochsalzlösungs-Placebo nur in der Tabelle zu lokalen Reaktionen an der Injektionsstelle separat aufgeführt worden war, während die Kochsalzlösungs- und die Hilfsstoff-Gruppe bei den schwerwiegenden unerwünschten Reaktionen miteinander kombiniert worden waren, »vielleicht, um die großen Unterschiede zwischen diesen beiden Gruppen zu verschleiern«.

Die WHO hat erklärt, dass die Verwendung eines Hilfsstoffs oder eines anderen Impfstoffs als Vergleichssubstanz anstelle eines Placebos die Beurteilung der Schädlichkeit eines Impfstoffs erschwert und dass in Impfstoffstudien gegen Krankheiten, für die es noch keine bereits existierenden Impfstoffe gibt, ein Placebo verwendet werden kann.[60,61]

Da die HPV-Impfstoffe und deren Hilfsstoffe[62] ähnliche Nebenwirkungsprofile aufwiesen, kamen Hersteller und Zulassungsbehörden zu dem Schluss, dass die Impfstoffe sicher seien. Das ist so, als würde man behaupten, dass Zigaretten und Zigarren sicher sein müssen, weil sie ähnliche Nebenwirkungsprofile haben.[63]

Die von der FDA genehmigte Packungsbeilage für Gardasil ist sehr aufschlussreich:[64] Sie bestätigt die Beobachtung von Brinth, dass die häufigste unerwünschte Nebenwirkung Kopfschmerzen sind. Außerdem erwähnt sie, dass andere häufige Nebenwirkungen (Häufigkeit von mindestens 1,0 Prozent und höher als in der AAHS-Kontrollgruppe [also der Kontrollgruppe, die den aluminiumhaltigen Hilfsstoff erhielt] oder der Kochsalzlösungs-Placebogruppe) Fieber, Übelkeit und Schwindel sowie Schmerzen, Schwellungen, Erytheme, Juckreiz und Blutergüsse an der Injektionsstelle sind. Das sind ziemlich viele zusätzliche unerwünschte Nebenwirkungen zu denjenigen bei den Kontrollen, wenn man bedenkt, dass bei den Probanden in den Kontrollgruppen ebenfalls Nebenwirkungen auftraten.

Merck erwähnt 18 083 Probanden, die an sieben klinischen Studien teilnahmen, bei denen die Kontrollgruppe AAHS (fünf Studien) oder Kochsalzlösungs-Placebo (eine Studie) erhielt, während die letzte Studie keine Kontrollgruppe umfasste. Die Probanden erhielten die Injektionen am Tag ihrer Aufnahme in die Studie und nach ungefähr zwei und sechs Monaten; und wie bereits erwähnt, wurde die Sicherheit nach jeder Injektion 14 Tage lang untersucht.

Tabelle 1 in der Packungsbeilage zeigt, dass Gardasil mehr lokale Reaktionen verursacht als der Hilfsstoff, der wiederum mehr lokale Reaktionen hervorruft als das Kochsalzlösungs-Placebo (und Tabelle 4 zeigt, dass diese Reaktionen auch schwerwiegender sind).

Tabelle 1: Unerwünschte Reaktionen an der Injektionsstelle bei Mädchen und Frauen im Alter von 9 bis 26 Jahren*

Unerwünschte Reaktion (1 bis 5 Tage nach der Impfung)	GARDASIL (n = 5088) %	AAHS-Kontrolle† (n = 3470) %	Kochsalzlösungs-Placebo (n = 320) %
Injektionsstelle			
Schmerzen	83,9	75,4	48,6
Schwellung	25,4	15,8	7,3
Erythem	24,7	18,4	12,1
Juckreiz	3,2	2,8	0,6
Bluterguss	2,8	3,2	1,6

* Die bei den Probanden, die GARDASIL erhielten, beobachteten unerwünschten Reaktionen an der Injektionsstelle traten bei mindestens 1 Prozent und häufiger auf als in der AAHS-Kontrolle oder bei den Probanden, die ein Kochsalzlösungs-Placebo erhielten.
† AAHS-Kontrolle = amorphes Aluminiumhydroxyphosphatsulfat

Hätte die Kontrollgruppe keine Injektion erhalten, so wären keine »lokalen Reaktionen an der Injektionsstelle« zu berichten gewesen. Daher ist es nicht richtig, die beiden Kontrollgruppen in einen Topf zu werfen; doch in allen Tabellen zu systemischen unerwünschten Ereignissen tat Merck genau das.

Kopfschmerzen waren die am häufigsten berichtete unerwünschte systemische Nebenwirkung: 28,2 Prozent unter Gardasil und 28,4 Prozent unter »AAHS-Kontrolle oder Kochsalzlösungs-Placebo«. Die am zweithäufigsten berichtete systemische Nebenwirkung war Fieber: 13,0 gegenüber 11,2 Prozent. Ich glaube nicht, dass über 10 Prozent der Mädchen und Frauen im Alter von 9 bis 26 Jahren in einem zufälligen Zeitraum von 14 Tagen Fieber bekommen hätten, wenn sie keinen Impfstoff oder Hilfsstoff erhalten hätten. Die fast identischen Prozentsätze zeigen uns also, dass Hilfsstoffe nicht sicher sind.

Die Berichterstattung von Merck über schwerwiegende Nebenwirkungen ist äußerst irreführend: »Schwerwiegende unerwünschte Reaktionen in der gesamten Studienpopulation: über alle klinischen Studien hinweg 258 Personen (GARDASIL n = 128 oder 0,8 Prozent; Placebo n = 130 oder 1,0 Prozent) von 29 323 (GARDASIL n = 15 706; AAHS-Kontrolle n = 13 023; oder Kochsalzlösungs-Placebo n = 594).« Dieser Satz ist schwer zu verstehen, und es gab keine 130 Reaktionen unter Placebo, weil 130/594 = 22 Prozent und nicht 1,0 Prozent. Das, was Merck als Placebo bezeichnet, schließt auch die Gruppe ein, die den Hilfsstoff erhielt.

Über die Todesfälle wurde in ähnlich irreführender Weise berichtet, als hätte es 19 Todesfälle unter Placebo gegeben; doch der größte Teil der »Placebos« bestand in dem Hilfsstoff. Die Todesrate betrug sowohl in der Gardasil-Gruppe als auch in der Hilfsstoff-/Placebo-Gruppe 0,1 Prozent.

Tabellen gaben auch Auskunft über systemische Autoimmunerkrankungen, die bei 2,3 Prozent versus 2,3 Prozent der Frauen und 1,5 Prozent versus 1,5 Prozent der Männer auftraten. Es ist völlig unangemessen, systemische Autoimmunerkrankungen nur innerhalb von 14 Tagen nach der dritten Impfung zu erfassen, da es viel länger dauern kann, bis sie entstehen oder diagnostiziert werden. Auch Todesfälle könnten erst zu einem späteren Zeitpunkt auftreten. Abgesehen davon frage ich mich, warum so viele Menschen innerhalb so kurzer Zeit systemische Autoimmunerkrankungen entwickelt haben.

Es ist unfassbar, dass die Food and Drug Administration Merck so irreführende Informationen durchgehen ließ und keinen Einspruch dagegen erhob, dass schwerwiegende unerwünschte Ereignisse in den Studien nur innerhalb eines Zeitraums von 14 Tagen nach der Impfung dokumentiert wurden.

Wir wissen kaum etwas über die unerwünschten Nebenwirkungen von Hilfsstoffen

In einer E-Mail an die Bürgerbeauftragte erklärte EMA-Direktor Guido Rasi, dass die aluminiumhaltigen Hilfsstoffe sicher seien. Ihre Verwendung sei bereits seit mehreren Jahrzehnten üblich, und die Substanzen seien im Europäischen Arzneibuch definiert.[65] Außerdem erwähnte Rasi, dass die Daten zur Sicherheit der Hilfsstoffe viele Jahre lang von der EMA und anderen Gesundheitsbehörden – zum Beispiel der Europäischen Behörde für Lebensmittelsicherheit, der FDA und der WHO – beurteilt worden seien. Er verwies auf alle drei Behörden; doch keine von ihnen bestätigte seine Behauptung bezüglich der Sicherheit.

Alle drei Links – zur EMA, FDA und WHO – waren tot.[66] Einer funktionierte zwei Jahre später wieder, enthielt aber nichts von Bedeutung. Bei dem Link zur Europäischen Behörde für Lebensmittelsicherheit ging es um die Sicherheit der Aufnahme von Aluminium über die Nahrung, was aber nichts mit aluminiumhaltigen Hilfsstoffen in Impfstoffen zu tun hat. Aluminium wird im Darm sehr schlecht resorbiert; fast das ganze resorbierte Aluminium wird vom Körper wieder ausgeschieden.

Der letzte Link führte zu einem WHO-Bericht, in dem ein Global Advisory Committee on Vaccine Safety (GACVS) insgesamt 280 Wörter über aluminiumhaltige Hilfsstoffe schrieb. Darin ging das GACVS auf zwei veröffentlichte Studien ein, in denen behauptet wurde, dass Aluminium in Impfstoffen mit Störungen des Autismus-Spektrums einhergeht, und kam zu dem Schluss, dass diese beiden Studien schwerwiegende Mängel aufwiesen. Außerdem überprüfte das GACVS auch die durch zwei FDA-Risikobewertungsmodelle für aluminiumhaltige Impfstoffe generierten Daten. Darin wies die FDA darauf hin, dass die Körperbelastung durch Aluminium nach Injektionen aluminiumhaltiger Impfstoffe niemals die in den USA gesetzlich vorgeschriebenen Sicherheitsgrenzwerte auf der Basis von oral aufgenommenem Aluminium überschreitet. Rasis Zitat aus dem GACVS-Bericht ist irreführend, da es oral aufgenommenes Aluminium mit den Auswirkungen von parenteral, also unter Umgehung des Darmtrakts, über einen Hilfsstoff verabreichtem Aluminium verwechselt. Außerdem spiegeln die klinischen Auswirkungen wahrscheinlich nicht die Dosis des Metalls (Aluminium) wider, sondern die Immunogenität, die der Grund für die Verabreichung des Hilfsstoffs ist.[67]

Im Gegensatz zu Rasis Behauptungen über das Europäische Arzneibuch sind die Eigenschaften aluminiumhaltiger Hilfsstoffe schlecht definiert. Rasi erweckt den Eindruck, als hätten die aluminiumhaltigen Hilfsstoffe in den HPV-Impfstoffen Ähnlichkeit mit denen, die seit dem Jahr 1926 verwendet werden.[68] Bei dem in Gardasil enthaltenen Hilfsstoff handelt es sich jedoch um amorphes Aluminiumhydroxyphosphatsulfat ($AlH_{0}9PS^{-3}$) oder AAHS, das andere Eigenschaften hat als Aluminiumhydroxid (die von Rasi erwähnte Substanz).

Wir haben untersucht, ob die Sicherheit von AAHS jemals im Vergleich zu einer inaktiven Substanz am Menschen getestet wurde, konnten dafür aber keine Belege finden. Die chemische Formel des von Merck verwendeten AAHS wird geheim gehalten, und seine Eigenschaften variieren von Charge zu Charge, ja sogar innerhalb einzelner Chargen.[69,70] Daher sind wahrscheinlich auch die durch den Hilfsstoff verursachten Schäden Schwankungen unterworfen.

Bei Aluminiumhydroxid haben Human- und Tierstudien ein Risiko für Gesundheitsschäden gezeigt. In einer großen randomisierten Studie an Menschen verursachten Grippeimpfstoffe, die einen Hilfsstoff enthielten, im Vergleich zu denjenigen, die keinen Hilfsstoff enthielten, um 34 Prozent mehr unerwünschte Ereignisse, Risikoverhältnis 1,34 (1,23 bis 1,45, $p < 0{,}0001$), und auch mehr schwere unerwünschte Ereignisse, Risikoverhältnis 2,71 (1,65 bis 4,44, $p < 0{,}0001$) (meine eigenen Berechnungen).[71] Diese unerwünschten Ereignisse wurden nur bis zu drei Tage nach der Impfung dokumentiert.

Die wenigen Studien, die bisher zu Aluminiumhydroxid und ähnlichen Hilfsstoffen durchgeführt wurden, sind äußerst unzulänglich. In einer Studie wurden zum Beispiel nur zwei Kaninchen pro Hilfsstoff untersucht, und die Nachbeobachtung war zu kurz, um herauszufinden, was mit dem Aluminium geschah, das nicht ausgeschieden wurde (der größte Teil der injizierten Menge).[72]

Redaktionelles Fehlverhalten bei Tierstudien mit Aluminiumhydroxid-Hilfsstoff

Landwirte hatten bei Schafen, die gegen die Blauzungenkrankheit geimpft worden waren, schwerwiegende Verhaltensänderungen beobachtet,[73] die im Jahr 2013 in einer experimentellen Studie bestätigt wurden.[74] In Tierstudien zeigten sich bei der Autopsie schwere Meningoenzephalitis und Nervennekrose. Bei Mäusen konnte nach Injektionen mit Aluminiumhydroxid-Hilfsstoff nachgewiesen werden, dass das Aluminium von der Injektionsstelle ins zentrale Nervensystem gelangt war.[75]

Eine spätere Studie zeigte, dass es bei Schafen, denen man wiederholt den Hilfsstoff oder den Impfstoff injizierte, im Vergleich zu Placebo zu weniger gemeinschaftlichen Interaktionen und zu einer Zunahme von aggressiven Interaktionen, Stereotypien, erregtem Verhalten und zwanghaftem Fressen kam.[76] Die Studie wurde am 3. November 2018 in der Zeitschrift *Pharmacological Research* veröffentlicht (zuerst online als E-Publikation), wurde jedoch vom Herausgeber zurückgezogen und ist inzwischen nicht mehr auf der Webseite der Zeitschrift zu finden.[77]

Ich besitze eine Kopie der zurückgezogenen Studie und habe mit dem Hauptautor, Lluís Luján, darüber korrespondiert. Es handelt sich hier um ein schwerwiegendes redaktionelles Fehlverhalten, an dem ein von einem Impfstoffhersteller finanzierter Troll beteiligt gewesen sein könnte.

Der Chefredakteur, Professor Emilio Clementi, schrieb am 11. Januar 2019 an Luján, dass ihm »ernste Bedenken vonseiten der Leserschaft zu Ohren gekommen seien«, die er detailliert darlegte, ohne jedoch die Quelle zu nennen, bei der es sich anscheinend nur um eine einzige Person handelte. Clementi bot Luján an, das Manuskript zurückzuziehen.

Luján antwortete, dass er nicht verstehe, warum der Name des Beschwerdeführers nicht genannt werde, und dass er auf die erwähnten Bedenken eingehen werde. Außerdem erbot er sich, seine Rohdaten für eine unabhängige statistische Analyse zur Verfügung zu stellen, und merkte an, dass es immer wieder Leute gebe, die an die Herausgeber von Fachartikeln schreiben, in denen die Sicherheit von Impfstoffen infrage gestellt wird.

Etwas später schrieb Luján, dass die Kommentare des Beschwerdeführers fast gar keine wissenschaftliche Grundlage hätten, sondern lediglich verfasst worden seien, um zu täuschen und den Anschein »wissenschaftlicher Glaubwürdigkeit« zu erwecken. Er wisse von Autoren, die ähnliche

»Beschwerden« erhalten hatten, deren Ziel sei es gewesen, einen bereits veröffentlichten Artikel zurückziehen zu lassen und den Ruf der Autoren zu schädigen. Die meisten dieser »Beschwerden« stammten von einigen wenigen Quellen, die – wenn überhaupt – nur selten ihre Interessenkonflikte darlegten.

Luján widerlegte die vorgebrachten Bedenken auf ganzen sieben Seiten, und seine Erörterung ist sehr überzeugend. Der »besorgte Leser« hatte viele gravierende Fehler gemacht.

Als Nächstes bat Clementi seinen Redakteur für statistische Themen, Professor Elia Biganzoli, sich mit dem Problem zu befassen. Dieser riet davon ab, den Artikel zurückzuziehen, und stellte fest, dass die Einschränkungen dieser Studie bei Tierstudien häufig vorkämen. Biganzoli schlug vor, weitere wissenschaftliche Untersuchungen durchzuführen, um die Rolle der Impfstoffe und des Hilfsstoffs zu klären. Außerdem stellte er fest, dass Luján und seine Mitarbeiter ihre Ergebnisse als vorläufig betrachteten, forderte, dass ein Leitartikel zu dem Artikel veröffentlicht werden solle, und merkte an, dass der Autor der an dem Artikel geäußerten Kritik möglicherweise für eine bestimmte Partei voreingenommen sei, »was in der Wissenschaft eine beschämende Haltung ist«.

Dies war eindeutig die beste Vorgehensweise: Eine offene wissenschaftliche Debatte bringt die Wissenschaft weiter. Sechs Tage später, am 19. Februar, schrieb Clementi jedoch an Luján, dass er den Artikel zurückziehen und ihm gleichzeitig erlauben werde, eine überarbeitete Version vorzulegen, die die von seinem statistischen Redakteur vorgebrachten Kritikpunkte berücksichtigen solle und die dann im Hinblick auf eine mögliche Veröffentlichung bewertet werden würde.

Wenn Redakteure so etwas schreiben, ist es so gut wie sicher, dass sie den betreffenden Artikel nach der Wiedervorlage ablehnen werden und lediglich nach einem Vorwand dafür suchen.

Luján antwortete, dies sei nicht gerechtfertigt, da er auf alle »Bedenken« eingegangen sei und keine Gelegenheit gehabt habe, auf die statistische Überprüfung zu antworten. Danach widerlegte er Biganzolis Argumente.

Anne Marie Pordon von Elsevier (dem Verlag, der die Zeitschrift herausgibt) schrieb, das Manuskript werde nicht zurück*genommen*, »denn das würde ein Fehlverhalten implizieren und könnte Ihrem beruflichen Ruf schaden. Wir *ziehen* den Artikel zurück, was keinerlei Fehlverhalten impliziert. Dazu wird lediglich eine Erklärung gegeben, die besagt: ›Dieser

Artikel wurde auf Ersuchen von _____ zurückgezogen‹ (Namen der Autoren oder Herausgeber in die Leerzeile einfügen).«

Das ist Unsinn. Es gibt keinen Unterschied zwischen *Rückzug* und *Rücknahme*, und Elsevier verwendet beide Begriffe in seiner Grundsatzerklärung (wie Sie gleich noch sehen werden). Außerdem ist das so, als würde man sagen: »Wollen Sie selbst beruflichen Selbstmord begehen, oder sollen wir das für Sie tun?«

Luján erwiderte, dass kritische Anmerkungen zu einem veröffentlichten Artikel in einem Leserbrief in einer veröffentlichten Ausgabe der Zeitschrift erscheinen sollten und dass er die Publikation seines Artikels nur in der vorliegenden Form akzeptieren könne. Außerdem merkte er an, dass die meisten Beschwerden von David Hawkes oder einigen seiner Komplizen kämen, die von der Impfstoffindustrie dafür bezahlt würden, jeden veröffentlichten Fachartikel anzufechten, in dem der Eindruck erweckt werde, dass ein Impfstoff nicht hundertprozentig sicher sei. Luján hegte den Verdacht, dass David Hawkes der anonyme Beschwerdeführer war, weil Biganzoli vorgeschlagen hatte, dass es sinnvoll sei, eine von Hawkes verfasste systematische Übersichtsarbeit über die wissenschaftliche Basis für die Schaffung eines neuen Syndroms – des durch Hilfsstoffe induzierten Autoimmunsyndroms (ASIA) – zu zitieren.[78]

Auf der Webseite der Zeitschrift wird der Artikel folgendermaßen erwähnt:[79] »Dieser Artikel wurde auf Wunsch des Herausgebers zurückgezogen. Der Verlag entschuldigt sich für etwaige dadurch entstehende Unannehmlichkeiten.« Dazu gab es keinerlei Erklärung, sondern lediglich einen Link: »Vollständigen Text als PDF herunterladen«. Naiverweise dachte ich, ich könnte den zurückgezogenen Artikel dort finden, aber er war verschwunden. Als ich den Link öffnete, fand ich nur Folgendes:

ZURÜCKGEZOGEN: Kognition und Verhalten von Schafen, die mehrfach mit Impfstoffen mit aluminiumhaltigen Hilfsstoffen oder nur mit aluminiumhaltigen Hilfsstoffen geimpft wurden

Javier Asín[a,1], María Pascual-Alonso[b,1], Pedro Pinczowski[a], Marina Gimeno[a], Marta Pérez[c,d], Ana Muniesa[a,d], Lorena de Pablo-Maiso[e], Ignacio de Blas[a,d], Delia Lacasta[a,d], Antonio Fernández[a,d], Damián de Andrés[e], Gustavo María[b,d], Ramsés Reina[e,2], Lluís Luján[a,d,2,*]

[a] Abteilung für Tierpathologie, Universität Zaragoza, Spanien]
[b] Abteilung für Viehwirtschaft und Ernährungswissenschaft, Universität Zaragoza, Spanien
[c] Abteilung für Anatomie, Embryologie und Tiergenetik, Universität Zaragoza, Spanien
[d] Institut für Agrobiotechnologie, CSIC-Öffentliche Hochschule von Navarra, Mutilva Baja, Navarra, Spanien

»Dieser Artikel wurde auf Wunsch des Herausgebers zurückgezogen.
Der Verlag entschuldigt sich für etwaige dadurch entstehende Unannehmlichkeiten.
Die vollständige Richtlinie von Elsevier zum Rückzug von Artikeln ist unter
https://www.elsevier.com/about/our-business/policies/article-withdrawal nachzulesen.«

Die Richtlinie von Elsevier zur Rücknahme von Artikeln besagt, dass ein zur Veröffentlichung angenommener Artikel zurückgenommen werden kann, wenn er Fehler enthält, einen anderen Artikel dupliziert oder gegen Ethikrichtlinien verstößt (zum Beispiel durch fälschliche Autorschaftsbehauptungen oder Betrug).

Elsevier hat an dieser Stelle gegen seine eigenen Vorschriften verstoßen. Nicht nur, dass keiner der Rücknahmegründe zutraf; es wurde auch folgende Regel ignoriert: »Der Originalartikel wird unverändert beibehalten, mit Ausnahme eines Wasserzeichens auf der PDF-Datei, das auf jeder Seite anzeigt, dass er ›zurückgezogen‹ wurde.«

Außerdem hat Elsevier mit seinem Verhalten auch gegen die vom Ausschuss für Publikationsethik (COPE) aufgestellten Richtlinien verstoßen, obwohl der Verlag selbst COPE- Mitglied ist: »Bei Mitteilungen über einen Rückzug sollte/n […] der Grund/die Gründe für den Rückzug angegeben werden (um absichtliches Fehlverhalten von unbeabsichtigten Fehlern zu unterscheiden).«[80]

Das renommierte Internationale Komitee der Herausgeber medizinischer Fachzeitschriften erklärt dazu: »Der Rücknahmetext sollte erklären, warum der Artikel zurückgezogen wird, und eine vollständige Literaturangabe zu dem Artikel enthalten. Zurückgezogene Artikel sollten für die Öffentlichkeit zugänglich bleiben und eindeutig als zurückgezogen gekennzeichnet werden.«[81]

Ich halte diese ganze Affäre für redaktionelles Fehlverhalten der schlimmsten Art. Keine Fairness, keine Erklärung und kein Artikel. Es ist empörend, dass so etwas passieren kann. Elsevier ist einer der reichsten Verlage der Welt, was daran liegt, dass er exorbitante Preise verlangt – auch für Abonnements von Universitätsbibliotheken.[82] Man sollte keine Artikel in Fachzeitschriften von Elsevier veröffentlichen. Bei *Lancet*, der Wakefield in Schutz nahm (siehe Kapitel 2), handelt es sich ebenfalls um eine Elsevier-Zeitschrift.

Medizinische Fachzeitschriften haben eine parasitäre Beziehung zu Wissenschaftlern: Die Wissenschaftler führen Untersuchungen durch, die oft mit öffentlichen Mitteln finanziert werden, arbeiten ihre Ergebnisse in schriftlicher Form aus und veröffentlichen sie, und andere Wissenschaftler und öffentliche Einrichtungen müssen dann für den Zugang bezahlen. Außerdem begutachten andere Wissenschaftler die bei den Zeitschriftenverlagen eingereichten Artikel kostenlos. Es wird immer mehr Kritik an dieser Vorgehensweise geäußert. Daher gründen einige Wissenschaftler inzwischen sogar eigene Zeitschriften, um sich Vorhaltungen zu ersparen und um ihre Artikel zu einem erschwinglichen Preis oder kostenlos zur Verfügung stellen zu können. Im Jahr 2012 schrieb die Fakultät der Harvard-Universität, dass manche Zeitschriften bis zu 40 000 Dollar pro Jahr kosten und dass die Preise für Online Inhalte von zwei Anbietern innerhalb von sechs Jahren um ungefähr 145 Prozent gestiegen seien.[83]

EMA verheimlicht Ergebnisse ihrer Literaturrecherchen vor ihren eigenen Experten

Die Europäische Arzneimittel-Agentur erwähnte in ihren vertraulichen Anmerkungen für Experten, dass sie eine systematische Literaturrecherche nach POTS und CRPS durchgeführt habe,[84] und lieferte kurze Beschreibungen dessen, was sie dabei gefunden hatte (weniger als eine Seite pro Syndrom). Doch direkt oberhalb dieser Beschreibungen stand ein Vermerk, in dem es hieß, dass vertrauliche Informationen entfernt worden seien:

Europäische Arzneimittelagentur

- **HPV – Literaturrecherche zu POTS**

  Die EMA hat eine systematische Literaturrecherche zum Posturalen Tachykardie-Syndrom (POTS) durchgeführt:

  [Vertrauliche Informationen wurden entfernt]

Später fand ich heraus, dass diese Informationen gar nichts »Vertrauliches« enthielten. In einem anderen internen Bericht der EMA[85] wurden die Informationen über die EMA-Suchen geschwärzt, bevor die EMA das Dokument an einen Anforderer weitergab:

Europäische Arzneimittelagentur

- **HPV – Literaturrecherche zu POTS**

  Die EMA hat eine systematische Literaturrecherche zum Posturalen Tachykardie-Syndrom (POTS) durchgeführt:

[redacted]

In seinem Brief an die Bürgerbeauftragte behauptete Rasi, dass »das besagte Icon aufgrund eines Schreibfehlers versehentlich gelöscht wurde«.[86] Es fiel uns schwer, zu glauben, dass Schreibfehler eine Erklärung dafür sein könnten, dass in einem Dokument zwei Icons – eines für POTS und eines für CRPS – gelöscht wurden und dass in einem anderen Dokument »vertrauliche Informationen entfernt wurden«. Es schien Absicht dahinterzustecken: Offenbar wollte die EMA die Ergebnisse ihrer Literaturrecherchen weder ihren eigenen Fachleuten noch der Öffentlichkeit mitteilen, falls jemand um Einsichtnahme in die vertraulichen Dokumente bitten sollte.

Als ich den stellvertretenden Direktor der EMA, Noël Wathion, um eine Erklärung hierzu bat, erhielt ich keine Antwort.

Die Bürgerbeauftragte fand das ebenfalls problematisch und empfahl uns, die fehlenden Literaturrecherchen bei der EMA anzufordern, was wir auch taten. Dabei stellte sich heraus, dass viel mehr fehlte als nur die Suchstrategien. Die geschwärzten Icons zeigten, dass zwei Word-Dokumente fehlten, eines davon für POTS):

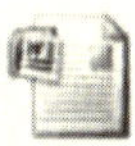

Systematische Suche POTS.docx

Wir erhielten 14 Seiten mit 15 Referenzen, die für die Frage, ob HPV-Impfstoffe oder andere Impfstoffe ein POTS oder CRPS verursachen können,[87] sehr relevant sind, zum Beispiel folgende Aussage: »Das POTS [...] tritt häufig nach einer Viruserkrankung auf.«[88] Genau das hatte ich vermutet; und deshalb halte ich es für inakzeptabel, dass das »Placebo« in den Studien ein anderer Impfstoff oder der Hilfsstoff war. Die durch stark immunogene Impfstoffe oder Hilfsstoffe hervorgerufenen Veränderungen im Immunsystem könnten die geimpften Frauen anfälliger für das Auftreten von POTS oder CRPS nach einer ansonsten harmlosen Viruserkrankung machen. In ihrer Anmerkung erwähnte die EMA zwar, dass »Benarroch festgestellt hat, dass in bis zu 50 Prozent aller Fälle eine Viruserkrankung vorausgegangen ist«,[89] doch uns entging diese wichtige Information, weil sie im Rahmen einer Erörterung darüber erschien, wie die Unternehmen POTS definiert hatten.

Die Bürgerbeauftragte schrieb uns, dass im Wesentlichen alle von der EMA gefundenen Publikationen in das Literaturverzeichnis aufgenommen worden waren, das den Experten zur Verfügung stand, und dass ihnen außerdem eine Zusammenfassung der Ergebnisse der Literaturrecherche zur Verfügung gestellt wurde.[90,91] Ob Publikationen aufgelistet sind oder nicht, spielt jedoch gar keine Rolle. Entscheidend ist, ob die EMA in ihren beiden Zusammenfassungen in den Anmerkungen wichtige Informationen aus ihren Literaturrecherchen ausgelassen hat – und das hat sie getan.

Die Literaturrecherchen der EMA zeigten, dass das Chronische Müdigkeitssyndrom mit anderen Impfstoffen und Hilfsstoffen in Zusammenhang gebracht worden ist, dass einige der POTS-Patientinnen möglicherweise an einer Kleinfaserneuropathie litten, dass es Fallberichte über das Auftreten eines CRPS nach Verabreichung anderer Impfstoffe gab (einschließlich des Hepatitis-B-Impfstoffs, der in den Kontrollgruppen der Cervarix-Studien verwendet wurde) und dass bei 33 Prozent der 82 CRPS-Patienten und nur bei 4 Prozent der 90 gesunden Kontrollen Autoantikörper festgestellt worden waren.[92]

Die EMA merkte an, dass die Experten die Literaturrecherchen bei Bedarf hätten anfordern können. Die Experten konnten jedoch nicht wissen, dass in dem 256-seitigen Bericht, den sie erhalten hatten, wichtige Informationen fehlten. Außerdem würden nur wenige wagen, eine Arzneimittelaufsichtsbehörde um eine Information zu bitten, die diese Behörde entfernt hatte, weil sie »vertraulich« war.

Als Antwort auf unsere Beschwerde schlug die Bürgerbeauftragte vor, die EMA solle erwägen, öffentlich zugängliche Listen aller relevanten Dokumente zu erstellen, die sich in ihrem Besitz befinden und sich auf ein bestimmtes Befassungsverfahren beziehen. »Leider ging die EMA auf diesen Vorschlag nicht ein.« Die Bürgerbeauftragte wiederholte ihren Vorschlag daher beim Abschluss ihrer Untersuchung.[93]

Beobachtete versus zu erwartende schwere Gesundheitsschäden

Das Hauptargument der Europäische Arzneimittel-Agentur, das in ihrem offiziellen Bericht zehnmal genannt wurde,[94] lautete, es gebe keinen Unterschied zwischen den beobachteten Gesundheitsschäden und der laut

Analyse der Hersteller zu erwartenden Hintergrundinzidenz. Aus den Anmerkungen ging jedoch hervor, dass sowohl der belgische als auch der schwedische Ko-Gutachter die Analysen beobachteter versus zu erwartender Schäden kritisch beurteilten.[95,96] Im offiziellen Bericht der EMA spiegelten sich die erheblichen Zweifel an diesen Analysen nicht wider. Allerdings wurde eingeräumt, dass die ihnen zugrunde liegenden Untersuchungen von so schlechter Qualität waren, dass solche Vergleiche einen kausalen Zusammenhang zwischen Impfstoffen und Gesundheitsschäden nicht bestätigen könnten, selbst wenn es ihn gäbe.[97]

Das Untersuchungsteam der Bürgerbeauftragten »bezieht zu den wissenschaftlichen Aspekten dieser Frage nicht Stellung, stellt jedoch fest, dass die abgegebenen Erklärungen logisch sind und vernünftig erscheinen«.[98] Die Bürgerbeauftragte war in ihrem Vorgehen insofern inkonsequent, als sie in vielen Fällen den wissenschaftlichen Beurteilungen der EMA vertraute, die auf den Daten beruhten, die die Pharmaunternehmen der Arzneimittelbehörde übermittelt hatten,[99] sich aber weigerte, zu unserer wissenschaftlichen Kritik Stellung zu nehmen.

In einigen Analysen wurde die beobachtete Inzidenz des Chronischen Müdigkeitssyndroms als Grundlage verwendet, um die zu erwartende Inzidenz eines POTS abzuschätzen, was unangemessen ist. Wahrscheinlich führte dieses Vorgehen zu einer Überschätzung der zu erwartenden Inzidenz und verringerte somit die Chance, ein Schadensignal zu erkennen.[100] Die EMA stellte fest, dass die beobachtete POTS-Fallzahl unter fast allen Voraussetzungen im Allgemeinen *niedriger* war als erwartet, außer in Dänemark.[101] Durch diese Beobachtung hätte die EMA eigentlich darauf aufmerksam werden müssen, dass die von den Pharmaunternehmen durchgeführten Analysen unzuverlässig und die Daten aus Dänemark wahrscheinlich vollständiger waren als die aus anderen Ländern.

In einem der Berichte, die die EMA ihren Experten vorenthielt, räumte sie ein, dass keine Daten über die Hintergrundinzidenz und -prävalenz eines POTS vorlägen.[102] Dies wurde auch in einer Literaturübersicht[103] aus dem Jahr 2017 festgestellt und macht die Aussagen der EMA zum Thema »beobachtet versus zu erwarten« irrelevant.

Die EMA misstraute unabhängigen wissenschaftlichen Untersuchungen

Die dänischen Gesundheitsbehörden und das Uppsala Monitoring Centre, die beide Signale für Gesundheitsschäden festgestellt hatten, bemängelten, wie ihre Beobachtungen und Berichte von der EMA abgetan wurden.

Die EMA behauptete fälschlicherweise, dass Brinths Studien keine objektive klinische Bewertung enthielten.[104] Dabei steht in allen Artikeln von Brinth, dass die orthostatische Intoleranz der Patientinnen durch Kipptischtests – die Standarduntersuchungsmethode für POTS – quantifiziert worden war. Außerdem war es beunruhigend, dass nur 33 der 83 von Brinth beschriebenen POTS-Fälle nach Ansicht der Hersteller – und somit auch der EMA – den Kriterien entsprachen.[105] Eine Beurteilung durch einen klinischen Experten, der die Patienten untersuchte, ist wahrscheinlich zuverlässiger als die des Mitarbeiters eines Unternehmens, der sich einfach nur die Unterlagen dazu angeschaut hat! Der problematische Ausschluss von POTS-Fällen durch die EMA wurde von den dänischen Behörden im vertraulichen EMA-Bericht kritisiert.[106] Auch stimmten die dänischen Behörden nicht mit der Einschätzung der EMA überein, dass »die Mehrheit der POTS-Fälle in Dänemark nicht für einen kausalen Zusammenhang sprechen«.[107] Diese Meinungsverschiedenheit wurde im offiziellen Bericht nicht erwähnt.[108] Der Gutachter kam in den Anmerkungen zum Bericht des Uppsala Monitoring Centre zu dem Schluss, dass »sich die HPV-Fallberichte aus Dänemark von denen aus anderen Ländern dadurch unterscheiden, dass sie eine größere Menge an klinischen Informationen enthalten und dass bestimmte spezifische diagnostische PTs [Vorzugsbegriffe] häufiger verwendet werden«.[109] Diese wichtige Information wurde im offiziellen Bericht nicht erwähnt.[110]

Die EMA hielt die vom Uppsala Centre vorgelegten Daten nicht für wichtig, obwohl das Centre festgestellt hatte, dass ein POTS unter HPV-Impfstoffen 82-mal häufiger gemeldet wurde als unter anderen Impfstoffen.[111] Die Feststellung, dass unter den HPV-Impfstoffen auch wesentlich mehr *schwerwiegende* POTS-Fälle aufgetreten waren, wurde im offiziellen Bericht zwar erwähnt, aber nicht weiter beachtet, obwohl 80 Prozent der POTS-Fälle und 78 Prozent der Fälle von Chronischem Müdigkeitssyndrom eine Krankenhauseinweisung erforderten oder zu einer Behinderung oder Unterbrechung der normalen Funktionsfähigkeit der Probanden führten.[112,113]

Führungskräfte des Zentrums in Uppsala waren der Ansicht, dass ihre Daten von der EMA ohne angemessene Begründung missachtet worden seien.[114] Im September 2016 veröffentlichten sie im Internet einen Artikel, der mich in meinem Verdacht bestärkte, dass die HPV-Impfstoffe ernsthafte Schäden verursachen könnten.[115] Bei den größten Symptomclustern, die sie in der VigiBase(R) der WHO identifizierten, trat die Kombination von Kopfschmerzen und Schwindel entweder mit Müdigkeit oder mit Synkopen in HPV-Impfstoffberichten häufiger auf als in anderen Impfstoffberichten zu Frauen im Alter von 9 bis 25 Jahren, und dieses Missverhältnis blieb auch dann bestehen, wenn die Länder, die die Hinweise auf CRPS (Japan) und POTS (Dänemark) berichtet hatten, ausgeschlossen wurden. Obwohl die Wissenschaftler den möglichen Einfluss einer erhöhten Medienaufmerksamkeit abmilderten, indem sie nur Fälle berücksichtigten, die vor Beginn dieser Berichterstattung gemeldet worden waren, stellten sie trotzdem eine höhere Anzahl potenziell undiagnostizierter Fälle fest als die *Gesamt*zahl der Fälle, für die die Arzneimittelhersteller eine dieser Diagnosen angegeben hatten.

Interessenkonflikte bei der EMA

Im Gegensatz zu ihren Aussagen[116] hat die Europäische Arzneimittel-Agentur sich nicht korrekt an ihr Prinzip gehalten, keine Experten mit Interessenkonflikten an ihrer Bewertung der HPV-Impfstoffe mitwirken zu lassen. So galten für den Vorsitzenden der Wissenschaftlichen Beratergruppe, Andrew Pollard, beispielsweise keine solchen Einschränkungen, obwohl er in seiner Rolle als Hauptprüfarzt mehrere Interessenkonflikte in Bezug auf die HPV-Impfstoffhersteller deklariert hatte. Dagegen hatten einige Berater, für die es Einschränkungen gab, keine solchen Interessenkonflikte.[117] Die Behauptung der EMA, dass keiner der Experten finanzielle Interessen habe, die seine Objektivität beeinträchtigen könnten, war ebenfalls falsch, da einige von ihnen – ebenso wie Pollard – finanzielle Verbindungen zu den Impfstoffherstellern hatten.[118,119]

Die Bürgerbeauftragte verstand nicht, wie medizinische Forscher Interessenkonflikte definieren, schrieb aber trotzdem: »Es gibt keine Beweise dafür, dass durch die frühere Forschungstätigkeit des Experten irgendeine Abhängigkeit von den Herstellern von HPV-Impfstoffen entstanden ist.«[120]

Ob dies im konkreten Fall bewiesen werden kann oder nicht, ist irrelevant – die EMA ist verpflichtet, sich an ihre eigenen Regeln zu halten, und das hat sie nicht getan.

Wir führten eine langwierige Korrespondenz mit der Organisation, nachdem wir herausgefunden hatten, dass ihr Exekutivdirektor Guido Rasi der Erfinder mehrerer Patente ist, ohne dies deklariert zu haben.[121] Da einige dieser Patente neueren Datums waren, hätte er sie laut Vorschriften der EMA unserer Meinung nach deklarieren müssen.

Glaubte Rasi, das dies kein Problem darstellte, so hätte er uns das ja mitteilen können. Aber er hat nie Kontakt mit uns aufgenommen. Stattdessen schaltete er eine Anwaltskanzlei ein und ließ uns von seinem Stellvertreter Noël Wathion attackieren. In seinem ersten Brief an uns schrieb Wathion:

»Die EMA weist Ihre unbegründeten Anschuldigungen aufs Schärfste zurück. [...] Die Mitarbeiter der EMA sind verpflichtet, in ihrer Erklärung zu Interessenkonflikten (DoI) jegliche Eigentümerschaft an einem Patent anzugeben. [...] Ein Erfinder [...] ist nicht unbedingt auch der Eigentümer [...]. Prof. Rasi besitzt kein Patent zusammen mit Sigma-Tau [...]. Er ist nicht einmal Nutznießer dieser Patentfamilien. [...] In Anbetracht der Schwere dieser über das Internet erhobenen Anschuldigungen und des Echos, das diese Behauptungen weltweit gefunden haben, behält sich die EMA das Recht vor, ihren Ruf mit allen geeigneten Mitteln zu schützen.«

Ich weiß nicht, was Wathion mit »Verbreitung von Anschuldigungen über das Internet« gemeint hat. Mir ist nicht bekannt, dass einer von uns so etwas getan hätte.

Drei Wochen später schrieb uns die Anwaltskanzlei Carter-Ruck in London, dass unsere Kommentare über Rasi »höchst verleumderisch« seien und dass er niemals wirtschaftliche Rechte an seinen Patenten gehabt oder finanziellen Nutzen daraus gezogen habe. Die Anwälte stellten klar, dass Rasi nicht in einen Rechtsstreit verwickelt werden wolle, sondern hoffe, dass wir uns damit einverstanden erklären würden, »die entsprechenden Passagen der Publikation zu ändern und (in noch zu vereinbarender Formulierung) eine geeignete Erklärung zur Korrektur und Entschuldigung zu veröffentlichen, in der diese falschen Behauptungen zurückgezogen werden«.

Daraufhin erklärten wir, dass es falsch sei, an bereits veröffentlichten Dokumenten etwas zu ändern. Wenn in wissenschaftlichen Fachartikeln Fehler entdeckt werden, so werden diese Artikel nicht geändert, sondern es werden separate Errata dazu veröffentlicht. Wir fügten ein Dokument bei, das wir veröffentlichen wollten und in dem wir die Problematik beschrieben, uns entschuldigten und erklärten, dass wir uns der rechtlichen Feinheiten nicht bewusst seien und davon ausgingen, dass der Erfinder einer patentierten Technologie gleichzeitig auch Eigentümer dieses Patents sei, da es äußerst ungewöhnlich ist, dass Erfinder ihre Patente an Pharmaunternehmen verschenken, ohne davon zu profitieren.

Die Anwälte schrieben zurück, dass Rasi unsere Formulierung nicht akzeptieren könne, und schickten eine revidierte Fassung, die wiederum für uns inakzeptabel war, weil wir darin aufgefordert wurden, Aussagen als Fakten anzuerkennen, obwohl wir keine Möglichkeit hatten, zu überprüfen, ob Rasi nicht Eigentümer der Patente war, die er erfunden hatte.

Außerdem erklärten wir, dass eine Entschuldigung etwas sehr Persönliches sei und dass jemand, der um eine Entschuldigung bittet, keinen bestimmten Text und auch kein bestimmtes Format dafür vorgeben solle, da die Entschuldigung sonst nicht echt wäre. Außerdem konnten wir nicht akzeptieren, dass unsere Erklärung gestrichen worden war, da wir unseren eigenen Ruf schützen mussten, indem wir erklärten, dass wir unseren Fehler in gutem Glauben begangen hatten. Wir schlugen vor, dass unsere Entschuldigung Folgendes beinhalten solle: »Noël Wathion hat uns erklärt, dass Professor Rasi nicht Eigentümer der Patente ist, bei denen er als Erfinder genannt wird.«

Wir waren davon überzeugt, dass das Problem damit beigelegt sei. Doch die Anwaltskanzlei antwortete uns, dass sie, statt sich auf einen weiteren langwierigen Schriftverkehr einzulassen, eine telefonische Diskussion vorschlage, in der wir versuchen sollten, alle noch offenen Fragen zu klären. In Anbetracht unserer Erfahrung mit Anwälten antworteten wir darauf, dass wir eine schriftliche Kommunikation vorzögen.

Als Nächstes forderten die Anwälte uns auf, folgenden Satz in unsere Erklärung aufzunehmen: »Aufgrund dieser Zusicherungen akzeptieren wir, dass Professor Rasi niemals wirtschaftliche Rechte oder finanzielle Interessen oder Vorteile (weder tatsächlich noch potenziell) an einem der Patente hat, von denen in der Veröffentlichung die Rede ist.« Wir antworteten, dass sie als Anwälte doch eigentlich wissen müssten, dass man Menschen in einem Gerichtsverfahren nicht zwingen könne, zu akzeptieren und zu erklären, dass das, was andere ihnen mitteilen, die Wahrheit sei.

Aber die Anwälte gaben immer noch nicht auf. Sie versuchten es erneut und leiteten ihren Formulierungsvorschlag diesmal folgendermaßen ein:

»Wir akzeptieren die Erklärung von Herrn Wathion, dass …« Darauf antworteten wir, dass Wathion uns gegenüber niemals eine solche Erklärung abgegeben habe.

Dann erhielten wir den achten Brief von Rasis Anwälten, in dem es hieß, dass Rasi »keinen Wunsch nach weiterer langwieriger Korrespondenz und beiderseitigen Unannehmlichkeiten habe«. Damit endete ein Schriftwechsel, der sich über fast drei Monate zog.

Wir fanden die Argumente der EMA unhaltbar. Wie auch immer die Vorschriften lauten – ein Spitzenmanager einer EU-Institution sollte dafür sorgen, dass nicht der geringste Verdacht aufkommen kann, er habe seine Interessenkonflikte nicht offengelegt. Eine einfache Faustregel dazu lautet: Wenn ein ganz normaler Mensch sich schämen würde, falls tatsächliche oder mögliche Interessenkonflikte ans Tageslicht kämen, die er vorher nicht offengelegt hat, dann ist es falsch, diese Konflikte nicht offenzulegen. Diesen einfachen und vernünftigen Test hat Rasi nicht bestanden.

Ein weiterer Grund, warum es für Rasi sinnvoll gewesen wäre, seine Patente zu deklarieren, besteht darin, dass die Öffentlichkeit ebenso wenig Vertrauen zur Pharmaindustrie hat wie zu Tabakkonzernen und Autowerkstätten.[122] Außerdem ist die Öffentlichkeit aus Zeitungsartikeln und Fernsehdokumentationen bereits darüber informiert, dass in den obersten Führungsetagen der Arzneimittelzulassungsbehörden Korruption vorkommt.[123]

Als Reaktion auf unsere Beschwerde über die EMA stellte die Bürgerbeauftragte fest, es sei sinnvoll, Informationen über die frühere Eigentümerschaft eines Mitarbeiters an Patenten und Patentanmeldungen offenzulegen, und forderte die EMA auf, ihre diesbezüglichen Vorschriften zu verschärfen. Da dieses Schreiben der Bürgerbeauftragten nicht mehr auf ihrer Webseite zu finden ist, habe ich es selbst hochgeladen.[124]

Hexenjagd wegen unserer Beschwerde über die EMA

Unsere Beschwerde über die EMA setzte eine bizarre Hexenjagd in Gang, in der Menschen in leitenden Positionen in Dänemark sich und ihre Institutionen blamierten, indem sie in Tweets und auf Facebook offenkundig falsche Informationen verbreiteten.

Es begann mit einer E-Mail, die im März 2017 in einer ziemlich unbekannten Zeitschrift, *NPJ Vaccines*, veröffentlicht wurde.[125] Die Webadresse des Briefs beginnt mit http://www.nature.com, und einige Leute glaubten daher, er sei in der berühmten Fachzeitschrift *Nature* veröffentlicht worden; doch *NPJ Vaccines* ist lediglich eine Partnerzeitschrift von *Nature*.

Die Verfasser des Briefes beschwerten sich darüber, dass wir in unserem Schreiben an die EMA und an die Europäische Bürgerbeauftragte den Briefkopf des Nordic Cochrane Centre verwendet hatten: Dies erwecke den Eindruck, dass unsere Ansichten denen der Cochrane Collaboration entsprächen oder von ihr gebilligt würden. Sie beklagten, dass diese Ansicht in den Online-Communities von Impfgegnern verbreitet werde. Die beiden Referenzen, die sie dazu angaben, untermauerten ihre Behauptung jedoch nicht, da in diesen Artikeln klar und deutlich zum Ausdruck kam, dass unsere Kritik an der EMA vom Nordic Cochrane Centre ausging.

Die Autoren schrieben, sie hätten die Angelegenheit beim Lenkungsausschuss von Cochrane angesprochen, der ihnen auch geantwortet habe, doch in ihrem veröffentlichten E-Brief habe der diese wichtigen Teile der Antwort ausgelassen: »In dem Brief [an die EMA] steht nicht, dass er im Namen von Cochrane verfasst wurde, und es handelt sich dabei auch nicht um eine offizielle Stellungnahme der Cochrane Collaboration [...] und unseres Wissens verwenden sie ihre korrekten Affiliationen«.

Hierbei handelte es sich also um einen »Nicht-Fall«, der eigentlich keine Konsequenzen hätte haben dürfen. Doch einflussreiche Persönlichkeiten in Dänemark missbrauchten den Brief auf spektakuläre Art und Weise.

Der Direktor der dänischen Arzneimittelbehörde, Thomas Senderovitz, twitterte: »@PGtzsche1's fälschliche Kritik an der Bewertung der Nebenwirkungen von #HPV-Impfstoffen durch die EMA unter @CochraneNordic Paper ist problematisch« und »Genau! Hervorragender Post, der auf Fehlinformationen von Nordic Cochrane hinweist« als Antwort auf einen Tweet von Karen Price: »Wie leicht ist es, Fehlinformationen zu verbreiten???« Dies wurde vom Vorsitzenden der dänischen Ärztekammer, Andreas Rudkjøbing, mit »Gefällt mir« markiert.

Der Direktor der dänischen Krebsgesellschaft, Leif Vestergaard, twitterte: »Inakzeptable Verwirrung. Und dabei kritisieren sie andere immer wegen ihrer Interessenkonflikte!« Wo liegt das Problem? Ich nehme an, Vestergaard benutzt auch den Briefkopf der dänischen Krebsgesellschaft, wenn er Briefe schreibt, die etwas mit seiner Arbeit zu tun haben.

Der ehemalige Vorsitzende der Dänischen Krebsgesellschaft, Frede Olesen, twitterte: »Diesen Artikel über HPV in Nature sollte man wirklich unbedingt lesen. Er sollte in allen dänischen Fachzeitschriften und Zeitungen zitiert und von HPV-Skeptikern oder Leuten gelesen werden, die immer noch Vertrauen zum Nordic Cochrane Centre haben.« Auch auf Facebook schrieb er: »Artikel in ›Nature‹, der besten wissenschaftlichen Fachzeitschrift der Welt – widerlegt eindeutig die Ängste vor dem HPV-Impfstoff und prangert die Verbreitung falscher wissenschaftliche Erkenntnisse durch das Nordic Cochrane Centre an.« Das war eine reine Erfindung. In dem Artikel ging es nicht um eine etwaige Verbreitung wissenschaftlicher Erkenntnisse durch uns, bei der Fachzeitschrift handelte es sich gar nicht um *Nature*, und wir haben auch niemals falsche Untersuchungsergebnisse verbreitet.

Der Journalist Ole Toft twitterte: »Das Nordic Cochrane Centre wurde (erneut) scharf kritisiert – jetzt im Fall HPV in *Nature*. Sowohl in wissenschaftlicher Hinsicht als auch, weil es die Glaubwürdigkeit von Cochrane missbraucht hat.« Wiederum eine reine Erfindung, und in der E-Mail gab es keine Kritik an unserer wissenschaftlichen Arbeit.

Poul Videbech, Professor für Psychiatrie, schrieb auf Facebook: »Das Nordic Cochrane Centre wird erneut kritisiert – unterstützt vom Lenkungsausschuss der internationalen Cochrane Collaboration. Diesmal in der Zeitschrift *Nature* selbst. […] Es ist höchst besorgniserregend – schießt sich das Nordic Cochrane Centre jetzt selbst ins Aus? Was für eine Tragödie für die Arbeit von Cochrane!« Wiederum eine reine Erfindung: Der Cochrane-Lenkungsausschuss hatte uns überhaupt nicht kritisiert.

Stinus Lindgren von einer dänischen politischen Partei setzte diesen Lügen die Krone auf: Auf Facebook schrieb er, dass ich mich negativ über den HPV-Impfstoff geäußert und »den guten Namen und Ruf von Cochrane« missbraucht hätte und dass »zwei Führungskräfte von Cochrane die Autoren gebeten hätten, diese Informationen öffentlich darzulegen, um klarzustellen, dass dies nicht die offizielle Ansicht von Cochrane sei«. Doch in dem Brief des Lenkungsausschusses stand dazu überhaupt nichts.

Line Emilie Fedders von der Dänischen Agentur für Patientensicherheit: »Wird das Nordic Cochrane Centre eigentlich immer noch vom Staat finanziert mit dem Ziel, unparteiische Forschung zu betreiben?«

Es ist unangebracht, abfällige und falsche Kommentare über ein Thema zu verbreiten, mit dem man sich noch nicht einmal beschäftigt hat, bevor man auf *Senden* drückt. Ich glaube, keiner von diesen Leuten hatte die auslösende E-Mail überhaupt gelesen, denn sie ist eindeutig nicht in *Nature* erschienen. Diese »Erst schießen, dann fragen«-Mentalität untergräbt nicht nur ihre Autorität, sondern zeigt auch ihre Heuchelei: Behörden und ähnliche Institutionen beschwerten sich lautstark darüber, dass in den sozialen Medien Fake News über die Gefahren von Impfstoffen verbreitet werden, obwohl sie selbst gern zur Verbreitung von Fake News über eine Gruppe von Wissenschaftlern beitragen, deren einziges Interesse darin besteht, der Wahrheit so nah wie möglich zu kommen.

Auch die Redakteure von *NPJ Vaccines* verhielten sich falsch. Wir baten um die Möglichkeit, auf das Anschreiben, in dem wir kritisiert worden waren, zu antworten, was uns auch erlaubt wurde. Doch nach dem Austausch vieler E-Mails, in denen es um Kleinigkeiten in unserer Antwort ging, ist diese Erwiderung über zweieinhalb Jahre später immer noch nicht veröffentlicht worden, obwohl wir im November 2018 alle Wünsche der Herausgeber erfüllt hatten.

Das Cochrane-Review über die HPV-Impfstoffe war fehlerhaft und unvollständig

Am 9. Mai 2018 erschien ein Cochrane-Review über die HPV-Impfstoffe.[126] Aufgrund der Kontroverse um die Impfstoffe war diese Übersichtsarbeit lang ersehnt, doch sie war fehlerhaft und unvollständig und verstieß außerdem gegen die Cochrane-Vorschriften im Hinblick auf Interessenkonflikte.

Die Arbeit an diesem Review dauerte sehr lange – das Protokoll dafür war bereits sieben Jahre vorher veröffentlicht worden.[127] Eine weitere Kuriosität bestand darin, dass das Protokoll 14, das Review aber nur vier Autoren hatte. Die Geschichte, die hinter dieser Änderung steckt, ist keine gute PR für Cochrane.

Cochrane-Reviews müssen unabhängig von Interessenkonflikten im Zusammenhang mit kommerziellem Sponsoring erstellt werden und sollten von Personen oder Organisationen durchgeführt werden, die von solchen Voreingenommenheiten frei sind,[128] doch leider ist das nicht immer der Fall.

Mitarbeiter eines Unternehmens, das ein tatsächliches oder mögliches finanzielles Interesse am Ergebnis der Übersichtsarbeiten hat, dürfen nicht als Autoren an Cochrane-Reviews mitwirken,[129] doch ansonsten dürfen sie durchaus Autoren sein. Das ist ein Problem; denn möglicherweise bahnt sich ein Interessenkonflikt an, und der Mitarbeiter möchte diese Tatsache vielleicht vertuschen, was Ähnlichkeit mit einem Insiderhandel hätte. Außerdem schadet es dem Vertrauen der Öffentlichkeit zu den Cochrane-Reviews, wenn Autoren aus der Industrie daran mitwirken.

Ein weiteres Problem besteht darin, dass Personen selbst dann Autoren werden dürfen, wenn sie in den letzten drei Jahren Mittel von Unterstützern erhalten haben, die ein finanzielles Interesse am Ergebnis eines Reviews haben. »In solchen Fällen kann es nach dem Ermessen des Vermittlers der Fördergelder – und nur in Fällen, in denen die Mehrheit der Review-Autoren und der Hauptautor keine relevanten Interessenkonflikte haben« möglich sein, dass diese Personen Cochrane-Autoren werden.

Wie ich schon an anderer Stelle dargelegt habe,[130] ist die Tatsache, dass fast 50 Prozent der Autoren finanzielle Unterstützung von dem Unternehmen erhalten dürfen, über dessen Produkt nach dem Ermessen des für die Finanzierung zuständigen Vermittlers ein Review erstellt wird, dem Vertrauen der Menschen in Cochranes Motto »Trusted Evidence« (»Vertrauenswürdige Evidenz«) nicht förderlich: Das beeinträchtigt die Objektivität und könnte zu willkürlichen, inkonsequenten und zweifelhaften Entscheidungen führen. Außerdem wird die Gruppenarbeit oft von ein oder zwei Personen dominiert, und wenn diese Leute Interessenkonflikte haben, können viele Probleme auftreten. Der Vermittler von Fördergeldern weiß wahrscheinlich nicht über solche Gruppendynamiken Bescheid.

Die Cochrane-Redakteure verschließen die Augen vor der Tatsache, dass weit mehr als die erlaubten 50 Prozent der Autoren des Protokolls für das Review über den HPV-Impfstoff starke Interessenkonflikte im Hinblick auf die Hersteller dieser Impfstoffe hatten,[131] doch viele von ihnen wurden nach Protesten von unbeteiligten Personen entfernt.[132]

Der Haupt- und Erstautor des Cochrane-Reviews, Marc Arbyn, hat mehrere finanzielle Verbindungen zu den Impfstoffherstellern, die er nicht offengelegt hat.[133] Da dies laut Cochrane-Vorschriften nicht erlaubt ist, beschwerte meine Forschungsgruppe zu den HPV-Impfstoffen sich darüber. Unsere Kritik wurde an die Fördergeldvermittler von Cochrane weitergeleitet, was ein Journalist im *British Medical Journal* sehr witzig kommentierte: »Sie um einen Schiedsspruch zu bitten, kann vielleicht nicht unbedingt als optimale Lösung betrachtet werden, da es in der ursprünglichen Interessenkonflikterklärung im HPV-Review hieß, dass seine Autoren vom selben Ausschuss ›auf der Basis strenger Cochrane-Interessenkonflikt-Richtlinien‹ genehmigt worden seien«.[134]

Die Vermittler der Fördergelder entschieden, Arbyn habe nicht gegen die Cochrane-Vorgaben verstoßen, obwohl er seine Verflechtungen mit zwei Organisationen, die ganz oder teilweise von den Herstellern der Impfstoffe und HPV-Tests finanziert wurden, nicht deklariert hatte. Dies habe ihm nämlich keinen persönlichen finanziellen Vorteil gebracht und die Unterstützung sei über Institutionen erfolgt.[135] Tom Jefferson aus meinem Forschungsteam wies in diesem Zusammenhang darauf hin, dass »das Geld aber doch von Sponsoren kommt, selbst wenn es über den Nordpol [Weihnachtsmann] und Mutter Teresa in Kalkutta umgeleitet wird«.[136]

Im Juli 2018 veröffentlichten wir eine Kritik an diesem Cochrane-Review.[137] Wir wiesen darauf hin, dass das Review fast die Hälfte der dafür infrage kommenden Studien nicht berücksichtigt hatte und durch eine voreingenommene Meldepolitik und verzerrte Studiendesigns in seinen Aussagen beeinflusst war.

In allen 26 in das Cochrane-Review aufgenommenen Studien wurden aktive Vergleichssubstanzen – entweder aluminiumhaltige Hilfsstoffe oder Hepatitis-Impfstoffe – verwendet. Bei einer Konferenz im Jahr 2014 räumte die Food and Drug Administration jedoch ein, dass dies nicht angemessen sei, und schlug vor, adjuvantierten Impfstoff (also mit Hilfsstoff) versus Kochsalzlösungs-Placebo und versus unadjuvantiertes Antigen (also ohne Hilfsstoff) miteinander zu vergleichen.[138] Außerdem regte die FDA an, dass spezielle Untersuchungen zu Symptomen durchgeführt werden sollten, die auf Autoimmun- und neuroinflammatorische Erkrankungen hindeuteten, und dass es nach den Impfungen lange Nachbeobachtungszeiten geben solle. Es ist erstaunlich, dass die FDA Gardasil zugelassen hat, obwohl keine dieser Voraussetzungen erfüllt war.

Wir wiesen darauf hin, dass GlaxoSmithKline erklärt habe, dass seine Vergleichssubstanz auf Aluminiumbasis Gesundheitsschäden verursacht habe: »Höhere Inzidenzen von Muskelschmerzen könnten nämlich auf den höheren Aluminiumgehalt im HPV-Impfstoff (450 µg $Al[OH]_3$) als im HAV [Hepatitis A]-Impfstoff (225 µg $Al[OH]_3$) zurückzuführen sein.«[139]

Die Cochrane-Autoren verwendeten fälschlicherweise den Begriff Placebo als Bezeichnung für die aktiven Vergleichssubstanzen. Sie räumten ein, dass die Beurteilung unerwünschter Ereignisse durch die Verwendung von Hilfsstoffen und Hepatitis-Impfstoffen in der Kontrollgruppe behindert worden sei. Doch diese Aussage ist leicht zu übersehen, da sie erst nach 7500 Wörtern über andere Fragen im Abschnitt »Diskussion« unter der

Überschrift »Potenzielle Verzerrungen im Review-Prozess« kommt, obwohl es sich dabei gar nicht um eine Verzerrung im Review-Prozess, sondern im Design der Studien handelt.

Bemerkenswerterweise wurden viele Mädchen und Frauen von einigen der großen Studien ausgeschlossen, wenn sie die Hilfsstoffe bereits zuvor erhalten oder in ihrer Vorgeschichte unter immunologischen Erkrankungen oder Erkrankungen des Nervensystems gelitten hatten.[140] Diese Ausschlusskriterien beeinträchtigen die externe Validität der Studien und deuten darauf hin, dass die Impfstoffhersteller sich wegen möglicher Gesundheitsschäden Sorgen machten, die durch die Hilfsstoffe verursacht werden könnten. Da solche Kriterien nicht als Warnhinweise in den Packungsbeilagen aufgeführt sind, könnten in der klinischen Praxis mehr impfstoffbedingte Gesundheitsschäden auftreten als in den Studien.

Den Empfehlungen der WHO entsprechend, verwendete das Cochrane-Review verschiedene Kombinationen aus Zellveränderungen als zusammengesetzte Surrogatendpunkte. Die Studien spiegelten jedoch nicht die klinische Praxis wider, weil das Gebärmutterhals-Screening darin oft alle sechs Monate stattfand, während es in der klinischen Praxis nur alle drei bis fünf Jahre durchgeführt wird. Im Cochrane-Review war von keinerlei Krebserkrankungen die Rede, obwohl auf clinicaltrials.gov berichtet wurde, dass in einer der Studien in der geimpften Gruppe zwei Fälle von Gebärmutterhalskrebs aufgetreten waren.

Die Cochrane-Autoren kamen mit »hoher Sicherheit« zu dem Schluss, dass das Risiko für schwere unerwünschte Ereignisse in den HPV-Impfstoffgruppen und den Vergleichssubstanz-Gruppen ähnlich hoch sei. Sie übersahen jedoch mehrere unerwünschte Ereignisse und erwähnten auch nicht, dass entsprechende Ereignisse in mehreren in das Review aufgenommenen Studien nicht über den gesamten Studienzeitraum hinweg gemeldet wurden: Zum Beispiel berichteten drei Gardasil-Studien an insgesamt 21 441 Mädchen oder Frauen mit einer Nachbeobachtungszeit von bis zu vier Jahren nur über schwerwiegende unerwünschte Ereignisse, die innerhalb von 14 Tagen nach der Impfung aufgetreten waren.

Die Cochrane-Autoren fanden mehr Todesfälle in den HPV-Impfstoffgruppen als in den Vergleichssubstanz-Gruppen. Die Todesrate war bei Frauen über 25 Jahren signifikant erhöht, das Risikoverhältnis lag bei 2,36 (1,10 bis 5,03). Die Cochrane-Autoren hielten dies für Zufall, da in den Todesursachen oder in den Zeiträumen zwischen Impfstoffverabreichung und Tod keinerlei Muster zu beobachten gewesen seien. Ein Todesfall kann in der statistischen Aufbereitung jedoch so kodiert werden, dass nicht der Verdacht entsteht, dass der Impfstoff die Todesursache gewesen sein könnte. Beispielsweise könnte durch eine Synkope oder Beinahe-Synkope eine *traumatische Kopfverletzung* oder *ein Tod durch Ertrinken* verursacht worden sein, was ein anerkannter Schaden ist.

Die Cochrane-Autoren »hatten vor, Daten von Dateneigentümern anzufordern, um Lücken mit vorliegenden unveröffentlichten Daten zu füllen«, waren jedoch »aufgrund von Zeitmangel und anderen Ressourcenengpässen« nicht dazu in der Lage. Wenn man bedenkt, dass von der Veröffentlichung des Protokolls bis zum Erscheinen des Reviews sieben Jahre verstrichen sind, ist Zeitmangel keine gute Entschuldigung für qualitativ schlechte Arbeit.

Die Cochrane-Autoren bezogen sich in ihrer Diskussion auf viele Beobachtungsstudien, die keinerlei Hinweise für Gesundheitsschäden im Zusammenhang mit den HPV-Impfstoffen festgestellt hatten; doch dabei gab es eklatante Auslassungen. Sie zitierten den Globalen Beratenden Ausschuss für Impfstoffsicherheit der WHO, der »Besorgnis über ungerechtfertigte Forderungen aufgrund von Gesundheitsschäden« äußerte, nicht aber die von mir zuvor bereits erwähnte, im September 2016 vom Uppsala Monitoring Centre online veröffentlichte Studie, in der schwerwiegende Schäden nach HPV-Impfungen und Hinweise auf eine Unterberichterstattung festgestellt worden waren.[141]

Die Cochrane-Autoren haben nicht untersucht, ob in den in ihr Review aufgenommenen Studiendaten POTS- oder CRPS-Fälle oder sonstige Sicherheitssignale gemeldet wurden. Stattdessen zitierten sie die Europäische Arzneimittel-Agentur, die jeglichen kausalen Zusammenhang zwischen POTS oder CRPS und den Impfstoffen verneinte, was den gleichen Stellenwert hat wie die Aussage, dass die Cochrane-Autoren Vertrauen zu den Impfstoffherstellern hätten, von denen wir alle wissen, dass man ihnen nicht trauen kann. Was für eine Schande für Cochrane!

Die Cochrane-Autoren untersuchten die Auswirkungen der Industriefinanzierung und fanden keine signifikanten Effekte. Sie stellten fest, dass alle Studien bis auf eine von den Herstellern finanziert worden seien. Das ist eine unzureichende Basis für eine Regressionsanalyse (Trendanalyse). Außerdem war diese eine Studie von GlaxoSmithKline gesponsert worden, was ihre Analyse noch irrelevanter macht.[142]

Auch die Öffentlichkeitsarbeit von Cochrane war höchst verdächtig: Es hörte sich so an, als würde ein Arzneimittelhersteller seinen neuen Blockbuster ankündigen. Auf der Homepage von Cochrane wurden sechs Experten zitiert, alle aus Großbritannien, obwohl Cochrane eine internationale Organisation ist. Zwei dieser Experten hatten finanzielle Interessenkonflikte im Hinblick auf die Hersteller von HPV-Impfstoffen; ein dritter war bei Public Health England (einer Organisation, die für die HPV-Impfstoffe wirbt) für Impfungen zuständig. Keiner dieser Experten kritisierte das Cochrane-Review, das im Gegenteil aufgrund seiner wissenschaftlichen Rigorosität hoch gelobt wurde.

Ich hielt es daraufhin für angebracht, das Motto von Cochrane, *Trusted Evidence,* in *Touted Non-Evidence* [»Angepriesene Nicht-Evidenz«] oder (wie Tom Jefferson vorschlug) »Garbage in, Garbage out« [»Müll 'rein – Müll 'raus«] – mit einem netten kleinen Cochrane-Logo darauf – abzuändern.[143]

Das Cochrane-Imperium schlägt zurück

Eigentlich hätte es unmöglich sein müssen, Argumente gegen unsere Ausführungen vorzubringen, nachdem wir auf all diese Tatsachen hingewiesen hatten;[144] doch die Cochrane-Zentrale versuchte es trotzdem. Schließlich musste Cochrane seine Marke schützen, von der der Geschäftsführer der Organisation, Mark Wilson, ein Journalist, ständig spricht, während es ihn offensichtlich weniger interessiert, ob Cochrane wissenschaftlich korrekt arbeitet.[145]

Wir veröffentlichten unsere wissenschaftliche Kritik an dem Cochrane-Review, das wir einer Peer-Review unterzogen hatten und in der wir darauf aufmerksam machten, dass darin viele Studien und Patienten fehlten und mögliche Gesundheitsschäden durch die Impfstoffe unterschätzt worden waren.

Nur eine Woche später wurden wir vom Chefredakteur von Cochrane und dessen Stellvertreter heftig angegriffen, die einen 30-seitigen Kommentar auf der Cochrane-Webseite veröffentlichten.[146] Sie behaupteten, wir hätten in unserer Kritik stark übertrieben, und kamen zu dem Schluss, dass wir »ungerechtfertigte Behauptungen aufgestellt und einen falschen und sensationslüsternen Bericht geliefert hatten. [...] Wir glauben, dass es

Fragen zur Genauigkeit des Peer-Review und zu der redaktionellen Überprüfung durch die Zeitschrift *BMJ Evidence-Based Medicine* gibt« (wo wir unsere Kritik veröffentlicht hatten).

Dies verdeutlicht ein großes Problem in der Führung von Cochrane. Die Autoren des Reviews haben nicht auf unsere Kritik geantwortet, obwohl dies angebracht gewesen wäre. Stattdessen machte Cochrane von der mit seinem Namen verbundenen Autorität Gebrauch – eine wirksame Strategie zur Verunglimpfung von Gegnern. Der Philosoph Arthur Schopenhauer bezeichnet dies in seinem Buch *Die Kunst, Recht zu behalten* als Appell an die Autorität statt an die Vernunft.[147]

Cochrane-Reviews basieren auf der besten vorliegenden Evidenz, die wir als evidenzbasierte Medizin (EBM) bezeichnen; doch das hier war »eminenzbasierte Medizin«, die wir sonst alle verabscheuen.

Der Mensch scheut Ungewissheit und will am liebsten eindeutige Antworten hören – auch wenn es keine gibt. Überall auf der Welt wurde die Kritik der Cochrane-Redakteure an uns als »das letzte Wort« in der Debatte interpretiert. Dabei gingen die Redakteure gar nicht auf unsere wichtigsten Bedenken ein und dankten dem Erstautor des HPV-Impfstoff-Reviews und dem koordinierenden Redakteur der Cochrane-Gruppe, die das Review veröffentlicht hatte, für ihren Beitrag zu ihrem Bericht. Wenn die Redakteure Interesse an einer wissenschaftlich korrekten Vorgehensweise gehabt hätten, dann hätten sie uns die gleiche Gelegenheit zu einer Stellungnahme geben müssen. Doch es ging hier nicht um eine wissenschaftliche Diskussion oder Diplomatie, sondern schlicht und einfach Kriegführung mit dem Ziel, die Cochrane-Flagge zu schützen.

Unsere Kritik am HPV-Impfstoff-Review von Cochrane ist absolut gerechtfertigt. Nachdem wir weitere Detektivarbeit geleistet hatten, veröffentlichten wir am 17. September 2018 eine noch schärfere Kritik.[148] Das Cochrane-Review hätte mindestens noch 35 Prozent (über 25 000) weitere infrage kommende Frauen in seine Metaanalysen einbeziehen müssen. Verständlicherweise verärgerten die unbegründeten Behauptungen, mit denen die Cochrane-Redakteure die Zeitschrift, in der wir unsere ursprüngliche Kritik veröffentlicht hatten, schlechter redaktioneller Arbeit beschuldigten, die dortigen Redakteure. Diese baten die Cochrane-Redakteure daraufhin, ihre Vorwürfe zu konkretisieren, und forderten sie auf, ihre Antwort in ihrer Zeitschrift zu veröffentlichen. Das taten die Cochrane-Leute aber nicht – diesen Kampf hätten sie auch verloren.

Wir haben gezeigt, dass:

- die beiden Cochrane-Silberrücken unsere Kritik an der unvollständigen Berichterstattung über schwerwiegende unerwünschte Ereignisse ignorierten,
- sie in ihrer Beschreibung der aktiven Kontrollen ungenau waren,
- sie die erhebliche Verzerrung, die durch die Verwendung von Surrogatendpunkten verursacht wird, nicht berücksichtigten,
- sie den Umfang der Interessenkonflikte der Autoren nicht eingehend bewerteten und weitere Interessenkonflikte ignorierten,
- sie nicht akzeptierten, dass Berichterstattung in Medien ausgewogen und frei von finanziellen Interessenkonflikten sein sollte,
- sie offenbar für wissenschaftliche Zensur eintraten und
- sie mehrere unserer Kritikpunkte und entscheidende Beweise für Verzerrungen großenteils ignoriert hatten.

Sogar Todesfälle wurden im Cochrane-Review falsch angegeben, und es gab auch noch viele andere Probleme, die man hätte vermeiden können, wenn die Cochrane-Autoren die von ihnen verwendeten Publikationen in medizinischen Fachzeitschriften oder die von ihnen begutachteten, im GlaxoSmithKline-Studienregister frei zugänglichen, klinischen Studienberichte sorgfältig studiert hätten.

Die HPV-Impfstoffe sind teure Blockbuster, die ihren Herstellern Einnahmen in Milliardenhöhe einbringen, und das Cochrane-Review hätte völlig unabhängig von finanziellen Interessenkonflikten erstellt werden müssen. Die Chefredakteure von Cochrane vertrauen darauf, dass ihre Autoren keine relevanten Interessenkonflikte haben; doch haben wir zahlreiche Beispiele für solche Konflikte angeführt.[149] Zum Beispiel war der Erstautor des Cochrane-Reviews, Marc Arbyn, im Jahr 2018 Mitglied im Programmkomitee des EUROGIN-Kongresses, bei dem die Firma Merck ein großer Sponsor ist, und der letzte Autor des Reviews wurde von Merck über Medscape gesponsert.[150]

Wie bereits erwähnt, scheinen die Chefredakteure von Cochrane eine wissenschaftliche Zensur zu befürworten. Sie schrieben: »Wissenschaftliche Debatten sind begrüßenswert, und mit Meinungsverschiedenheiten zwischen verschiedenen Cochrane-›Stimmen‹ ist zu rechnen. Allerdings kann es das Vertrauen der Öffentlichkeit untergraben, unnötige Ängste hervorrufen und die öffentliche Gesundheit gefährden, wenn diese Debatten nicht in angemessener Weise geführt werden. Das gilt vor allem dann, wenn solche Debatten in der Öffentlichkeit stattfinden. Es gibt bereits eine riesige und im Zunehmen begriffene Anti-Impf-Lobby. Wenn diese Kontroverse bewirkt, dass sich junge Frauen nicht mehr impfen lassen, kann das dazu führen, dass sie unnötig leiden und an Gebärmutterhalskrebs sterben.«[151] Wir glauben, dass unsere Kritik an dem HPV-Review von Cochrane berechtigt und von allgemeinem Interesse ist und dass Debatten über wissenschaftliche Evidenzquellen öffentlich geführt werden müssen, vor allem dann, wenn es dabei um öffentliche Gesundheitsmaßnahmen geht.

Doch das Führungsteam von Cochrane sieht das anders. Es besteht kein Zweifel daran, dass meine Kritik an dem HPV-Impfstoff-Review von Cochrane bei meinem Ausschluss aus der Cochrane Collaboration eine wichtige Rolle gespielt hat.[152] Es ist nicht verwunderlich, dass die Herausgeber einiger unserer renommiertesten medizinischen Fachzeitschriften die Reaktion der Cochrane-Redakteure uns gegenüber als Symptom für den moralischen Niedergang von Cochrane betrachten und dass in *Science, Nature, British Medical Journal, Lancet* und anderen Zeitschriften Artikel über meinen ungerechtfertigten Ausschluss aus der Cochrane Collaboration erschienen sind.[153]

Unsere Kritik an dem Cochrane-Review beruht auf Daten, die wir über zwei Jahre lang sehr sorgfältig analysiert haben. Dabei hat meine Forschungsgruppe mit den klinischen Studienberichten gearbeitet, die wir von der Europäische Arzneimittel-Agentur über die HPV-Impfstoffstudien erhalten hatten. Somit verfügen wir über ein sehr detailliertes Wissen über diese Studien. Diese Berichte können Tausende von Seiten pro Studie umfassen, und sie sind sehr viel zuverlässiger als die Kurzberichte, die die Pharmafirmen in medizinischen Fachzeitschriften veröffentlichen, vor allem im Hinblick auf die unerwünschten Nebenwirkungen. Wir sind wahrscheinlich die einzigen Menschen auf der Welt, die die 60 000 Seiten umfassenden Studienberichte gelesen haben.

Es wurde stark kritisiert, dass die Cochrane Collaboration im Jahr 2016 von der Bill and Melinda Gates Foundation eine Spende in Höhe von 1,15 Millionen Dollar erhalten hat. Eines von Gates' Hauptprojekten scheint darin zu bestehen, den weltweiten Einsatz der HPV-Impfstoffe zu propagieren.[154] Wir können nur spekulieren, ob hinter dem Vorgehen der Cochrane Collaboration womöglich die Angst steckte, in Zukunft eventuell keine finanzielle Unterstützung von der Gates-Stiftung mehr zu erhalten.

Unsere systematische Übersichtsarbeit über die HPV-Impfstoffstudien

Unsere eigene systematische Übersichtsarbeit über die HPV-Impfstoffstudien[155] ist viel zuverlässiger als das Cochrane-Review, da sie nicht auf Publikationen, sondern auf klinischen Studienberichten beruht. Sie wurde am 12. März 2019 im Rahmen einer Dissertation[156] veröffentlicht und am 6. März 2019 in der Springer-Zeitschrift *Systematic Reviews* zur Veröffentlichung angenommen.[157] Ein Jahr später war sie jedoch immer noch nicht erschienen, obwohl die Zeitschrift eine Veröffentlichung innerhalb von 20 Tagen nach Annahme verspricht. Unsere E-Mail-Korrespondenz zu diesem Thema umfasste erstaunliche 66 Seiten, und wir erhielten insgesamt 20 Ausreden und viele seltsame, widersprüchliche und unplausible Begründungen dafür, warum unser Artikel noch nicht veröffentlicht worden war. In jenem Jahr hatte *Systematic Reviews* insgesamt 309 Artikel veröffentlicht. Am 16. Februar 2020 schrieben wir an Springer, es habe den Anschein, als hätte der Verlag die Veröffentlichung absichtlich hinausgezögert:

»Wenn dies der Fall sein sollte, so handelt es sich dabei um wissenschaftliche Zensur, die an wissenschaftliches Fehlverhalten und Betrug grenzt. Wir verfügen über ein großes Netzwerk renommierter Wissenschaftler, viele Kontakte zu internationalen Medien und eine starke Präsenz in den sozialen Medien. Wenn *Springer Nature, BMC* und *Systematic Reviews* unsere Artikel nicht vor dem 1. März 2020 veröffentlichen sollten, sind wir verpflichtet, unsere wissenschaftlichen Kollegen und die internationalen und sozialen Medien über die Redaktionspraktiken von *Springer Nature, BMC* und *Systematic* Reviews zu unterrichten. Wir werden auch die Rechtsabteilungen des Nordic Cochrane Centre und des Verbands dänischer Steuerzahler einschalten, wenn die genannte Frist (1. März 2020) nicht eingehalten wird.«

Dies veranlasste Springer dazu, unser Review im Rekordtempo zu veröffentlichen: Es erschien am 28. Februar.[158]

Die EMA stellte uns ihre Studienberichte in extrem langsamem Tempo zur Verfügung. Nach drei Jahren hatten wir wenigstens die wichtigsten Studien beisammen und erstellten auf dieser Basis unser Review.[159] Die 24 klinischen Studienberichte, die wir in unserer Übersichtsarbeit berücksichtigten, umfassten 79 Prozent der gesamten geeigneten Stichprobe von Studienteilnehmern.[160]

Entgegen aller Wahrscheinlichkeit (da in den Kontrollgruppen aktive Vergleichssubstanzen verwendet worden waren) stellten wir fest, dass schwere Erkrankungen des Nervensystems bei den Probanden, die die HPV-Impfstoffe erhielten, signifikant häufiger aufgetreten waren: 72 versus 46 Patienten, Risikoverhältnis 1,49 (1,02 zu 2,16; p = 0,04), Number needed to harm (NNH = die Anzahl geimpfter Personen pro geschädigter Person) 1325.[161] Wir bezeichneten dies als explorative Analyse, aber es ist die wichtigste unserer Analysen, denn unser Verdacht auf Schäden am autonomen Nervensystem als Folge der HPV-Impfungen war der Grund dafür, dass die EMA im Jahr 2015 eine Bewertung der Impfstoffsicherheit durchführte.

POTS und CRPS sind seltene, schwer identifizierbare Syndrome, und wir wussten, dass die Unternehmen ihre Befunde absichtlich verschwiegen hatten. Dies wurde auch durch die Tatsache verdeutlicht, dass in den klinischen Studienberichten kein einziger POTS- oder CRPS-Fall erwähnt wurde. Um zu beurteilen, ob es in den Daten Anzeichen und Symptome gab, die auf POTS oder CRPS hindeuteten, führten wir eine weitere explorative Analyse durch, bei der wir eine über die Studie nicht eingeweihte Ärztin (Louise Brinth) mit klinischer Fachkompetenz in POTS und CRPS baten, die von MedDRA bevorzugten Begriffe (Code-Begriffe, die die Unternehmen zur Kategorisierung und Meldung unerwünschter Ereignisse verwenden) als »eindeutig«, »wahrscheinlich«, »wahrscheinlich nicht« oder »eindeutig nicht« in Bezug auf diese beiden Syndrome einzustufen. Beispielsweise beurteilte Brinth die MedDRA-Begriffe *Schwindel, orthostatischer* und *Schmerzen in den Extremitäten* als eindeutig mit POTS beziehungsweise CRPS zusammenhängend. Brinth war hinsichtlich der Behandlungen, denen die Patienten zugeteilt worden waren, und für die Ergebnisdaten vollkommen unbefangen.

Unter den HPV-Impfstoffen traten schwere Gesundheitsschäden, die als eindeutig mit POTS oder CRPS zusammenhängend beurteilt wurden, signifikant häufiger auf – für POTS: 56 versus 26, Risikoverhältnis 1,92 (1,21 bis 3,07), NNH 1073, p = 0,006; und für CRPS: 95 versus 57, Risikoverhältnis 1,54 (1,11 bis 2,14), NNH 906, p = 0,01. Neu aufgetretene Erkrankungen, die als eindeutig mit POTS zusammenhängend beurteilt wurden, kamen unter den HPV-Impfstoffen ebenfalls häufiger vor: 3675 versus 3352, Risikoverhältnis 1,08 (1,01 bis 1,15), NNH 144, p = 0,03. Die Signifikanztests sind allerdings mit Vorsicht zu interpretieren, da ein Studienteilnehmer möglicherweise mehr als einmal in die Analyse einbezogen wurde.

Wir haben diese Ergebnisse[162] erstmals auf dem Forschungssymposium zum 25-jährigen Jubiläum des Nordic Cochrane Centre am 12. Oktober 2018 und dann nochmals in einer im März 2019 verteidigten Dissertation vorgestellt.[163]

Reaktionen der Öffentlichkeit auf die von uns festgestellten Gesundheitsschäden

Die Medien waren bei unserem Jubiläumssymposium anwesend, schenkten unseren Ergebnissen, die unser Doktorand Lars Jørgensen präsentierte, aber keine Beachtung.

Als er ein halbes Jahr später seine Dissertation verteidigt hatte, verkündeten die Medien, dass es keinen Grund zur Besorgnis gebe und dass ich drei Autoren für das Review ausgewählt hätte, die allesamt gegen die HPV-Impfstoffe voreingenommen seien. Die Schlagzeile in einer großen dänischen Zeitung lautete: *Universität Kopenhagen billigt umstrittene HPV-Untersuchung: »Geht es hier darum, eine Anti-Impf-Agenda voranzutreiben?«*[164] Es hörte sich an wie religiöse Intoleranz nach dem Muster der Impfstoff-Konfession: »Sind Sie für oder gegen …?«, die drei Review-Autoren als »Impfketzer« zu bezeichnen, was sie nicht sind. Unsere Untersuchung war auch nicht umstritten, sondern ganz im Gegenteil von hoher Qualität. Die Universität wehrte sich gegen diesen Primitivismus: »Wir sind der Meinung, dass die Review-Autoren über angemessene Kompetenzen verfügen. Wir erhalten die akademische Freiheit in der Forschung aufrecht; daher spielen persönliche Einstellungen der Menschen für uns keine Rolle.« Die Universität hätte die von mir vorgeschlagenen Autorinnen und Autoren abgelehnt, wenn irgendwelche Interessenkonflikte bestanden hätten. Eine dieser Autorinnen war Rebecca Chandler vom Uppsala Monitoring Centre, die sich gut mit HPV-Impfstoffen auskennt und für die EMA als Gutachterin für einen dieser Impfstoffe tätig war. Ihre Kollegin Kim Varming ist Immunologin mit Schwerpunkt Impfstoffe und Expertin für Gesundheitsschäden durch Autoimmunreaktionen. Der dritte Autor, John Brodersen, leitete die Verteidigung. So jemand muss in leitender Position an der Universität angestellt sein, was die Wahlmöglichkeiten von vornherein einschränkt. Doch Brodersen interessiert sich schon seit vielen Jahren für das Thema

Krebsvorsorge und ist außerdem in der Abteilung für Allgemeinmedizin tätig, was ich ideal fand.

Im März 2015 – drei Monate, bevor die EMA mit ihrer Bewertung von Gesundheitsschäden durch die HPV-Impfstoffe begann – zeigte TV2, einer der beiden großen dänischen Fernsehsender, eine Dokumentation über die Schäden, die bei einigen Mädchen nach der Impfung aufgetreten waren.[165] In der Ankündigung dieser Sendung hieß es, dass etwa 1000 Probandinnen (eines von 500 geimpften Mädchen) der Nationalen Gesundheitsbehörde Nebenwirkungen des Impfstoffs gemeldet hatten, 283 davon schwerwiegend. Die Dokumentation war sehr gut und stellte fest, dass niemand mit Sicherheit wisse, ob die Symptome durch den Impfstoff verursacht worden seien oder nicht. Trotzdem löste sie einen Proteststurm von Behörden und Organisationen mit besonderen Interessen wie beispielsweise der dänischen Krebsgesellschaft gegen den Fernsehsender aus, was wiederum dazu führte, dass die Redakteure sich nicht mehr an dieses Thema heranwagen.

Die Sendung hatte drastische Auswirkungen: Obwohl die Impfung kostenlos ist, sank die Durchimpfungsrate innerhalb von zwei Jahren von 90 auf 25 Prozent.[166] Ein Sprecher der Nationalen Gesundheitsbehörde warnte, dass dies zu Todesfällen führen könnte. Doch die Behörde wurde kritisiert, weil sie den Argumenten, die gegen den Impfstoff sprachen, kein Gehör geschenkt hatte. Eine Magistra für öffentliche Gesundheit hatte erleben müssen, dass die dänische Krebsgesellschaft sie auf ihrer Facebook-Seite geblockt hatte, auf der sie den Impfstoff kritisiert hatte. Im Anschluss daran war es ihr nicht mehr möglich, Kommentare hochzuladen. Es stärkte die Glaubwürdigkeit der Behörden nicht, als TV2 über das Informationsfreiheitsgesetz dahinterkam, dass die Nationale Gesundheitsbehörde es versäumt hatte, Warnungen zu dem Impfstoff weiterzuleiten.

Die Gesundheitsbehörde räumte ein, ihre Erklärung, der Impfstoff sei sicher, sei irreführend gewesen, und setzte hinzu, dass sie mit mehr Engagement und Einfühlungsvermögen kommunizieren müsse. Es war im Jahr 2013 bereits eine Reihe kritischer Zeitungsartikel über den Impfstoff erschienen. In der Fernsehdokumentation von 2015 ging es vor allem darum, dass die Mädchen sich vom Gesundheitssystem schlecht behandelt fühlten.

Die Nationale Gesundheitsbehörde reagierte in dieser Angelegenheit stets sehr arrogant. Sie stellte eine Liste von Literaturangaben zur

Untermauerung ihres Standpunkts auf ihre Webseite, aber – genau wie im Cochrane-Review über die HPV-Impfstoffe – es wurde auch hier ein wichtiges Papier weggelassen, nämlich die Studie des Uppsala Monitoring Centre.[167]

Der Direktor der Gesundheitsbehörde, Søren Brostrøm, sprach von »alternativen Fakten«, wenn Wissenschaftler Skepsis an der Arbeit der Pharmaunternehmen und der EMA äußerten. Er verbreitete die Idee, die Menschen seien gegen den HPV-Impfstoff, weil wir in »einer postfaktischen Gesellschaft« lebten. Mit solchen abwertenden Bemerkungen kann man genau das Gegenteil von dem bewirken, was man eigentlich beabsichtigt.

Bei einer Konferenz der Dänischen Ärztekammer im August 2017 informierte ich die Teilnehmer über die schlechte Arbeit der EMA und darüber, dass keine placebokontrollierten Studien durchgeführt worden waren. Daraufhin wurde Brostrøm sehr aggressiv und behauptete, es gebe eine Studie, in der 4000 Probanden ein Placebo erhalten hatten, und dass ich mich zu weit aus dem Fenster gelehnt hätte und womöglich auf dem Holzweg sei. Darauf antwortete ich, dass ich mich aus keinem Fenster gelehnt, sondern mit beiden Beinen fest auf dem Boden gestanden hätte, denn im Gegensatz zu ihm hätte ich keinerlei Behauptungen über die Sicherheit der Impfstoffe oder über etwaige durch sie verursachte Gesundheitsschäden aufgestellt.

Sechs Monate später – in einem Zeitungsartikel mit dem Versuch, mich durch Rufmord zu schädigen –[168] behauptete Brostrøm, dass ich nach einem winzigen Haar in der medizinischen Suppe suchte, statt mich auf die Suppe selbst zu konzentrieren. Er kritisierte, dass ich meine Energie darauf verwendet hätte, mich über die EMA zu beschweren.

Der offizielle Umgang mit der Kontroverse um die HPV-Impfstoffe – so zu tun, als wüssten wir genug darüber, obwohl das gar nicht stimmt – führte dazu, dass viele Menschen das Vertrauen zu den Behörden verloren haben. In Japan, wo eine ungewöhnlich hohe Rate von Gesundheitsschäden gemeldet wurde, wird die Impfung inzwischen nicht mehr von den Behörden empfohlen, und die Impfrate ist von 80 auf unter 1 Prozent gesunken.[169]

Die Durchimpfungsrate in Dänemark ist zwar gestiegen, doch in vielen Regionen war sie lange Zeit niedrig. Zu der geringen Impfrate erklärte die Gesundheitsbehörde, uns stünde eine Katastrophe bevor, wenn sie nicht bald ansteige. Doch aus Gründen, auf die ich im nächsten Abschnitt noch eingehen werde, ist es schwierig, hier eine bevorstehende Katastrophe zu erkennen. Vielleicht steht eher Brostrøm persönlich eine Katastrophe bevor: Es sind nämlich schon mehrere Direktoren der Nationalen Gesundheitsbehörde entlassen worden, weil sie die politischen Erwartungen nicht erfüllt hatten.

Sollten Mädchen gegen HPV geimpft werden?

Es gibt durchaus eine Alternative zu Impfungen, um das Risiko zu senken, an Gebärmutterhalskrebs zu erkranken: nämlich die Teilnahme an Vorsorgeuntersuchungen (sogenannten Screenings). Solche Untersuchungen sind äußerst effektiv: Dabei kann man Zellveränderungen entdecken und anschließend operativ entfernen, noch lange bevor (viele Jahre später) Krebs daraus entsteht.

Da der HPV-Impfstoff nur einen teilweisen Schutz bietet, empfiehlt es sich, auch dann zur Vorsorgeuntersuchung zu gehen, wenn Sie gegen das humane Papillomavirus geimpft sind. Daher mag es auf den ersten Blick irrational erscheinen, sich überhaupt impfen zu lassen; doch das stimmt nicht. Aufgrund der Häufigkeit festgestellter Zellveränderungen zieht das Screening viele Konisationen nach sich. Die Konisation (operative Entfernung eines Teils des Gebärmutterhalses) kann schwere Blutungen verursachen und verdoppelt das Risiko für Frühgeburten von ungefähr 5 auf 11 Prozent.[170] Das sind gravierende Gesundheitsschäden, die sich jedoch verringern lassen: Viele Zellveränderungen entwickeln sich nie zu Krebs weiter, und die meisten verschwinden mit der Zeit wieder.[171] Man kann in solchen Fällen also eine »Abwarten und Tee trinken«-Strategie praktizieren und regelmäßig Abstriche machen lassen, durch die sich die Anzahl an Konisationen erheblich senken lässt.[172]

Studien zufolge bietet der Impfstoff einen breiteren Schutz, der über die HPV-Typen hinausgeht, gegen die er gerichtet ist. In Schottland führte der Zweifachimpfstoff gegen Typ 16 und 18 dazu, dass die Häufigkeit von zervikalen intraepithelialen Neoplasien Grad 3 (bei denen es sich nicht um Krebs, sondern lediglich um Zellveränderungen handelt; sie werden auch als Stadium 0 oder Carcinoma in situ bezeichnet) um 86 Prozent abnahm und auch eine gewisse Herdenimmunität entstand.[173] Eine systematische Übersichtsarbeit ergab, dass die Prävalenz von HPV 16 und 18 bei jungen Mädchen um 83 Prozent und von HPV 31, 33 und 45 um 54 Prozent abnahm.[174] Feigwarzen nahmen bei Mädchen um 67 und bei Jungen um 48 Prozent ab.

Die Kontroverse um den HPV-Impfstoff ist ein typisches Beispiel für den Konflikt zwischen öffentlicher und individueller Gesundheit, der auch schon bei den Grippeimpfstoffen zu beobachten war: Aus Sicht der öffentlichen Gesundheit ist Gebärmutterhalskrebs eine schreckliche Krankheit. Wir können durch Impfungen viele Todesfälle vermeiden, der Schaden einer Impfung ist im Vergleich zum Nutzen minimal und jeder, der einer bestimmten Altersgruppe angehört, sollte sich impfen lassen.

Aber als Bürger sollten wir uns stets fragen: Was bringt *mir* das? Dass jemand an Gebärmutterhalskrebs stirbt, kommt sehr selten vor. Alljährlich sterben nur ungefähr 100 Menschen in Dänemark an dieser Todesursache, während etwa 14 000 Menschen beider Geschlechter an den Folgen des Rauchens versterben. Wir könnten also sehr viel mehr erreichen, wenn wir unsere Ressourcen dafür einsetzen würden, junge Menschen davon abzuhalten, mit dem Rauchen anzufangen, statt Eltern davon zu überzeugen, ihre Töchter und Söhne gegen HPV impfen zu lassen.

Es ist sehr problematisch, dass wir die Wirkung dieser Impfung nicht genau kennen. Die Impfstoffe senken das Risiko einer Infektion mit einigen HPV-Stämmen, von denen man weiß, dass sie Krebs verursachen, und auch das Risiko für Zellveränderungen. Aber sie schützen nur zu ungefähr 70 Prozent vor den HPV-Stämmen, gegen die sie gerichtet sind, und auch andere Stämme können Krebs verursachen. Wir wissen nicht, ob diese anderen Stämme sich irgendwann durchsetzen werden oder wie viele Jahre lang die Impfstoffe schützen, aber wir wissen, dass Viren mutieren. Es ist sehr wahrscheinlich, dass die Impfstoffe die Anzahl von Todesfällen durch Gebärmutterhalskrebs senken werden, aber bewiesen ist es nicht.

Eine weitere wichtige Frage lautet, wann der zu erwartende Nutzen eintritt. Die Propaganda konzentriert sich auf junge Mädchen mit Gebärmutterhalskrebs, doch ungefähr 50 Prozent aller Frauen, die an Gebärmutterhalskrebs sterben, sind über 70 Jahre alt. Nur etwa zwölf Frauen unter 45 Jahren sterben in Dänemark pro Jahr an Gebärmutterhalskrebs. Wenn wir davon ausgehen, dass alle zwölfjährigen Mädchen geimpft werden und dass der Impfstoff zu 70 Prozent wirksam ist, bleiben jedes Jahr etwa acht Frauen von einem solchen Tod verschont.

In Dänemark gibt es ungefähr 32 000 zwölfjährige Mädchen. Geht man davon aus, dass wir jedes Jahr acht von diesen Mädchen retten können, so muss man 4000 impfen, um eines zu retten, was ein sehr geringer Nutzen ist. Und wir wissen noch nicht einmal, ob diese Schätzung stimmt. Wenn die umfassende Propaganda Frauen in dem Glauben wiegt, sie seien jetzt sicher und müssten nicht mehr zur Vorsorgeuntersuchung gehen, wird es mehr Krebsfälle geben als vorausgesagt.

Ein dritter wichtiger Punkt ist, dass wir nicht wissen, wie viele Menschen wir impfen müssen, um einer Person ernsthaften Schaden zuzufügen. Diese Zahl lässt sich aus den randomisierten Studien nicht ableiten – nicht nur, weil es keine Placebo-Kontrollen gibt, sondern auch, weil die Arzneimittelhersteller aktiv versucht haben, die Registrierung von Gesundheitsschäden zu umgehen. Einige der Ärzte haben sich daran mitschuldig gemacht, andere haben angedeutet, dass die betroffenen Mädchen lediglich an psychischen Problemen leiden. Das mag zwar hin und wieder tatsächlich der Fall sein, aber zu postulieren, dass *alle* Mädchen solche Probleme haben, ist nicht nur falsch, sondern auch beleidigend.

Eine im Jahr 2017 erschienene Übersichtsarbeit über die veröffentlichten Studien hat ergeben, dass in den Impfstoffgruppen mehr Todesfälle auftraten als in den Kontrollgruppen (14 versus 3, p = 0,01).[175] Die Übersichtsarbeit erwähnte auch eine große Studie, in der bei 14 215 Frauen neunwertiges Gardasil mit Gardasil verglichen wurde.[176] In dieser Studie traten bei dem neunwertigen Impfstoff sehr viel schwerwiegendere lokale Reaktionen auf (zum Beispiel 272 versus 109 Fälle von Schwellungen). Ein ergänzender Anhang zeigte, dass bei Mädchen, die den neunwertigen Impfstoff erhielten, auch schwerwiegendere systemische unerwünschte Ereignisse auftraten als bei denjenigen, die den vierwertigen Impfstoff bekamen (3,3 versus 2,6 Prozent, p = 0,01).[177,178] Die Number needed to harm betrug nur 141[179] und wäre sicherlich noch niedriger gewesen, wenn die Kontrollgruppe nicht auch Gardasil erhalten hätte.

Dieses Ergebnis deutet darauf hin, dass Hilfsstoffe im Gegensatz zu den beruhigenden Aussagen der EMA nicht nur auf lokaler, sondern auch auf systemischer Ebene Schäden verursachen. Gardasil 9 enthält 500 Mikrogramm des AAHS-Hilfsstoffs, während Gardasil nur 225 Mikrogramm davon enthält.[180] Doch nur 4 der 416 schwerwiegenden unerwünschten Ereignisse wurden von den Studienautoren als impfstoffbedingt beurteilt.[181] Es ist »interessant«, wenn Gutachter – von denen viele zahlreiche Interessenkonflikte mit Impfstoffherstellern hatten – zu dem Schluss kamen, dass nur 1 Prozent aller schwerwiegenden unerwünschten Ereignisse impfstoffbedingt ist. Wo haben sie das veröffentlicht? Natürlich im *New England Journal of Medicine*, dem einer meiner Kollegen den Spitznamen *New England Journal of Medicalisation* gegeben hat. Und wie konnten sie eine solche Entscheidung treffen, wenn beide Gruppen Gardasil erhielten? So etwas ist schlicht und einfach unmöglich.

Im Mai 2018 enthielt die Pharmakovigilanz-Datenbank der WHO, Vigi-Base, die vom Uppsala Monitoring Centre verwaltet wird, 499 Todesfälle, die im Zusammenhang mit der HPV-Impfung gemeldet worden waren.[182] Es ist schwierig festzustellen, welche dieser Todesfälle auf den Impfstoff zurückzuführen sind und welche zufällig auftraten. Aber manchmal gibt es kaum einen Zweifel daran, dass der Impfstoff die Ursache war.

In Spanien trat bei einer jungen Frau mit Asthma eine deutliche Verschlechterung ihre Erkrankung auf, nachdem sie die erste Impfung erhalten hatte. Trotzdem erhielt sie einen Monat später eine zweite Impfung und entwickelte zwölf Stunden später schwere Atemnot und Krampfanfälle. Sie wurde auf eine Intensivstation eingeliefert, wo sie zwei Wochen später verstarb. Das Gerichtsurteil erkannte einen kausalen Zusammenhang mit dem Impfstoff an.[183]

In Schweden ertrank ein Mädchen nach der Impfung in einer Badewanne. Laut Informationen, die ich vom Uppsala Monitoring Centre erhielt, traten bei dem Mädchen innerhalb von zwei Wochen nach seiner ersten Impfung Kopfschmerzen, Müdigkeit und Ohnmachtsanfälle auf. Es wurde an einen pädiatrischen Neurologen überwiesen, der aufgrund einiger leichter EEG-Veränderungen eine »Epilepsie« diagnostizierte. Das Mädchen scheint aber wohl eher aufgrund einer Ohnmacht als einer »Epilepsie« ertrunken zu sein.

Niemand, der eine führende offizielle Position bekleidet, will diese Schäden wahrhaben. Im Jahr 2013 führte die WHO neue Kriterien für die Bewertung der Kausalität einzelner unerwünschter Ereignisse nach einer Impfung ein.[184] Diese Kriterien machen es fast unmöglich, Hinweise auf schwere Gesundheitsschäden – inklusive Todesfälle – nach Impfungen zu erkennen.[185] Ich habe noch nie so viele kritische Kommentare auf PubMed gesehen wie diejenigen zu dem Abstract über diese neuen WHO-Kriterien. Beide Artikel sind erschreckend zu lesen.[186,187]

Wie bereits erwähnt, hat die deutliche Propaganda zugunsten der Sicherheit von HPV-Impfstoffen dazu geführt, dass viele Ärzte ihren Verdacht auf schwere Gesundheitsschäden nicht melden: Sie wissen, dass sie dadurch in Schwierigkeiten geraten könnten.

Im September 2008, als das Cervarix-Impfprogramm gerade erst begonnen hatte, schickte Kent Woods, der Leiter der britischen Arzneimittelagentur, einen Brief an die Ärzte mit der Bitte, alle vermuteten unerwünschten Reaktionen zu melden. Ein Jahr später versendete Woods einen zweiten Brief, in dem er erwähnte, dass es zwar Zeitungsberichte über unerwünschte Ereignisse (unter anderem chronische Müdigkeit) gegeben habe, dass es aber – angesichts der berichteten Ereignisse und der zu erwartenden Hintergrundraten – keinen Grund zu der Annahme gebe, dass hier ein kausaler Zusammenhang bestehe. Da den Ärzten somit erklärt worden war, dass ihre Meldungen unerwünschter Ereignisse keine Probleme aufgezeigt hatten, hielt dieser zweite Brief wahrscheinlich manche Ärzte davon ab, nicht nur chronische Müdigkeit, sondern auch POTS- und CRPS-Symptome zu melden. Der Brief wurde genau in der Mitte des Studienzeitraums einer wissenschaftlichen Untersuchung verschickt, die die EMA im November 2015 dazu benutzte, die Bedenken hinsichtlich schwerer neurologischer Schäden durch die HPV-Impfstoffe zu zerstreuen.[188] Alle Autoren des Artikels, der über diese Untersuchung berichtete, waren Mitarbeiter der britischen Arzneimittelagentur, die Woods zweiten Brief nicht erwähnten.

Trotz aller Beteuerungen zur Sicherheit der HPV-Impfstoffe überstieg die Anzahl der innerhalb eines Zeitraums von zehn Jahren bis April 2015 spontan bei der britischen Arzneimittelbehörde gemeldeten Nebenwirkungen bei Weitem die Anzahl von Nebenwirkungen, die bei jedem anderen Impfstoff oder jeder anderen Impfstoffkombination gemeldet worden sind.[189]

Natürlich wurde als Reaktion auf den Verdacht, die Impfstoffe verursachten Gesundheitsschäden, eine Reihe von Beobachtungsstudien durchgeführt, doch – im Gegensatz zu den besten Studien über den Masernimpfstoff, die die Hypothese widerlegten, dass er Autismus verursacht – waren diese nicht überzeugend. Wenn schwere Gesundheitsschäden sehr selten und sehr schwer zu diagnostizieren sind und wenn sowohl die Arzneimittelhersteller als auch die Behörden zur Unterberichterstattung beitragen, indem sie uns versichern, dass es keinen Grund zur Besorgnis gebe, können diese Schäden in solchen Studien leicht übersehen werden.

Es gibt erstaunlich wenige Studien zu diesem Thema. Eine PubMed-Recherche über *HPV Impfstoff POT* im Juni 2019 ergab nur 27 Einträge. In keinem davon wurden Studien beschrieben, die geimpfte mit ungeimpften Frauen verglichen hatten.

Die von mir weiter oben erwähnte, im Jahr 2017 erschienene Übersichtsarbeit über die veröffentlichten Studien[190] wurde auf einer dänischen Wissenschafts-Webseite,[191] die angeblich neutral ist, aber recht positive Artikel über die HPV-Impfstoffe veröffentlicht, in sehr bissigem Ton angegriffen. Es wurde sogar die Theorie aufgestellt, dass dieses Review an wissenschaftliches Fehlverhalten grenze. Meines Erachtens war diese Kritik unbegründet. Dabei ging es wohl eher darum, dass die Ergebnisse den Kritikern nicht gefielen und dass sie die Impfstoffe in Schutz nehmen wollten.

Die Autoren hatten nicht nur die randomisierten Studien, sondern auch die Fallserien über unerwünschte Ereignisse nach der Markteinführung in ihr Review einbezogen und wurden dafür kritisiert, dass sie drei Studien nicht berücksichtigt hatten. Diese Kritik war unangebracht. Anhand der Suchstrategie der Autoren (HPV-Impfstoff und Diagnosen, die mit der HPV-Impfung in Zusammenhang gebracht wurden: komplexes regionales Schmerzsyndrom, Fibromyalgie, Chronisches Müdigkeitssyndrom, Posturales Tachykardie-Syndrom oder Ovarialinsuffizienz) habe ich diese drei Studien in PubMed auch nicht gefunden. Aber da die Kritiker sie für wichtig hielten, möchte ich sie an dieser Stelle besprechen.

Eine Studie umfasste fast vier Millionen Frauen in Dänemark und Schweden, von denen ungefähr 800 000 geimpft waren.[192] Sie stellte kein erhöhtes Risiko für multiple Sklerose oder andere demyelinisierende Erkrankungen fest – was nicht sonderlich interessant ist, da diese Krankheiten ja auch nicht zu den »Hauptverdächtigen« gehören.

In einer dänischen Studie wurde festgestellt, dass 316 geimpfte Frauen in den zwei Jahren vor der ersten HPV-Impfung im Vergleich zu 163 910 Kontrollen vermehrt medizinische Leistungen in Anspruch genommen hatten.[193] Daraus zogen die Autoren den Schluss, dass die Morbidität vor der Impfung bei der Bewertung von Impfstoffsicherheitssignalen berücksichtigt werden sollte. Das ist ein kluger Ratschlag, aber ich habe trotzdem zwei Vorbehalte dagegen. Alle Zunahmen der Inanspruchnahme von medizinischen Leistungen waren gering: Sie lagen zwischen dem Anderthalb- und Zweifachen, und das untere Ende der Konfidenzintervalle lag nah bei eins, was in Beobachtungsstudien bedeutet, dass diese Unterschiede leicht durch Störfaktoren verursacht worden sein könnten. (Diejenigen, die über Gesundheitsprobleme klagen, sind vielleicht auch die Ersten, die geimpft werden.) Außerdem waren diese Ergebnisse, selbst wenn sie stimmten, nicht ungewöhnlich: Brinth stellte fest, dass viele der jungen POTS-Patientinnen Leistungssportlerinnen waren. Bei diesem Beruf ist es normal, dass die Probandinnen aufgrund von Verletzungen und Erkrankungen des Verdauungssystems oder Bewegungsapparats besonders häufig Ärzte aufsuchen, Physiotherapie erhalten oder zu einem Psychologen/Psychiater gehen. Zum Beispiel weiß man, dass Wettkampfschwimmen eine sehr anstregende Sportart ist und zu einem Anstieg genau jener Variablen führt, über die die Wissenschaftler berichteten.

In die dritte Studie wurden 70 265 schwedische Frauen (von denen 16 Prozent geimpft waren) mit mindestens einer von 49 zuvor festgelegten Autoimmunerkrankungen aufgenommen, und die Forscher suchten innerhalb von 180 Tagen Autoimmunerkrankungen, die nach der Impfung neu aufgetreten waren.[194] Dabei stellten sie ein leicht verringertes Risiko für Neuerkrankungen fest, Inzidenzratenverhältnis 0,77 (0,65 bis 0,93) – was beruhigend, aber nicht überzeugend ist, da das obere Ende des Konfidenzintervalls nah bei eins lag.

Solche Studien können den Verdacht nicht entkräften, dass der HPV-Impfstoff bei anfälligen Menschen schwerwiegende neurologische und andere Schäden verursacht. Wir brauchen eine gezielte wissenschaftliche Forschung, in deren Rahmen wir die betroffenen Frauen untersuchen, und keine großen epidemiologischen Studien, die uns keine Antworten geben. Ein klassisches Beispiel hierfür ist die Frage nach einem Zusammenhang zwischen Guillain-Barré-Syndrom und Tetanus-Impfung:[195] Trotz mehrfacher Beobachtungsstudien, die kein erhöhtes Risiko für das Syndrom auf Bevölkerungsebene zeigen, gibt es einen berühmten Fallbericht über einen 42-jährigen Mann, der innerhalb von 13 Jahren dreimal Tetanus-Toxoid erhielt und bei dem danach jedes Mal eine zeitlich begrenzte Guillain-Barré-Episode auftrat.

Wie bereits erwähnt, sind die Symptome einer Dysautonomie so diffus, dass sie oft übersehen werden – nicht nur von Klinikern, sondern auch von Wissenschaftlern, die in Datenbanken nach gemeldeten unerwünschten Ereignissen recherchieren. In den USA untersuchten Forscher beispielsweise POTS-Meldungen, die beim Vaccine Adverse Event Reporting System (VAERS) eingereicht wurden.[196] Sie suchten nach Berichten über POTS nach HPV-Impfungen von 2006 bis 2015. Es gab unzählige VAERS-Meldungen nach einer HPV-Impfung, nämlich 40 735; aber die Wissenschaftler entdeckten nur 29 POTS-Meldungen, die »den diagnostischen Kriterien vollkommen entsprachen«.

In Dänemark wurden nach der Impfung 26 POTS-Fälle registriert – ungefähr genauso viele wie in den USA, obwohl dieses Land 60-mal so viele Einwohner hat wie Dänemark. Dänische Fälle werden sorgfältig geprüft, hingegen sind die Zahlen aus den USA äußerst unzuverlässig und sprechen Bände darüber, wie wenig man sich auf Beobachtungsstudien zu diesem Thema verlassen kann.

Alle amerikanischen Forscher waren bei der CDC oder FDA angestellt – Behörden, die kein Interesse daran haben, Gesundheitsschäden durch Impfstoffe festzustellen. Sie hätten vielleicht gründlicher in der VAERS-Datenbank nachforschen sollen.

In einer anderen Studie, die im Jahr 2009 – nur drei Jahre nach der Zulassung von Gardasil in den USA – veröffentlicht wurde, berichteten Wissenschaftler der CDC, dass das am häufigsten beim VAERS gemeldete unerwünschte Ereignis Synkopen waren, und zwar mit 8,2 Meldungen pro 100 000 Dosen. Die beiden zweithäufigen Nebenwirkungen waren lokale Reaktionen an der Impfstelle (7,5) und Schwindel (6,8).[197] 90 Prozent der Synkopen traten am Tag der Impfung auf, und es kam zu 200 Stürzen, die zu Kopfverletzungen führten.

Die Behörden hätten auf die durch die Impfungen verursachten Schäden achten sollen, statt sie zu ignorieren, wie die EMA es getan hat. Die Signale möglicher Impfschäden kamen vor allem aus drei Ländern: Spontanberichte über ein komplexes regionales Schmerzsyndrom (CRPS) in Japan,[198] POTS in Dänemark[199] und langanhaltende Müdigkeit in den Niederlanden.[200]

Die EMA stellte im Jahr 2015 fest, dass »die Vorteile von HPV-Impfstoffen deren Risiken nach wie vor überwiegen«.[201] Bei dieser Aussage gibt es gleich vier Probleme: Wir wissen nicht, worin diese Vorteile bestehen. Es handelt sich nicht nur um *theoretische Risiken*, sondern um *tatsächliche Gesundheitsschäden*. Wir wissen außerdem nicht genug über diese Schäden, und es ist eine subjektive Vorgehensweise, Vorteile und Schäden miteinander zu vergleichen, weil es sich dabei um zwei verschiedene Dinge handelt. Nur gleiche Dinge – zum Beispiel Todesfälle – kann man objektiv und unbestreitbar miteinander vergleichen.

Wie bereits erwähnt ist meine Frau Professorin für klinische Mikrobiologie. Wir haben beide alle damals im Kindesalter empfohlenen Impfungen erhalten und sie auch unseren beiden Töchtern verabreichen lassen. Wir hatten Impfungen nie als Problem empfunden, bis man unserer ältesten

Tochter im Jahr 2008 den HPV-Impfstoff anbot. Schon damals gab es Debatten über seltene, aber schwere Gesundheitsschäden, die möglicherweise durch diesen Impfstoff verursacht wurden; daher kamen uns Zweifel. Wir haben unsere beiden Mädchen trotzdem impfen lassen, doch heute – nach meiner eigenen Forschungsarbeit zu diesem Impfstoff – würden wir das nicht mehr tun. Es gibt zu viele Unsicherheiten, und die Vorsorgeuntersuchung stellt eine hochwirksame Alternative dar.

Was wir brauchen, sind große randomisierte Studien, die unabhängig von der Pharmaindustrie durchgeführt werden. Solche Studien könnten verschiedene Impfstoffe, Impfstoffe gegen nichts oder Impfstoffe gegen ein Kochsalzlösungs-Placebo vergleichen, und die Gesundheitsschäden könnten sorgfältig überwacht werden, mit objektiven Untersuchungen wie beispielsweise dem Kipptisch-Test für POTS. Dabei werden der Kreislauf, Puls und Gesundheitszustand des Patienten beim Aufstehen aus dem Liegen kontrolliert.

Sollten Jungen gegen HPV geimpft werden?

Als obersten Eintrag in einer Google-Suche zur *HPV-Impfung von Jungen* findet man Informationen von der CDC. Keine vertrauenswürdige Quelle – aber schauen wir trotzdem mal, wie die CDC argumentiert:[202]

Überschrift: »Jedes Jahr erkranken in den USA über 13 000 Männer an Krebs, der durch das Humane Papillomavirus (HPV) verursacht wird. Eine HPV-Impfung könnte verhindern, dass die meisten dieser Krebsarten überhaupt entstehen«.

Menschen durch große Zahlen zu erschrecken, ist der Archetyp der Gesundheitspropaganda. Wie viele Männer sterben an diesen Krebsarten und in welchem Alter? Darüber gibt es keine Informationen.

Weiter heißt es auf der Webseite: »HPV-Infektionen können Krebserkrankungen des hinteren Rachenraums (Oropharynxkarzinom), des Afters und des Penis bei Männern verursachen. Krebserkrankungen im hinteren Rachenraum haben den Gebärmutterhalskrebs als häufigste durch HPV verursachte Krebsart zahlenmäßig überflügelt. Im Gegensatz zum Gebärmutterhalskrebs bei Frauen gibt es hierfür keine empfohlenen Früherkennungsmaßnahmen.« Okay, ich hab's verstanden: Schlimmer als Gebärmutterhalskrebs. Natürlich muss man dann alle Jungen dagegen impfen lassen.

Aber hoppla! Bei dieser Argumentation sollten wir nicht in erster Linie HPV-Infektionen, sondern das Rauchen zu verhindern versuchen.

»Nutzen Sie jeden Arztbesuch – zum Beispiel Ihren jährlichen Gesundheitscheck oder ärztliche Check-ups vor dem Sport, dem Ferienlager oder dem College –, um den Arzt zu fragen, welche Impfungen Ihre Kinder und Jugendlichen brauchen.«

Oh nein! Das amerikanische Gesundheitssystem kann einem wirklich Angst einjagen. Wacht endlich auf, liebe Amerikaner! Unsere Untersuchungen aller randomisierten Studien haben gezeigt, dass jährliche Gesundheitschecks nichts bringen und wahrscheinlich sogar schädlich sind.[203] Und warum in aller Welt soll man sich vor dem Sport, Ferienlager oder College ärztlich durchchecken lassen? Also fragen Sie Ihren Arzt *nicht* nach Impfungen und sagen Sie Nein, falls er Ihnen welche vorschlagen sollte.

»Die HPV-Impfung bietet einen sicheren, wirksamen und lang anhaltenden Schutz gegen HPV-Krebsarten.« Wirklich? Wissen wir tatsächlich, ob eine HPV-Impfung einen sicheren und wirksamen Schutz gegen HPV-Krebsarten bei Jungen oder homosexuellen Männern bietet? Nein, das wissen wir nicht. In dem CDC-Link zum Thema Sicherheit wird nur die Wirkung bei Frauen erwähnt.

Schauen wir uns die jährliche Zahl der Krebstodesfälle bei Männern an. In den USA betrug der Anteil der Todesfälle aufgrund von Krebserkrankungen an Rachen, After oder Penis (oder umliegenden Geweben) 1 Prozent der gesamten Krebstodesfälle.[204] Wenn der HPV-Impfstoff einen 70-prozentigen Schutz bietet, bedeutet dies, dass durch diese Impfung 0,7 Prozent aller Krebstodesfälle bei Männern verhindert werden können.

Man könnte auf einfache Weise viel mehr Männerleben retten, indem man öffentliche Gelder sinnvoller einsetzt, statt Merck und GlaxoSmithKline eine Riesensumme für die Impfung von Jungen gegen HPV zu geben.

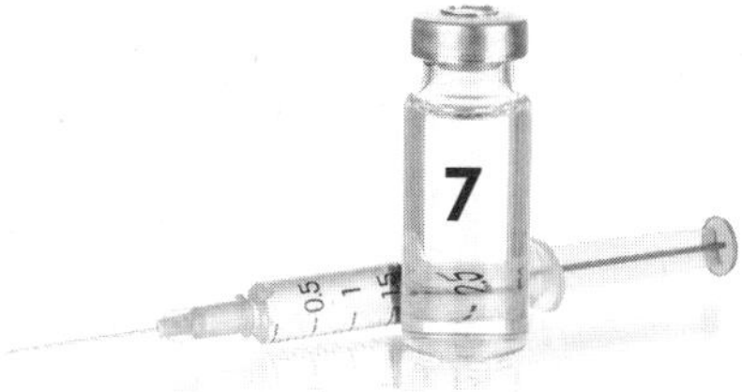

Japanische Enzephalitis: Wie man aufgrund eigener Recherchen zu einer Entscheidung kommen kann

Ich bin jetzt ausführlich auf vier Impfstoffe eingegangen, von denen in den Medien oft die Rede ist und zwischen denen es im Hinblick auf die Frage, ob man sie braucht und wem man glauben soll, sehr große Unterschiede gibt.

Am einen Ende dieses Spektrums steht der Masernimpfstoff, auf den niemand verzichten sollte: In diesem Fall haben die Behörden mit ihren Empfehlungen recht, und Eltern oder andere Menschen, die glauben, dass der Impfstoff Autismus verursacht, liegen falsch. Am anderen Ende des Spektrums steht die Grippeschutzimpfung, der wir uns meiner Meinung nach nicht unterziehen sollten. Zu diesem Thema haben die Behörden – auch die WHO – viele sehr irreführende Informationen veröffentlicht. Dazwischen liegt der HPV-Impfstoff, der umstritten ist. Diese Impfung ist nicht notwendig, weil die Maßnahmen zur Früherkennung von Gebärmutterhalskrebs sehr wirksam sind. Die Behörden haben uns über die vielen Unsicherheiten im Zusammenhang mit dem Impfstoff und seinem Hilfsstoff keine ehrlichen Informationen gegeben, und Eltern, die über schwere neurologische Impfschäden bei ihren Kindern klagten, hatten damit leider häufig recht. Die Corona-Impfstoffe liegen ebenfalls dazwischen, da Kinder und manche Länder sie nicht zu brauchen scheinen und nichts über die Langzeitschäden bekannt ist, die sie verursachen könnten.

Als Nächstes möchte ich Ihnen ein Beispiel nennen, wie Sie sich selbst über die vorliegende Evidenz informieren können, statt den Behörden blind zu vertrauen.

Menschen, die Auslandsreisen planen, werden viele Impfungen angeboten, doch nicht alle sind gleich wichtig. Wir sollten also versuchen, herauszufinden, bei welchen dieser Impfungen das Verhältnis zwischen Nutzen und Schaden ausgewogen ist und bei welchen es sich in die eine oder andere Richtung neigt. Ich habe dieses Beispiel zwar schon an anderer Stelle gründlich beleuchtet,[1] möchte es hier aber trotzdem noch einmal mit Ihnen durchgehen.

Angenommen, Sie erfahren, dass das Risiko, sich während eines zweiwöchigen Aufenthalts in einem tropischen Land mit einer ansteckenden Krankheit zu infizieren, bei ungefähr 1 zu 1000 liegt. So etwas lässt sich nicht immer leicht abschätzen, da das Risiko je nach Jahreszeit unterschiedlich sein kann (zum Beispiel, wenn die Infektion durch Moskitos übertragen wird) und bei Epidemien möglicherweise erhöht ist. Wenn das Risiko, eine schwere Komplikation dieser Krankheit zu entwickeln, 1 zu 50 beträgt, bedeutet dies, dass Ihr Risiko, ohne Impfung einen schweren Gesundheitsschaden zu erleiden, bei 1 zu 50 000 (1000 x 50) liegt. Wenn in der Packungsbeilage des Impfstoffs oder in anderen Online-Informationen steht, dass das Risiko, durch diese Impfung schwer geschädigt zu werden, 1 zu 10 000 beträgt, bedeutet dies, dass Sie fünfmal ungeimpft in solche Gegenden reisen können, ohne sich einem höheren Risiko eines schweren Gesundheitsschadens auszusetzen, als wenn Sie geimpft worden wären.

Dieses Beispiel ist ein bisschen vereinfacht dargestellt. Denn zum Beispiel sind die Schäden, die durch eine Infektion drohen, andere als diejenigen, die man sich durch die Impfung zuziehen kann – es sei denn, wir interessieren uns nur für das Sterberisiko mit und ohne Impfung: Dann sind beide Entscheidungen – pro oder kontra Impfung – direkt miteinander vergleichbar.

Eine Impfung gegen Japanische Enzephalitis wird manchmal in Leitlinien empfohlen; aber wie hoch ist das Risiko, sich mit dieser Krankheit zu infizieren? Wenn man *Japanische Enzephalitis* googelt, erhält man während des Tippens verschiedene Vorschläge zur Eingrenzung der Suche, darunter auch *Inzidenz*, also die Anzahl der jährlichen Fälle. Der erste Link führte zur WHO, die feststellt, dass die jährliche Inzidenz klinischer Erkrankungen in endemischen Ländern (Gebieten, in denen die Krankheit regelmäßig auftritt) variiert und bei Ausbrüchen von weniger als einem bis zu mehr als zehn Fällen pro 100 000 Einwohner reicht.[2] Schätzungen einer Literaturübersicht zufolge treten weltweit alljährlich fast 68 000 klinische Fälle auf, und zwar mit einer Sterblichkeitsrate von ungefähr 25 Prozent. Es erkranken hauptsächlich Kinder. Die meisten Erwachsenen in endemischen Ländern verfügen nach einer Infektion im Kindesalter über eine natürliche Immunität.

Wenn wir von der Hochrisikoschätzung für eine Infektion – 10 pro 100 000, also 1 pro 10 000 – ausgehen, erhalten wir das Risiko für einen Zeitraum von zwei Wochen, indem wir dieses Risiko durch 26 teilen, also 1 pro 260 000.

Von denjenigen, die diese Erkrankung überleben, erleiden 20 bis 30 Prozent dauerhafte geistige, neurologische oder verhaltensbezogene Folgeschäden wie beispielsweise Lähmungen, wiederkehrende Krampfanfälle oder Sprachunfähigkeit. Es gibt keine Heilung, aber laut WHO stehen »sichere und wirksame Impfstoffe zur Verfügung«.[3] Man sollte solchen beruhigenden Aussagen niemals Glauben schenken, denn dabei handelt es sich lediglich um Branchenjargon. Es gibt nichts, was gleichzeitig sicher und wirksam ist: Jede Wirkung hat ihren Preis. Sie müssen also herausfinden, wie oft Menschen mit und ohne diese Impfung schwere Gesundheitsschäden erleiden und was für Schäden das sind.

Im Gesundheitswesen verwenden die Menschen den Begriff »Schaden« nur selten. Sie sprechen von Nebenwirkungen, was eine beschönigende Bezeichnung für das Unvermeidliche ist: Manche Menschen werden durch eine Impfung geschädigt und sterben in seltenen Fällen sogar daran. Solange diese Tradition vorherrscht, ist es am besten, nach *Nebenwirkungen* zu googeln. Auch *unerwünschte Reaktionen, unerwünschte Ereignisse* oder *unerwünschte Wirkungen* sind hilfreiche Suchbegriffe.

Trotzdem habe ich es mit dem Suchbegriff *Schaden* versucht und *Japanische Enzephalitis Impfstoff Schäden* gegoogelt. Laut einem Bericht aus dem Jahr 1996 klagten 54 Prozent der geimpften Personen über eine oder mehrere unerwünschte Wirkungen; 2,2 Prozent der Personen, die über Reaktionen berichteten (das heißt 1 Prozent der geimpften Personen) suchten ärztlichen Rat, und 1,8 Prozent (1 Prozent der geimpften Personen) waren im Durchschnitt 2,2 Tage lang arbeitsunfähig.[4] Die Autoren stellten fest, dass das Ausmaß systemischer Reaktionen auf ein potenzielles Risiko für schwere anaphylaktische Reaktionen hindeuten könnte und dass die Japanische Enzephalitis bei Reisenden äußerst selten vorkommt.

Da schwere Gesundheitsschäden oft heruntergespielt oder verschwiegen werden (bei den meisten Einträgen, die ich mir anschaute, ging es um häufige Nebenwirkungen), schloss ich als Nächstes den Begriff Food and Drug Administration in meine Suche ein. Als ich das im Jahr 2017 tat, war der erste Eintrag die Produktinformation zu einem von Sanofi Pasteur vertriebenen Impfstoff. Darin hieß es, man solle nach der Impfung wegen der Möglichkeit verzögerter allergischer Reaktionen innerhalb eines Zeitraums von zehn Tagen keine Auslandsreisen antreten und schnellen Zugang zu medizinischer Versorgung haben.

Schon aus den bisher gegoogelten Informationen geht hervor, dass die Gesundheitsschäden, die dieser Impfstoff hervorrufen kann, nicht unbedingt belanglos sind, aber es kommt noch schlimmer: Zu den unerwünschten Reaktionen gehören sofortige generalisierte Urtikaria (Nesselsucht) oder Angioödeme. Solche Reaktionen können verzögert auftreten und Extremitäten, Gesicht und Oropharynx betreffen. Das ist medizinischer Fachjargon, den die Patienten nicht verstehen, (zum Beispiel bedeutet »Oropharynx« Mund und Rachen). Ohne dieses Wissen können die Patienten auch nicht begreifen, wie gefährlich diese Reaktionen sind und dass man daran ersticken kann.

In der Produktinformation wurde auch darauf hingewiesen, dass man bei der Entscheidung für eine Impfung das Risiko für eine Exposition gegenüber dem Virus, das Infektionsrisiko, die Verfügbarkeit und Akzeptanz von Insektenschutzmitteln beziehungsweise anderen Schutzmaßnahmen und die Nebenwirkungen der Impfung gegeneinander abwägen sollte.

Es ist wunderbar, solche Hinweise in in einem Abschnitt einer Produktinformation zu lesen. Ich bin überzeugt, dass Sanofi Pasteur nicht selbst auf die Idee gekommen ist, sie darin aufzunehmen, sondern von der FDA dazu aufgefordet wurde, weil die Behörde sich Sorgen wegen der Sicherheit des Impfstoffs machte.

Systemische Nebenwirkungen – vor allem Fieber, Kopfschmerzen, allgemeines Krankheitsgefühl, Ausschlag und andere Reaktionen wie Schüttelfrost, Schwindel, Myalgie (Muskelschmerzen), Übelkeit, Erbrechen und Bauchschmerzen – wurden bei etwa 10 Prozent der geimpften Personen berichtet. Sehr selten kam es zu Todesfällen durch eine impfstoffassoziierte Enzephalitis.

Was für ein Impfstoff! Was ich in der Packungsbeilage vermisse, sind Informationen über die Anzahl der Todesfälle, die durch den Impfstoff verursacht wurden. Außerdem vermisse ich den Hinweis, dass die Japanische Enzephalitis durch Mücken übertragen wird, was bedeutet, dass Moskitonetze und Insektenschutzmittel einen guten Schutz dagegen bieten. Da der Impfstoff tödlich sein kann, muss es Situationen geben, in denen mehr Menschen an der Impfung als ungeimpfte Menschen an der Infektion sterben. Dies hängt vom Infektionsrisiko und davon ab, wie sorgfältig man beim Mückenschutz vorgeht.

Manchmal müssen wir Entscheidungen aufgrund unzureichender Informationen treffen, und das ist hier der Fall. Meiner Ansicht nach sollten die meisten Menschen, die in endemische Gebiete reisen, sich lieber nicht impfen lassen. Obwohl ich schon oft in die Tropen gereist bin, habe ich mich noch nie gegen Japanische Enzephalitis impfen lassen, weil ich wusste, dass das Infektionsrisiko äußerst gering ist. Auch die WHO hat Vorbehalte gegen die Impfung: Sie empfiehlt Reisenden nur dann, sich impfen zu lassen, wenn sie sich längere Zeit in endemischen Gebieten aufhalten.

Das *Danish Handbook for Patients* empfiehlt die Impfung für Menschen, die für länger als vier Wochen in Gebiete reisen, in denen die Krankheit vorkommt, und bei kürzeren Reisen während des Ausbruchs einer Japanischen Enzephalitis.

Die CDC empfiehlt, sich impfen zu lassen, wenn einem dies empfohlen wird, und fügt hinzu: »Sprechen Sie mit Ihrem Arzt über Ihre Reisepläne: Ihr Arzt kann Ihnen abhängig von der Dauer Ihrer Reise, der Gebiete, in die Sie reisen möchten, und Ihren geplanten Aktivitäten bei der Entscheidung helfen, ob Sie die JE-Impfung benötigen.«[5]

Laut dänischen Empfehlungen sollte man sich bei einem einwöchigen Urlaub in Thailand nur dann impfen lassen, wenn die Japanische Enzephalitis dort gerade ausgebrochen ist. In den USA wird Ihr Arzt Sie zu seiner eigenen Sicherheit wahrscheinlich dazu überreden, sich auf jeden Fall impfen zu lassen, um einen Rechtsstreit wegen ärztlichen Fehlverhaltens zu vermeiden, falls Ihnen etwas zustoßen sollte. Diese Formulierung der Empfehlung ist typisch für die USA, wo die Werbung für Arzneimittel im Fernsehen immer mit dem Hinweis »Sprechen Sie mit Ihrem Arzt« endet. Doch auf einem Gebiet, auf dem so viel Ungewissheit herrscht, ist Ihr Arzt wahrscheinlich nicht dafür qualifiziert, Sie zu beraten: Es geht vielmehr darum, dass sich die Behörden jeder Verantwortung entziehen, indem sie den Schwarzen Peter einfach weitergeben. Genau wie Ärzte schützen auch Organisationen sich durch übervorsichtiges Verhalten, denn wenn jemand stirbt, können sie darauf hinweisen, dass sie die Menschen schließlich vorher gewarnt hätten.

Ich mache ihnen daraus keinen Vorwurf. Schließlich befinden sie sich in einer schwierigen Lage. Aber meine Schlussfolgerung lautet, dass wir lieber selbst recherchieren sollten, statt uns blindlings an die offiziellen Ratschläge zu halten. Da ich nicht von wohlhabenden amerikanischen Anwälten verklagt werden will, möchte ich an dieser Stelle unmissverständlich klarstellen, dass ich Ihnen nicht geraten habe, sich impfen zu lassen oder nicht; ich habe lediglich ein Beispiel aufgezeigt. Die Entscheidung liegt ganz bei Ihnen.

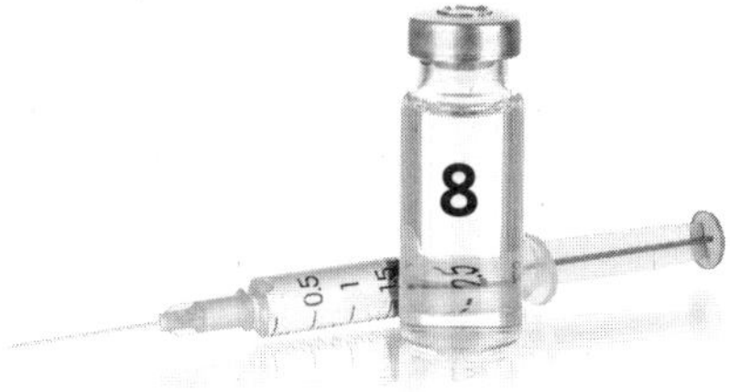

Impfprogramme für Kinder

Diese Programme unterscheiden sich von Land zu Land deutlich. Das ist nicht nur auf Unterschiede im Wohlstand der einzelnen Länder zurückzuführen, sondern auch auf sehr unterschiedliche Interpretationen der wissenschaftlichen Evidenz und auf Unterschiede bezüglich politischen Drucks und der Lobbyarbeit der Industrie (die allerdings überall oft ziemlich ähnlich ist).

In Deutschland empfiehlt die Ständige Impfkommission STIKO am staatlichen Robert Koch-Institut folgende Impfungen: Rotaviren, Tetanus, Diphtherie, Pertussis (Keuchhusten), Hib (Haemophilus influenzae Typ b), Polio (Kinderlähmung), Hepatitis B, Pneumokokken, Meningokokken C, Masern, Mumps, Röteln, Varizellen (Windpocken) sowie HPV (Humanes Papillomavirus).[1]

In den USA werden, bis auf Hepatitis B, dieselben Impfungen empfohlen, zusätzlich aber noch vier weitere: Grippe (jährlich), Hepatitis A, Meningokokken der Serogruppe A, C, W, Y und Meningokokken der Serogruppe B.[2]

In Großbritannien werden 15 Impfungen empfohlen.[3] Im Gegensatz zu den USA stehen Windpocken und Hepatitis A dort nicht auf der Liste.

Da das britische Gesundheitssystem demjenigen der Vereinigten Staaten in den letzten Jahren immer ähnlicher geworden ist,[4] überrascht es nicht, dass auch die routinemäßigen Impfempfehlungen dort den US-amerikanischen ähneln – und zwar auch insofern, als diese Impfungen offensichtlich keinen den dafür investierten Summen entsprechenden Nutzen bringen: Die gesunde Lebenserwartung ist in Großbritannien niedriger als in den meisten anderen europäischen Ländern. Hinsichtlich der Prävalenz chronischer Erkrankungen und Behinderungen liegt Großbritannien zwischen den USA und dem Rest Europas.[5] Damit will ich natürlich nicht behaupten, dass der schlechte Gesundheitszustand der Briten auf mehr Impfungen zurückzuführen ist. Die Hauptgründe dafür liegen in der zunehmenden Privatisierung und Spezialisierung des Gesundheitswesens und der verstärkten Nutzung von Früherkennungsuntersuchungen mit anschließender Überdiagnose und Übertherapie.[6,7]

Diphtherie, Tetanus, Kinderlähmung, Keuchhusten und Haemophilus influenzae Typ B

Diese Impfungen werden Säuglingen oft in Kombinationen verabreicht, die von Land zu Land und von Zeit zu Zeit, ja sogar innerhalb ein und desselben Landes je nach Alter des Kindes unterschiedlich sind. Es gibt dreiwertige Impfstoffe (Diphtherie, Tetanus und Polio oder Keuchhusten), vierwertige Impfstoffe (alle vier, zur Wiederholungsimpfung im Alter von fünf Jahren) und fünfwertige Impfstoffe (alle fünf oder andere Kombinationen). Abgesehen von Polio werden all diese Krankheiten durch Bakterien verursacht.

Keiner der Kombinationsimpfstoffe enthält abgeschwächte lebende Mikroorganismen. Wie Aabys Studien gezeigt haben, wissen wir nicht, was wir tun, wenn wir mehrere Impfstoffe miteinander kombinieren (siehe Kapitel 1). Seine Forschungsgruppe fand heraus, dass Lebendimpfstoffe die Gesamtmortalität senken, während Totimpfstoffe die Gesamtmortalität erhöhen. Darüber hinaus scheint auch die Reihenfolge der Impfungen für die Gesamtmortalität eine wichtige Rolle zu spielen (am besten verabreicht man zuletzt einen Lebendimpfstoff) und dieser Effekt bei Mädchen und Jungen unterschiedlich zu sein.

Angesichts dieser Beobachtungen ist es sehr schwierig, die besten Optionen für Impfungen im Kindesalter zu wählen, da die Impfprogramme Aabys Erkenntnisse nicht berücksichtigen. In Dänemark wird empfohlen, den fünfwertigen Impfstoff plus einen Pneumokokken-Impfstoff, der Polysaccharid aus dem Bakterium enthält, im Alter von drei Monaten zu verabreichen. Doch darauf folgt keine Impfung mit einem abgeschwächten Lebendimpfstoff wie beispielsweise Masern. Die sechs Impfstoffe werden nach fünf und zwölf Monaten erneut verabreicht, und frühestens nach 15 Monaten erhalten die Kinder ihre erste Dosis des MMR-Impfstoffs (bei den Masern-, Mumps- und Rötelnerregern in diesem Impfstoff handelt es sich allesamt um abgeschwächte lebende Viren). Glücklicherweise läuft 2021 mindestens eine Studie, in der manche Kinder den MMR-Impfstoff bereits nach sechs Monaten und die anderen erst nach 15 Monaten erhalten.

Daten zur Inzidenzentwicklung nach der Einführung von Schutzimpfungen sind häufig ein guter Ausgangspunkt, um als Laie zu solchen Themen zu recherchieren. So legen beispielsweise die Daten zur Impfung gegen Haemophilus influenzae Typ b, die Anfang der 1990er-Jahre weltweit eingeführt wurde, eine Entscheidung für eine Impfung nahe. Vor der Einführung des Konjugatimpfstoffs war Hib in den USA eine der Hauptursachen für Meningitis, Lungenentzündung und Epiglottitis (Kehldeckelentzündung; eine Entzündung der Klappe am Zungengrund, die zum Tod durch Ersticken führen kann) im Kindesalter und verursachte Anfang der 1980er-Jahre schätzungsweise 20 000 Erkrankungen pro Jahr, meist bei Kindern unter fünf Jahren. Seit Beginn der Routineimpfungen ist die Inzidenz der Hib-Krankheit um mehr als 99 Prozent zurückgegangen.

Die fünf Krankheiten, gegen die der fünfwertige Impfstoff einen guten Schutz bietet, sind so schrecklich, dass ich der Meinung bin, unsere Kinder sollten diese Impfungen erhalten. Trotzdem finde ich die Studien von Aaby (siehe unten) besorgniserregend. Ich würde es vorziehen, nach dieser Impfung einen der abgeschwächten Lebendimpfstoffe zu verabreichen – was allerdings wiederum die Frage aufwirft, zu welchem Zeitpunkt im Leben wir es wagen sollten, Säuglingen mit noch nicht ausreichend entwickeltem Immunsystem solche Impfstoffe zu verabreichen. In Guinea-Bissau werden BCG (Bacillus Calmette-Guérin; gegen Tuberkulose) und der Polio-Impfstoff bereits bei der Geburt und der Masern-Impfstoff im Alter von vier Monaten verabreicht.

Diese Fragen müssen dringend in randomisierten Studien untersucht werden, die umfasssend genug sind, um die Auswirkungen der Impfstoffe auf die Gesamtmortalität zu ermitteln. Zurzeit kann niemand mit Sicherheit sagen, wie man am besten vorgehen sollte. In solchen Situationen sagt meine innere Stimme mir, dass es am sinnvollsten ist, dem Rat der Behörden zu folgen. Auch wenn die Empfehlungen von Behörden manchmal irreführend sind, steckt doch einiges an Arbeit dahinter: Bestimmte Personen (die hoffentlich unvoreingenommen sind und keine Interessenkonflikte haben) haben zumindest einen Teil der wissenschaftlichen Literatur durchgesehen (auch wenn es dabei, wie ich in den vorigen Kapiteln erläutert habe, eklatante und unerklärliche Auslassungen gibt) und auf dieser

Basis Empfehlungen ausgesprochen. Doch im Grunde werde ich offiziellen Verlautbarungen immer skeptisch gegenüberstehen. Das möchte ich gern an einem Beispiel der WHO erläutern.

Ich habe einen WHO-Bericht aus dem Jahr 2014, der anscheinend als Reaktion auf Aabys Erkenntnisse über die erhöhte Sterblichkeit nach Verabreichung des dreiwertigen Impfstoffs gegen Diphtherie, Tetanus und Keuchhusten (DTP) in Guinea-Bissau erstellt worden ist, eingehend studiert.[8] Darin wird die Wirkung von drei Impfstoffen auf die Gesamtsterblichkeit von Säuglingen und Kindern bewertet: BCG, DTP und Masern.

Ich aktualisierte die WHO-Literaturrecherchen und fand zwei hochrelevante Studien, in denen Aaby und Kollegen als Reaktion auf die im WHO-Bericht geäußerte Kritik ihre früheren Untersuchungen verbessert hatten.[9,10] In diesen Studien stellten sie fest, dass der DTP-Impfstoff die Sterblichkeit verdoppelte – Hazard Ratio 2,14 (1,42 bis 3,23) im Vergleich zu DTP-ungeimpften Kindern –,[11] was ihre vorherigen Ergebnisse bestätigte. In einer ihrer Studien, die die beste verfügbare Evidenz darstellt, erklärten sie, dass die im WHO-Bericht vorgebrachten Kritikpunkte entweder nicht relevant seien oder dass sie diese in ihren Untersuchungen berücksichtigt hätten. Sie stellten fest, dass alle dokumentierten Verzerrungen in ihrer Beobachtungsstudie zugunsten der geimpften Gruppe ausfielen. Das heißt, sie hatten die negative Wirkung des DTP-Impfstoffs auf die Mortalität wahrscheinlich sogar noch unterschätzt.

Außerdem stellten sie fest, dass alle DTP-Studien, die bereits vorhandene, für andere Zwecke erhobene Datensätze analysiert hatten, erhebliche Verzerrungen aufwiesen, die dazu führten, die durch den Impfstoff verursachten Schäden zu unterschätzen. Zu diesen Verzerrungen gehört zum Beispiel die Tatsache, dass Kinder mit schlechter Prognose im Allgemeinen später oder gar nicht geimpft werden. Eine andere ist die Überlebensverzerrung. Diese Studien haben die Nachbeobachtungszeit für DTP-geimpfte Kinder, die überlebten, aktualisiert, während Kinder, die starben, ohne dass ihr Impfstatus dokumentiert wurde, als »ungeimpft« eingestuft wurden. Eine solche Vorgehensweise führt zu erheblichen Verzerrungen und zu einer irreführend hohen Sterblichkeitsrate in der ungeimpften Gruppe, die es schwierig macht, einen möglichen Anstieg der Sterblichkeit unter dem DTP-Impfstoff zu finden.

In dem WHO-Bericht entdeckte ich große Mängel. Obwohl darin berichtet wurde, dass die meisten Studien eine schädliche Wirkung des

DTP-Impfstoffs zeigten, kamen die Autoren zu dem Schluss, dass die Ergebnisse widersprüchlich seien, da zwei Studien eine positive Wirkung gezeigt hätten. Allerdings wird man in Beobachtungsstudien immer eine gewisse Heterogenität finden, und die beiden genannten Studien stellten keinen *signifikant* positiven Effekt auf die Mortalität fest. Außerdem waren sie offensichtlich so stark verzerrt, dass man sie eigentlich gar nicht hätte berücksichtigen dürfen.

Die Autoren legten keine zusammenfassenden Schätzungen vor, da die Arbeitsgruppe der WHO gefordert hatte, es sollten keine Metaanalysen durchgeführt werden. Diese Einmischung in die Forschung durch ein Gremium, dem Menschen mit verschiedenen finanziellen Interessenkonflikten in Bezug auf Impfstoffe angehören, ist inakzeptabel. Außerdem waren die gegen die Durchführung von Metaanalysen angeführten Gründe nicht stichhaltig. Es ist unverständlich, warum diese höchst ungewöhnliche Vorgabe (die ich sonst noch nirgends gesehen habe) eingeführt wurde – es sei denn, man geht davon aus, dass die WHO nicht das Risiko eingehen wollte, womöglich eine systematische Übersichtsarbeit zu erhalten, die darauf hindeutet, dass der DTP-Impfstoff die Gesamtmortalität erhöht.

Die WHO-Experten, die von einer Metaanalyse abgeraten hatten, schrieben nach Sichtung des WHO-Berichts, die Daten deuteten darauf hin, dass sowohl der BCG-Impfstoff als auch der Masernimpfstoff die Gesamtmortalität senke. Ich überprüfte diese Behauptung anhand von Metaanalysen der in den Bericht aufgenommenen randomisierten Studien und konnte keine signifikante Abnahme der Mortalität finden. Daher können die Experten nicht zu dem Schluss gekommen sein, dass diese abgeschwächten Lebendimpfstoffe die Gesamtmortalität senken, ohne auch die nichtrandomisierten Studien in ihre Überlegungen mit einbezogen zu haben. Für den DTP-Impfstoff hingegen lehnten sie die nichtrandomisierten Studien ab. Das ist inkonsequent und unwissenschaftlich, vor allem, wenn man bedenkt, dass die Ergebnisse der Kohortenstudien für den BCG- und den Masernimpfstoff ebenso unterschiedlich ausfielen wie diejenigen für den DTP-Impfstoff.

Ich entdeckte auch noch zahlreiche weitere gravierende Mängel in dem WHO-Bericht. Das überrascht mich sehr, weil zwei seiner drei Autoren leitende Forscher der Cochrane Collaboration sind. Dabei handelt es sich um die derzeitige Chefredakteurin Karla Soares-Weiser und den Statistiker Julian Higgins, Herausgeber des 636 Seiten umfassenden *Cochrane-*

Handbuchs, in dem beschrieben wird, wie man zuverlässige systematische Übersichtsarbeiten erstellt. Diese Wissenschaftler haben sogar die Stimmenauszählung im WHO-Bericht verwendet (wie viele Studien sind dafür und wie viele dagegen?) – eine Methode, von der im *Cochrane-Handbuch* abgeraten wird.

Ein Hauptproblem der WHO besteht darin, dass die Personen, die ein Impfprogramm genehmigt haben, gleichzeitig auch diejenigen sind, die später erwägen werden, ob es einen Grund gibt, etwas an ihrer eigenen Empfehlung zu ändern. Es ist unwahrscheinlich, dass Menschen ihre früheren Entscheidungen revidieren, auch wenn noch so überzeugende Beweise dagegen sprechen.[12] Es wurde keine einzige randomisierte Studie durchgeführt, aber der DTP-Impfstoff ist trotzdem auf dem Markt und wird häufig eingesetzt.

Aaby und Kollegen wiesen darauf hin, dass die WHO den DTP-Impfstoff sogar als Marker für eine gute allgemeine Durchimpfung verwendet.[13] Die WHO operierte damit, mit drei Dosen des Impfstoffs in allen Ländern bis zum Jahr 2015 einen »Meilenstein 90-prozentiger nationaler Durchimpfung« zu erreichen.[14] Das ist unzulässig. Die Leistungsindikatoren des Programms sollten diejenigen sein, von denen man weiß, dass sie mit einer erhöhten Überlebensrate der Kinder in positivem Zusammenhang stehen.[15]

Zusätzlich zu alldem haben wir jetzt die merkwürdige Situation, dass die Beweislast umgekehrt wurde: Die WHO empfiehlt die Verwendung des DTP-Impfstoffs und scheint sehr überzeugende Beweise dafür zu verlangen, dass er die Sterblichkeit erhöht, bevor möglicherweise irgendwelche Maßnahmen ergriffen werden.

Das ist problematisch. Ich halte die Erkenntnisse von Aaby für viel überzeugender als diejenigen im WHO-Bericht. Dabei stützen wir uns bei unseren Entscheidungen auf die beste verfügbare Evidenz. Diese Evidenz sagt uns, dass der DTP-Impfstoff in einkommensschwachen Ländern wahrscheinlich die Gesamtmortalität erhöht. Daher bin ich der Meinung, dass dieser Impfstoff niemandem ohne vollständig informierte Zustimmung angeboten werden und dass das Aufklärungsformular die Information enthalten sollte, dass der Impfstoff wahrscheinlich die Gesamtmortalität erhöht. Außerdem müssen wir Studien durchführen, zum Beispiel solche, in denen eine der geimpften Gruppen kurz danach einen Lebendimpfstoff erhält.

Mumps

Der Mumps-Impfstoff wird normalerweise als Teil des Dreifachimpfstoffs MMR verabreicht. In einer systematischen Übersichtsarbeit über diesen Impfstoff konnten keine randomisierten Studien zur Wirkung der separat verabreichten Mumps-Komponente gefunden werden; doch Kohortenstudien zeigten überzeugende Effekte.[16]

Die Wirksamkeit von mindestens einer MMR-Dosis zur Vorbeugung klinischer Mumpserkrankungen bei Kindern wurde auf ungefähr 75 Prozent geschätzt – auch zur Prävention sekundärer Mumpsfälle.

Dieser Impfstoff ist so wirksam, dass nur sehr wenige Menschen wissen, wie es ist, Mumps zu bekommen. Ich weiß es, weil es in meiner Kindheit keinen Impfstoff dagegen gab. Die Schmerzen aufgrund meiner vergrößerten Speicheldrüsen waren so schlimm, dass ich viel weinte. Essen und Lächeln bereiteten mir unerträgliche Schmerzen. Ich habe auch sehr unter Keuchhusten gelitten, wobei ich wie ein Seelöwe klang. Man vergisst nie, wie schrecklich diese Krankheiten sind, wenn man sie einmal gehabt hat, und ich wünschte, die Impfverweigerer wüssten das.

Natürlich gibt es auch seltene Impfschäden. Einer davon ist die virale (aseptische) Meningitis. Das Risiko variiert in verschiedenen Studien und Erhebungen um den Faktor 100 und liegt zwischen 1 zu 11 000 und 1 zu einer Million.[17],18 Doch selbst die Untersuchungen, in denen das Risiko am höchsten war – im Jahr 1993, als man noch den Urabe-Impfstamm (siehe unten) verwendete –, ergaben, dass das Risiko, an einer Mumps-Meningitis zu erkranken, für Ungeimpfte ungefähr viermal so hoch war wie für Geimpfte.[19] Außerdem könnte das Impfrisiko überschätzt worden sein, weil es sich dabei um zufällige Laborbefunde bei Kindern handeln könnte, die auf andere klinische Zustände (vor allem Fieberkrämpfe) hin untersucht wurden.

Beruhigenderweise berichtete die WHO im Jahr 2007, dass nach Anwendung des Jeryl-Lynn-Impfstamms (der jetzt sehr häufig eingesetzt wird) oder des RIT 4385-Stamms keine Fälle einer virologisch nachgewiesenen Meningitis gemeldet worden sind. Alle gemeldeten Patienten mit impfstoffbedingter Mumps-Meningitis, zu der es durch Impfung mit anderen Stämmen gekommen war, seien wieder genesen, und dass einige dieser Fälle im Labor diagnostiziert seien und – wenn überhaupt – kaum eine klinische Relevanz hätten.[20]

Bei Fällen von viraler Meningitis wurde besonders häufig der Urabe-Impfstamm als Ursache identifiziert; daher wird dieser Stamm jetzt nicht mehr verwendet. Bereits im Jahr 1990 wurde der Trivarix-Impfstoff gegen Masern, Mumps und Röteln, der diesen Stamm enthielt, in Kanada nicht mehr zum Vertrieb zugelassen.[21]

Zusammenfassend kann man sagen, dass es eine sehr gute Idee ist, sich gegen Mumps impfen zu lassen, da diese Erkrankung viele Schäden – einschließlich Unfruchtbarkeit bei Männern – verursachen kann. Doch wie üblich steht auf Webseiten, die sich gegen Impfungen richten, sehr viel Unsinn. Eine solche Webseite mit dem verführerischen, aber irreführenden Namen »Child Health Safety« [»Sicherung der Gesundheit unserer Kinder«] zeigt auf ihrer Startseite ein Banner mit dem Text: »Impfstoffe haben uns nicht gerettet – zwei Jahrhunderte umfassende offizielle Statistiken« und sagt über sich selbst: »Diese Webseite will Eltern, die wissen möchten, ob sie ihre Kinder impfen lassen sollen, zuverlässige Informationen zum Thema Kindergesundheit und andere gesundheitsbezogene Informationen bieten.« Das ist irreführende Werbung. Die Homepage verweist sogar auf die amerikanische *Alliance for Human Research Protection*, deren völligen Mangel an Wahrheitsliebe ich bereits in Kapitel 2 dieses Buches beschrieben habe.

In dem Artikel von *Child Health Safety* über den Mumps-Impfstoff wird Andrew Wakefield 32-mal erwähnt; aber über seinen Betrug habe ich dort nichts gefunden.[22] Übrigens hält sich *Child Health Safety* extrem bedeckt: Auf der Website konnte ich keinerlei Informationen über die Organisation oder ihre Geldgeber finden. Ich weiß noch nicht einmal, in welchem Land ihr Führungsteam ansässig ist oder wer diese Leute sind. Komisch, dass Impfstoffverweigerer andere so oft der fehlenden Transparenz bezichtigen! Als ich *Child Health Safety Wordpress Wer sind sie* googelte, war der erste Treffer ein Blogger, der einige auf der Webseite verbreitete unsinnige Behauptungen und Fehlinformationen analysiert.

Röteln

In der systematischen Übersichtsarbeit wurden keine Studien identifiziert, die die Wirksamkeit des MMR-Impfstoffs bei der Vorbeugung von Röteln bewerten.[23]

Die Röteln sind eine leicht verlaufende Virusinfektion, und der Impfstoff wird in erster Linie zum Schutz schwangerer Frauen im ersten Trimester empfohlen, da die Infektion zum Tod des ungeborenen Kindes, zu Frühgeburten und schweren Geburtsfehlern führen kann.

Der Impfstoff ist hochwirksam. Ich konnte keine Informationen über etwaige dadurch verursachte Schäden finden, da er stets als Bestandteil des MMR-Impfstoffs verabreicht wird. In ihren Informationen über Masern stellte die CDC fest, dass zu den möglichen Schäden des MMR-Impfstoffs Arthralgien (Gelenkschmerzen) und andere Gelenksymptome gehören, die bei bis zu 25 Prozent hierfür anfälliger erwachsener Frauen auftreten und mit der Röteln-Komponente in Verbindung gebracht werden.[24] Weitere unerwünschte Ereignisse sind eine nachfolgende leichte Erkrankung, Fieber, vorübergehender Hautausschlag und allergische Reaktionen.

Polio

Die Impfung gegen Polio ist einer der größten Triumphe der Medizinforschung. Daher ist es nicht notwendig, Informationen über Nutzen und Schaden dieser Impfung zu überprüfen: Wir brauchen sie auf jeden Fall.

Laut Angaben der WHO[25] betrifft die Poliomyelitis (Kinderlähmung) vor allem Kinder unter fünf Jahren, und eine von 200 Infektionen führt zu irreversiblen Lähmungen. Von den gelähmten Patienten sterben 5 bis 10 Prozent, wenn durch die Lähmung ihre Atemmuskulatur geschwächt wird. Die Anzahl der Polio-Fälle ist seit 1988 um über 99 Prozent zurückgegangen: von geschätzten 350 000 Fällen auf 33 gemeldete Fälle im Jahr 2018.

Beim Poliovirus handelt es sich um ein äußerst schädliches Virus, und solange nur ein einziges Kind infiziert bleibt, laufen Kinder in allen Ländern Gefahr, an Polio zu erkranken, wenn sie nicht geimpft sind.

Den Impfstoff gibt es in zwei verschiedenen Formen: als Totimpfstoff und als abgeschwächten Lebendimpfstoff (den viele als Schluckimpfung auf einem Stück Zucker erhalten). Dieser abgeschwächte Lebendimpfstoff verursacht jedes Jahr einige wenige Polio-Ausbrüche: So wurde 2017 zum Beispiel berichtet, dass in jenem Jahr bis dahin 21 Fälle einer durch den Impfstoff verursachten Kinderlähmung aufgetreten waren.[26] Diese Fälle werden durch Reste des Schluckimpfstoffs verursacht, die sich in der Umwelt ausgebreitet haben, mutiert sind und ihre Fähigkeit wiedererlangt haben, ungeimpfte Kinder zu lähmen. Der Polio-Lebendimpfstoff hat aber auch viele Menschenleben gerettet, und ebenso wie der Masernimpfstoff scheint er außerdem starke unspezifische positive Wirkungen zu haben.[27,28]

Polio-Ausbrüche treten normalerweise in Krisengebieten auf, in denen die Gesundheitsversorgung zusammengebrochen ist und viele Kinder nicht geimpft werden. Das Ganze ist auch eine Frage der Kosten: In den meisten Industrieländern wird der injizierbare Impfstoff – bei dem es sich um einen Totimpfstoff handelt und der daher nicht mutieren kann – verwendet; er kostet 30-mal mehr als der Polio-Schluckimpfstoff, der in den meisten Entwicklungsländern zum Einsatz kommt.

Rotavirus

Der Rotavirus-Impfstoff gehört in Dänemark nicht zum Kinderimpfprogramm, obwohl wir eine starke Lobbygruppe hatten, die sich sehr dafür einsetzte. Wenn man *Rotavirus Programm* googelt, findet man mehrere interessante Einträge, darunter einen WHO-Bericht aus dem Jahr 2013, in dem empfohlen wird, dass Rotavirus-Impfstoffe in alle nationalen Impfprogramme aufgenommen und als Priorität betrachtet werden sollten, vor allem in Ländern, in denen es eine hohe Sterblichkeitsrate im Zusammenhang mit der Rotavirus-Gastroenteritis gibt, wie beispielsweise in Süd- und Südostasien und in Afrika südlich der Sahara.[29]

Bei Kindern, die an einer Rotavirus-Gastroenteritis erkranken, muss unbedingt eine ausreichende Flüssigkeitsversorgung sichergestellt werden, da Dehydrierung die Todesursache ist. In Dänemark gibt es keine Todesfälle aufgrund von Rotavirusinfektionen, was der Hauptgrund dafür ist, dass der Impfstoff nicht zu unserem Impfprogramm gehört. In den USA gab es vor der Einführung des Impfstoffs alljährlich etwa 3 Millionen Erkrankungsfälle und 20 bis 60 Todesfälle.[30] Diese Zahlen sind nicht mit denen in Europa zu vergleichen, da die Kindersterblichkeit im privatisierten Gesundheitssystem der Vereinigten Staaten, wo viele Menschen sich die nötige Gesundheitsversorgung nicht leisten können, höher ist.

Es ist klar, dass die WHO zu weit gegangen ist, als sie diese Impfung für alle Länder empfahl. Und dann sind da ja auch noch die Impfschäden: Der RotaShield-Impfstoff wurde schnell wieder vom Markt genommen, als man entdeckte, dass er häufig Darminvaginationen verursachte (einen potenziell tödlichen Impfschaden, bei dem ein Darmabschnitt sich in einen anderen einstülpt).[31] Ein US-Forschungsteam schätzte, dass der Impfstoff pro 10 000 geimpften Säuglingen ein bis zwei zusätzliche Darminvaginationen verursacht.[32] Schätzungen der WHO zufolge sind es bei den derzeit verwendeten Impfstoffen nur ein bis zwei Fälle pro 100 000 geimpften Säuglingen.[33]

Alljährlich sterben rund eine halbe Million Menschen an einer Rotavirusinfektion.[34] Aber rechtfertigt das eine pauschale Empfehlung zum Einsatz des Impfstoffs in allen Ländern? Wie steht es mit der Bereitstellung von sanitären Einrichtungen, sauberem Wasser und einer guten Flüssigkeitsversorgung für erkrankte Kinder, so wie wir es bei Choleraepidemien tun, wo dies die wichtigsten Maßnahmen sind? Der Impfstoff ist – zumindest in Dänemark – so teuer, dass die Impfung von zwölf Personen dem Bruttoinlandsprodukt pro Kopf in Bangladesch entspricht. Wer soll das alles bezahlen? Soll man es über Spenden reicher Länder finanzieren, die von den regionalen Regierungen an die Impfstoffhersteller GlaxoSmithKline und Merck fließen[35] – also an Unternehmen, die ohnehin bereits obszön reich sind, ein Geschäftsmodell haben, das teilweise auf organisiertem Verbrechen beruht,[36] und über die wir keinerlei Preiskontrolle haben? Darin sehe ich keinen Sinn.

Pneumokokken-Infektionen

Die häufigsten durch Streptococcus pneumoniae verursachten Infektionen sind Otitis media (Mittelohrentzündung), Sinusitis (Nasennebenhöhlenentzündung) und Bronchitis. Zu den schwersten Infektionen gehören Lungenentzündung, Meningitis und Sepsis. Rund 1,6 Millionen Menschen sterben alljährlich an Erkrankungen, die durch Pneumokokken verursacht werden; etwa die Hälfte davon sind Kinder unter fünf Jahren, und die meisten leben in Entwicklungsländern.[37]

Die Impfstoffe enthalten Kapselpolysaccharid-Antigene, die einen serotypspezifischen Schutz gegen die schwersten Infektionen bieten. Einer der zurzeit auf dem Markt erhältlichen Impfstoffe deckt 23 Serotypen, ein anderer 13 und ein dritter sieben Serotypen ab.

Eine systematische Übersichtsarbeit aus dem Jahr 2009 umfasste sechs randomisierte Studien, die in Afrika, den Philippinen, Finnland und den USA an Kleinkindern bis zu zwei Jahren durchgeführt worden waren.

57 015 von diesen Kindern erhielten den Pneumokokken-Impfstoff, während 56 029 Placebo oder einen anderen Impfstoff bekamen.[38] Die Wirksamkeit des Impfstoffs betrug für die Serotypen, auf die er abzielt, 80 Prozent (58 bis 90 Prozent), für alle Serotypen 58 Prozent (29 bis 75 Prozent), für röntgenologisch bestätigte Lungenentzündungen 27 Prozent (15 bis 36 Prozent) und für alle klinischen Lungenentzündungen 6 Prozent (2 bis 9 Prozent).

Dabei war eine nicht signifikante Abnahme der Gesamtmortalität um 11 Prozent (-1 bis 21 Prozent) zu beobachten. Dieses Ergebnis ist auf eine Studie in Gambia zurückzuführen, die in der Metaanalyse 86 Prozent des Gewichts hatte. Diese Studie umfasste eine Placebo-Kontrolle, was angesichts der Tatsache, dass es sich um einen Totimpfstoff handelt, der somit die Gesamtmortalität erhöhen dürfte, beruhigend ist.

Auch am anderen Ende des Altersspektrums besteht ein erhöhtes Risiko für schwere Pneumokokkeninfektionen. Eine systematische Übersichtsarbeit aus dem Jahr 2013, die 18 Studien (64 852 Erwachsene) umfasste, hat ergeben, dass der Impfstoff die Häufigkeit invasiver Pneumokokken-Erkrankungen erheblich senkte, Odds-Ratio 0,26 (0,14 bis 0,45). Auch die Häufigkeit von Lungenentzündungen aller Ursachen nahm in Ländern mit niedrigem Einkommen erheblich ab, Odds-Ratio 0,54 (0,43 bis 0,67), jedoch nicht in Ländern mit hohem Einkommen, und zwar weder in der Allgemeinbevölkerung, Odds Ratio 0,71 (0,45 bis 1,12), noch bei Erwachsenen mit chronischen Erkrankungen, Odds Ratio 0,93 (0,73 bis 1,19).[39] Es war keine statistisch signifikante Abnahme der Gesamtmortalität zu beobachten, Odds Ratio 0,90 (0,74 bis 1,09), und der Impfstoff schien bei Erwachsenen mit chronischen Erkrankungen weniger wirksam zu sein.

Es ist nicht einfach, auf dieser Basis Empfehlungen auszusprechen, also wollen wir einmal sehen, was die Behörden dazu sagen. Als ich *Pneumokokken-Impfstoff Empfehlungen* googelte, führte mich der oberste Link zur CDC, die – wenig überraschend – die Impfung für ältere Menschen empfahl: »Die CDC empfiehlt zwei Pneumokokken-Impfstoffe für alle Erwachsenen ab 65 Jahren. Sie sollten zuerst eine Dosis PCV13 und mindestens ein Jahr später eine Dosis PPSV23 erhalten.«[40] Die CDC empfiehlt den Impfstoff auch allen anderen Erwachsenen, wenn sie an bestimmten Erkrankungen leiden oder rauchen. »Sprechen Sie mit Ihrem Arzt, um sicherzugehen, dass Sie über diese und andere empfohlene Impfungen auf dem Laufenden sind.« Okay, ich habe mit meinem Arzt (mir selbst) gesprochen, und er meint, dass ich mich *nicht* impfen lassen sollte, obwohl ich über 65 Jahre alt bin. Wir finden die Evidenz zu dieser Impfung nicht überzeugend.

Selbst die CDC scheint Zweifel zu haben. Weiter unten auf der ersten Google-Seite fand ich eine Anmerkung, über eine Konferenz vom 26. Juni 2019:[41] »In einer knappen Abstimmung von acht zu sechs Stimmen hat ein US-weiter Impfstoff-Beratungsausschuss heute seine Empfehlung aus dem Jahr 2014 revidiert, allen Erwachsenen ab 65 Jahren einen Pneumokokken-Impfstoff namens Prevnar 13 zu verabreichen. Stattdessen empfahl der Ausschuss, dass Senioren sich auf der Basis von Gesprächen mit ihren behandelnden Ärzten damit impfen lassen sollten [...] zum Entsetzen der Impfstoffhersteller. Pfizer vertreibt Prevnar 13, und die Aktien des Pharmakonzerns stürzten um 2 Prozent ab, als die Investoren von der Abstimmung erfuhren. [...] Mehrere Mitglieder des Beratenden Ausschusses für Impfpraktiken, der zu den Centers for Disease Control and Prevention gehört, erklärten, diese Abstimmung sei eine der schwierigsten gewesen, die sie je erlebt hätten.«

Die CDC ruderte aber nur ein kleines Stück zurück:[42] Sie empfahl jetzt nur die erste der beiden ursprünglich empfohlenen Dosen nicht mehr, und zwar, weil die Anzahl invasiver Erkrankungen bei Kindern seit der Aufnahme von PCV13 in das Kinderimpfprogramm im Jahr 2010 um fast 80 Prozent zurückgegangen war. Durch Umarmungen, Küsse und engen Kontakt übertrugen die Kinder ihre Pneumokokken auf ältere Menschen, die nun nicht mehr an diesen 13 Stämmen erkrankten. Außerdem stellte sich heraus, dass die Empfehlung zur Impfung von Senioren im Jahr 2014 keine zusätzliche Auswirkung auf die Erkrankungsraten gehabt hatte.

Ich frage mich, warum die CDC nicht noch einen Schritt weiter gegangen ist und auch den 23-wertigen Impfstoff nicht mehr für Senioren empfohlen hat, obwohl doch offenbar die gesamte Impfung keine Wirkung gehabt hatte.

Dieses Beispiel zeigt sehr schön, dass die Impfpolitik auf Prämissen beruht, die sich schnell ändern können und neue Vorgehensweisen erfordern. Dadurch unterscheidet sich die Impfpolitik stark von allen anderen Praktiken im Gesundheitswesen, wo die Sachlage sehr viel weniger Veränderungen unterworfen ist. Die einzige Ausnahme stellen die Empfehlungen zum Einsatz von Antibiotika dar, die unter Umständen auch oft aktualisiert werden müssen, zum Beispiel aufgrund der Entstehung von Resistenzen gegen die Impfstoffe.

Das australische Gesundheitsministerium hat Richtlinien darüber herausgegeben, wer geimpft werden sollte, und zwar in Abhängigkeit vom Alter und davon, ob die Patienten unter einer der vielen Erkrankungen leiden, die das Risiko für eine Pneumokokken-Infektion oder für besonders schwere Verläufe solcher Infektionen erhöhen.[43] Diese Richtlinien sind übermäßig bürokratisch, extrem kompliziert, und mit Sicherheit wird sich niemand all diese Regelungen merken können. Sie wirken wie ein schlechter Scherz und können unmöglich evidenzbasiert sein. Lesenswert sind sie nur deshalb, weil es sich dabei um ein so völlig hoffnungsloses Unterfangen handelt.

Es ist nicht leicht, Informationen über mögliche durch diese Impfstoffe verursachte Gesundheitsschäden zu finden – weder in den systematischen Übersichtsarbeiten, die sich diese Frage nicht gestellt haben, noch auf offiziellen Webseiten. Ich habe *Pneumokokken-Impfstoff Packungsbeilage* gegoogelt, und beim ersten Eintrag ging es um Pneumovax 23, den 23-wertigen Impfstoff von Merck.[44] Ich würde die möglichen Gesundheitsschäden nicht gerade als unbedeutend bezeichnen. Schon auf der ersten Seite finden sich folgende Informationen:

> »WARNHINWEISE UND VORSICHTSMASSNAHMEN: Lassen Sie bei Personen mit stark beeinträchtigter Herz-Kreislauf- und/oder Lungenfunktion, bei denen eine systemische Reaktion ein erhebliches Risiko darstellen würde, Vorsicht und angemessene Sorgfalt walten.
>
> UNERWÜNSCHTE REAKTIONEN: Die häufigsten unerwünschten Reaktionen, die in klinischen Studien bei >10 Prozent der mit PNEUMOVAX 23 geimpften Personen beobachtet wurden, waren: Schmerzen/Druckempfindlichkeit an der Injektionsstelle (60,0 Prozent), Schwellungen/Verhärtungen an der Injektionsstelle (20,3 Prozent), Kopfschmerzen (17,6 Prozent), Erythem an der Injektionsstelle (16,4 Prozent), Asthenie und Müdigkeit (13,2 Prozent) und Myalgie (11,9 Prozent).
>
> ANWENDUNG BEI BESTIMMTEN PERSONENGRUPPEN: Schwangerschaft: Es liegen keine Daten aus Human- oder Tierstudien vor. Nur bei eindeutigem Bedarf anwenden. Pädiatrie: PNEUMOVAX 23 ist nicht für die Anwendung bei Kindern unter zwei Jahren zugelassen, da Kinder in dieser Altersgruppe keine wirksame Immunantwort auf die im Polysaccharid-Impfstoff ent-

haltenen Kapseltypen entwickeln. Geriatrie: Bei Probanden einer klinischen Studie, die mindestens 65 Jahre alt waren, waren die unerwünschten systemischen Reaktionen, die nach Einschätzung des Prüfarztes mit dem Impfstoff zusammenhingen, nach der Wiederholungsimpfung (33,1 Prozent) höher als nach der Erstimpfung (21,7 Prozent). Eine routinemäßige Wiederholungsimpfung immunkompetenter Personen, die zuvor mit einem 23-wertigen Impfstoff geimpft wurden, ist nicht zu empfehlen.

WECHSELWIRKUNGEN: In einer randomisierten klinischen Studie wurde bei Personen, die gleichzeitig mit PNEUMOVAX 23 und ZOSTAVAX® geimpft wurden, im Vergleich zu Personen, die diese Impfstoffe im Abstand von vier Wochen erhielten, eine verminderte Immunreaktion auf ZOSTAVAX, gemessen mittels gpELISA, beobachtet. Daher ist eine Verabreichung der beiden Impfstoffe im Abstand von mindestens vier Wochen zu erwägen.«

Das ist hochinteressant: Ich musste erst ein ganzes Buch über Impfstoffe schreiben, bevor ich Beweise dafür fand, dass Impfstoffe in negative Wechselwirkungen zueinander treten können (siehe auch Kapitel 4). Zostavax ist ein abgeschwächter Lebendimpfstoff gegen Gürtelrose.

Weiter unten in der Packungsbeilage sind die Schäden genau aufgeführt. Daraus geht zum Beispiel hervor, dass »der Anteil an Probanden mit Beschwerden an der Injektionsstelle, die sie bei ihren üblichen Aktivitäten behinderten oder die sie unmöglich machten, oder mit Verhärtungen an der Injektionsstelle in einer Größe von ≥10 Zentimetern nach der Wiederholungsimpfung (30,6 Prozent) höher war als nach der Erstimpfung (10,4 Prozent). Die Reaktionen an der Injektionsstelle klangen normalerweise fünf Tage nach der Impfung ab.« Normalerweise innerhalb von fünf Tagen? Aber was passierte mit den geimpften Probanden, die nicht dieses Glück hatten, und wie lange dauerte es, bis sie sich von der Impfung erholten?

Sie können noch mehr Informationen über unerwünschte Wirkungen nachlesen, die Ihnen bestimmt keine Lust auf diese Impfung machen werden. Für jeden, der von dieser Impfung profitiert (falls sie – wie bereits erwähnt – überhaupt irgendjemandem etwas bringt), werden unzählige Menschen Gesundheitsschäden davontragen. Das ist garantiert kein Impfstoff, der jemals auf meinem Programm stehen wird. Warum enthalten die CDC und die WHO uns so wichtige Informationen vor?

Sie können auf dieselbe Art und Weise recherchieren wie ich, wenn Sie herausfinden möchten, welche Gesundheitsschäden andere Impfstoffe verursachen. Der 13-wertige Impfstoff (Prevnar 13) wird zurzeit in Dänemark bei Kleinkindern angewendet, und die Angaben in der Packungsbeilage sind nicht besonders überzeugend – nur für den Fall, dass Sie erwägen, Ihrem Kind dieser Impfung verabreichen zu lassen:[45]

»Bei Säuglingen und Kleinkindern, die in klinischen Studien in den USA im Alter von 2, 4, 6 und 12 bis 15 Monaten geimpft wurden, waren die auf Nachfragen am häufigsten berichteten unerwünschten Reaktionen (>5 Prozent): Reizbarkeit (>70 Prozent), Druckempfindlichkeit an der Injektionsstelle (>50 Prozent), verminderter Appetit (>40 Prozent), verminderter Schlaf (>40 Prozent), vermehrter Schlaf (>40 Prozent), Fieber (>20 Prozent), Rötung an der Injektionsstelle (>20 Prozent) und Schwellung an der Injektionsstelle (>20 Prozent).«

In Dänemark werden Säuglinge seit 2007 geimpft. Invasive Infektionen mit nicht im Impfstoff enthaltenen Serotypen haben zugenommen, doch alles in allem ist die Inzidenz invasiver Infektionen in der Gesamtbevölkerung von 20 auf 15 pro 100 000 zurückgegangen.[46]

Ich konnte keine Daten über die Anzahl der Todesfälle finden, doch als die Impfung bei Säuglingen eingeführt wurde, schätzte man, dass sie bei dänischen Kindern unter fünf Jahren ein Leben pro Jahr retten würde.[47]

Obwohl also aufgrund der Impfung von Säuglingen weniger Todesfälle bei älteren Menschen zu erwarten sind, ist der Effekt einer Impfung der Gesamtbevölkerung (in Dänemark kommen jedes Jahr ungefähr 60 000 Kinder zur Welt) sehr gering. Man kann darüber diskutieren, ob sich das lohnt – auch im Vergleich zu den Maßnahmen, die wir stattdessen ergreifen könnten. Wir alle wissen, wie es sich anfühlt, eine Virusinfektion zu bekommen. Eine schwere bakterielle Infektion fühlt sich anders an, und dem infizierten Patienten ist womöglich gar nicht bewusst, wie gefährlich die Situation ist oder dass sie durch ein Bakterium verursacht wurde. Wenn man also wegen allgemeinen Unwohlseins zum Arzt geht – weil man einfach das Gefühl hat, nicht auf der Höhe zu sein –, und daraufhin entsprechende Untersuchungen (zum Beispiel eine Blutkultur und ein Rachenabstrich) durchgeführt werden, ließen sich dadurch meiner Meinung nach viele Todesfälle durch eine frühzeitigere Antibiotikatherapie vermeiden.

Durch Meningokokken verursachte Meningitis

Es ist sehr wichtig, so schnell wie möglich einen Arzt aufzusuchen, wenn Sie den Verdacht haben, an einer durch Meningokokken verursachten bakteriellen Meningitis oder einer Sepsis mit Meningokokken zu leiden. Denn dabei geht es wirklich um Leben und Tod, und es kommt auf jede Minute an. Die meisten Todesfälle ließen sich vermeiden, wenn man sich an diese Vorsichtsmaßnahme halten und wenn der Patient oder seine Eltern sich weigern würden, mit der beruhigenden Botschaft nach Hause geschickt zu werden, dass alles in Ordnung ist, obwohl man das Gefühl hat, dass eben *doch nicht* alles in Ordnung ist.[48]

Auch wenn es sich hier um ein Buch über Impfstoffe handelt, ist dieses Thema trotzdem erwähnenswert: Denn Meningitis wird oft fälschlicherweise als etwas anderes diagnostiziert. Worauf Sie besonders achten sollten, sind Schmerzen in den Beinen, kalte Hände und Füße und eine abnormale Hautfarbe. Das sind Anzeichen für eine Sepsis. Die klassischen Zeichen und Symptome wie hämorrhagischer Hautausschlag (kleine Flecken mit Einblutungen in die Haut), Meningismus (Nackensteifigkeit, Kopfschmerzen und Empfindlichkeit gegen helles Licht) und Bewusstseinsstörungen entwickeln sich im Durchschnitt etwa acht Stunden später, und dann kann es für eine Behandlung mit Antibiotika bereits zu spät sein.

In manchen Regionen der Welt, zum Beispiel im Sahelgürtel in Afrika südlich der Sahara, treten Meningitis-Epidemien auf, und es kann sehr sinnvoll sein, die Bevölkerung dagegen zu impfen. In der westlichen Welt ist die Situation nicht so klar, wie die widersprüchlichen Empfehlungen in vergleichbaren Ländern zeigen. Hier sterben nur sehr wenige Menschen an Meningokokkeninfektionen, was der Hauptgrund für die unterschiedlichen Empfehlungen ist.

Hepatitis

Zu dieser Impfung kann man keine weltweit gültigen Empfehlungen abgeben, da das Risiko, an Hepatitis zu erkranken, von Land zu Land sehr unterschiedlich ist. Schätzungen der WHO zufolge sterben alljährlich ungefähr 780 000 Menschen an den Folgen von Hepatitis B wie beispielsweise Leberzirrhose und Leberkrebs. Sie empfiehlt, dass alle Säuglinge so bald wie möglich nach der Geburt ihre erste Impfdosis erhalten sollten.[49]

In Dänemark, wo diese Erkrankung selten vorkommt, empfehlen wir die Impfung nur für bestimmte Risikogruppen: zum Beispiel Drogenabhängigen und Sexualpartnern infizierter Personen oder Menschen, die einen längeren Aufenthalt in Gebieten planen, wo diese Erkrankung häufig vorkommt.

Eine Impfung gegen Hepatitis A wird empfohlen, wenn man in Gegenden reist, in denen die Krankheit häufig auftritt, wozu auch Länder in Südeuropa gehören können. Hepatitis A kann eine gravierende Erkrankung sein, die oft zu monatelanger extremer Müdigkeit und Abgeschlagenheit führt. Im Gegensatz zu Hepatitis B und C verursacht eine Hepatitis-A-Infektion keine chronische Lebererkrankung und verläuft nur sehr selten tödlich aufgrund von akutem Leberversagen. In Dänemark gibt es pro Jahr nur ungefähr 35 Fälle. Normalerweise wird diese Erkrankung durch Trinkwasser und Lebensmittel übertragen. Im Jahr 2015 kam es zu einem Ausbruch durch aus Nordafrika importierte Erdbeeren.

Windpocken

Windpocken sind eine hochansteckende Krankheit, die viel leichter verläuft als die ebenfalls hochansteckenden Masern. Bevor es Impfungen gab, betrug die Fallsterblichkeitsrate bei Windpocken nur etwa ein Hundertstel der bei Masern.[50] Erwachsene stecken sich in der Regel bei ihrem eigenen Kind an. Bei erwachsenen Personen verlaufen Windpocken normalerweise schwerer.

Nach der Infektion verbleibt das Virus latent in den Nervenganglien. Bei späterer Reaktivierung kann das Varizella-Zoster-Virus eine Gürtelrose (Herpes zoster) hervorrufen, an der hauptsächlich immungeschwächte und ältere Menschen erkranken. Der einseitige bläschenförmige Hautausschlag, der sich typischerweise auf ein einziges Dermatom (Hautareal, das von einem Nerv versorgt wird) beschränkt, geht in der Regel mit radikulären (durch Reizung einer Nervenwurzel im Wirbelsäulenbereich verursachten) Schmerzen und Beschwerden einher, die Wochen, Monate oder sogar Jahre anhalten können.

Die Impfung erfolgt mit abgeschwächten Lebendimpfstoffen. Die WHO empfiehlt keine Impfung für alle Menschen, rät jedoch zu einer routinemäßigen Immunisierung von Kindern in Ländern, in denen Windpocken wichtige Auswirkungen auf die öffentliche Gesundheit haben.[51]

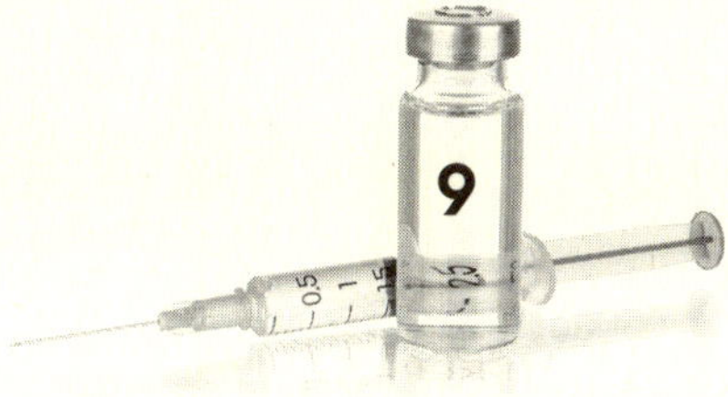

Andere Impfstoffe

Pocken

Ein Buch über Impfstoffe sollte auch einen der größten Erfolge in der Medizingeschichte nicht unerwähnt lassen: die Ausrottung der Pocken, die im Jahr 1980 offiziell von der WHO proklamiert wurde.[1] Nur zehn Jahre zuvor war der letzte Patient in Dänemark an Pocken verstorben[2] – ein junger Norweger, der in Kopenhagen studierte. Dieser Mann war zuvor in Afghanistan gewesen, und wenige Tage nach seiner Rückkehr wurde er mit schweren Pockensymptomen in ein Krankenhaus eingeliefert. Sofort wurde das ganze Land in Alarmbereitschaft versetzt, da die Pocken eine hochansteckende Krankheit sind. Sollte eine Epidemie ausbrechen, so würde man die Flughäfen schließen müssen, und dadurch würden der Volkswirtschaft enorme Verluste entstehen.

Es begann eine intensive Suche nach möglichen Sekundärfällen – eine rechte Sisyphusarbeit, da der Patient ein sehr geselliger Mensch war: Schätzungen zufolge hatte er seit seiner Rückkehr mit 689 Personen Kontakt gehabt, darunter auch mit Ausländern, die Dänemark verlassen wollten, und Menschen, die sich aus religiösen Gründen nicht hatten impfen lassen. Dank gut koordinierter Suchaktionen, an denen auch Interpol mitwirkte, konnten jedoch alle möglicherweise infizierten Personen innerhalb einer Woche ausfindig gemacht werden.

Sie wurden zwei Wochen lang in Zeltlagern auf dem Krankenhausgelände isoliert. Wie durch ein Wunder erkrankte keiner von ihnen an Pocken, obwohl sich das niemand erklären konnte. Der Patient selbst verstarb allerdings.

Als ich 17 Jahre später in derselben Abteilung für Infektionskrankheiten die Krankengeschichte einer neu eingewiesenen Dänin aufnahm, die damals den jungen Norweger behandelt hatte, erfuhr ich, dass auch sie als Kind Pocken gehabt hatte. Etwas skeptisch fragte ich nach: »Sie meinen wohl Windpocken?« Aber nein, sie war im Alter von fünf Jahren tatsächlich wegen Pocken unter Quarantäne gestellt worden und erinnerte sich heute noch daran, dass ihre Eltern sie damals nur durch ein Glasfenster in der Tür hatten sehen dürfen.

Die Pocken sind – obwohl es sie auch in weniger aggressiven Formen gibt – eine furchtbare Krankheit. Die Sterblichkeitsrate liegt bei ungefähr 30 Prozent. Bei vielen Überlebenden bleibt die Haut stark vernarbt, und bei Epidemien kann ein Drittel der Patienten erblinden.[3] Schätzungen zufolge sind in den letzten 100 Jahren des Bestehens der Pocken rund 500 Millionen Menschen daran gestorben, und noch 1967 traten alljährlich 15 Millionen Fälle auf. Die Eltern wussten nicht, ob ihre Kinder bis ins Erwachsenenalter hinein überleben würden, bevor sie die Pocken gehabt hatten.

In Kriegen haben Pocken oft eine wichtige Rolle gespielt: Die spanischen Seeleute brachten die Krankheit mit, als sie im 16. Jahrhundert Mittelamerika eroberten, und die meisten Ureinwohner starben daran. Während des Deutsch-Französischen Krieges 1870–71 starben über 23 000 französische Soldaten an den Pocken, aber nur 300 deutsche, weil die Deutschen ihre Soldaten gründlicher gegen diese Krankheit geimpft hatten.

Die Pocken bieten uns eine historische Perspektive auf das Thema Impfungen. Der Pockenimpfstoff war nicht nur der erste Impfstoff, der je eingesetzt wurde, sondern auch einer der erfolgreichsten. In Asien und im Nahen Osten war die Pockenprävention bereits seit Jahrhunderten durchgeführt worden: Dort impfte man Kinder mit einer milden Form dieser Erkrankung, um sie gegen Pocken immun zu machen, bevor diese Methode in den 1700er-Jahren dann auch nach Europa kam und in England zum Standardverfahren wurde.[4] Bei dieser Impfung wurde Material aus Pockenpusteln in die Haut eingebracht, das im Allgemeinen keine so schwere Infektion verursachte wie die auf natürlichem Weg erworbenen Pocken, aber trotzdem eine Immunität gegen die Krankheit hervorrief.

Allerdings ging diese Impfung mit hohen Risiken – sowohl für die Empfänger als auch für andere Menschen – einher, da die geimpften Personen andere Personen mit Pocken anstecken konnten, nachdem sie zu Krankheitsträgern geworden waren.[5]

In den 1700er-Jahren war in der Landbevölkerung allgemein bekannt, dass Milchmädchen und andere Leute, die Windpocken gehabt hatten, sich bei Pockenepidemien nicht infizierten. Dank dieser Kreuzimmunität waren die Milchmädchen auch hübscher als andere Mädchen, weil ihre Gesichter nicht vernarbt waren. Im Jahr 1798 bat Edward Jenner, Arzt und Wissenschaftler, der ein paar Jahre lang Impfungen durchgeführt hatte, darum, seine Ergebnisse der Royal Society in London vorstellen zu dürfen. Seine Bitte wurde abgelehnt, weil »er seinen Ruf nicht riskieren sollte, indem er der gelehrten Welt etwas vorträgt, das so sehr im Widerspruch zu unserem anerkannten Wissensstand und obendrein auch noch so unglaublich erscheint«. Doch wie so oft in der Geschichte der Medizin war der anerkannte Wissensstand falsch: Die »nicht gelehrte Welt« – gewöhnliche Menschen auf dem Land – hatte recht, und Dr. Jenners neue Vorbeugungsmethode fand bald breite Akzeptanz.

Auf der Basis historischer Daten verursacht die Pockenschutzimpfung ungefähr einen Todesfall pro einer Million geimpfter Personen.[6] Zu Todesfällen kam es auch bei ungeimpften Menschen, die versehentlich mit den Impfstellen der Impfstoffempfänger in Berührung kamen. Bei schwangeren Frauen kann die Impfung zu Totgeburten oder zum Säuglingstod führen.

Das lateinische Wort für Kuh lautet *vacca*. Dr. Jenner nannte die Kuhpocken Variolae vaccinae. Davon leitet sich der medizinische Fachbegriff für Impfstoff (Vakzin) her. Der Name »Pocken« wurde erstmals im 15. Jahrhundert in Großbritannien verwendet, um diese Erkrankung von der Syphilis zu unterscheiden, die damals als die »großen Pocken« bekannt war.

Gelbfieber

Gelbfieber ist eine Viruserkrankung von normalerweise kurzer Dauer; doch bei ungefähr 15 Prozent der infizierten Personen wird die Leber in Mitleidenschaft gezogen, was zu einer Gelbfärbung der Haut führt und das Risiko für Blutungen und Nierenprobleme erhöht.[7]

Ebenso wie bei der Malaria spielt auch hier die Mückenbekämpfung eine wichtige Rolle für die Krankheitsvorbeugung, da Gelbfieber durch Moskitos übertragen wird. Nur Menschen und andere Primaten können sich anstecken. Ausbrüche sind auch im Zusammenhang mit Abholzung aufgetreten, die die Affen dazu zwingt, die Baumwipfel zu verlassen.

Die Krankheit ist in Afrika entstanden und breitete sich mit dem Sklavenhandel nach Südamerika aus. Sie ist in tropischen Regionen Südamerikas und Afrikas verbreitet, nicht aber in Asien. Im Jahr 2013 führte Gelbfieber zu rund 127 000 schweren Infektionen und 45 000 Todesfällen, von denen fast 90 Prozent in Afrika auftraten.

Soll man sich impfen lassen, wenn man in einem Gebiet lebt, in dem diese Krankheit auftritt, oder ein solches Gebiet bereisen möchte?

Betrachten wir zunächst einmal die Gesundheitsschäden, die der Impfstoff verursachen kann. Schwere Schäden durch den abgeschwächten Lebendimpfstoff kommen sehr selten vor.[8] Eine Person pro 200 000 Impfdosen entwickelt innerhalb einer Woche nach der Impfung eine gelbfieberähnliche Erkrankung mit Fieber, Muskelschmerzen, Übelkeit, Erbrechen und Durchfall, die zu Multiorganversagen und Tod führen kann. Den Centers for Disease Control and Prevention wurden weltweit über 60 solche Fälle gemeldet, von denen zwei Drittel starben.

Eine weitere sehr seltene Reaktion (weniger als ein Fall pro 100 000 Dosen) sind neurologische Erkrankungen, zu denen Meningoenzephalitis (Entzündung von Gehirn und Hirnhäuten), Guillain-Barré-Syndrom, akute disseminierte Enzephalomyelitis (Entzündung von Gehirn und Rückenmark) und eine Lähmung der motorischen Hirnnerven gehören. In seltenen Fällen verlaufen diese Reaktionen tödlich.

Diese durch Impfung hervorgerufenen Krankheiten treten ab dem 60. Lebensjahr häufiger auf. In den USA, wo die Impfung nur Laborpersonal, das mit dem Gelbfiebervirus arbeitet, und Menschen empfohlen wird, die die von der Infektionskrankheit betroffenen Regionen bereisen möchten, gelten Menschen aus dieser Altersgruppe daher als Risikopersonen, bei denen man mit einer Impfung vorsichtig sein sollte.[9]

In Gegenden, in denen Gelbfieber weit verbreitet ist, sind eine frühzeitige Diagnose der Fälle und die Immunisierung großer Teile der Bevölkerung wichtig, um Ausbrüche zu verhindern.[10]

In manchen Fällen hat man keine andere Wahl, als sich impfen zu lassen, da einige Länder Impfungen für einreisende Personen vorschreiben. In anderen Fällen möchten Sie vielleicht eine ähnliche Beurteilung vornehmen, wie ich sie in meinem Kapitel über Japanische Enzephalitis beschrieben habe. Oder Sie könnten auch einfach den Behörden vertrauen, wenn Länder, die seltener Impfempfehlungen aussprechen als die USA, diese Impfung ebenfalls Menschen empfehlen, die in infizierte Gebiete reisen.

Dengue-Fieber

Dengue ist eine Tropenkrankheit, die ebenfalls durch Mücken übertragen wird. Das Dengue-Virus verursacht bei den meisten Menschen leichte grippeähnliche Symptome, Nur selten entwickeln die Patienten eine schwere Erkrankung mit potenziell tödlichen Blutungen und Organschäden. Doch diese Krankeit zeichnet etwas extrem Ungewöhnliches aus: Bei Menschen, die sich ein zweites Mal infiziert haben, ist das Risiko einer schweren Erkrankung höher.

Der Impfstoff Dengvaxia enthält abgeschwächte Gelbfieberviren, die so manipuliert wurden, dass sie Proteine des Dengue-Virus beinhalten. Er schützt vor vier Serotypen. Laut der Europäischen Arzneimittel-Agentur ist er nur für die Anwendung bei Personen im Alter von 9 bis 45 Jahren bestimmt, die sich zuvor mit dem Dengue-Virus (bestätigt durch einen Labortest) infiziert haben und die in Gebieten leben, in denen die Krankheit das ganze Jahr über regelmäßig auftritt.[11]

In Asien und Lateinamerika wurden drei Studien mit über 35 000 Kindern durchgeführt. Sie umfassten sowohl Kinder, die zuvor bereits mit dem Dengue-Virus infiziert gewesen waren, als auch Kinder, bei denen dies nicht der Fall war. Insgesamt traten bei Kindern im Alter von 9 bis 16 Jahren, die zuvor schon mit dem Dengue-Virus infiziert gewesen waren, im Vergleich zu Placebo um rund 79 Prozent weniger Dengue-Fälle auf.[12] In der Gruppe der Kinder, die noch keine Dengue-Infektion durchgemacht hatten, war das Risiko einer schweren Erkrankung im Fall einer späteren Infektion bei den geimpften Kindern allerdings höher als bei den Kindern, die Placebo erhalten hatten (zwei zusätzliche Fälle pro 1000 geimpfte Personen über fünf Jahren). Der Impfstoff wirkte auch bei diesen Probanden nur zu 39 Prozent.[13] Weitere Studien zeigten, dass der Impfstoff auch bei Personen im Alter von 16 bis 45 Jahren wirksam ist.

Die häufigsten unerwünschten Wirkungen von Dengvaxia (die bei mehr als 10 Prozent der Impflinge auftreten) sind Kopfschmerzen, Schmerzen an der Injektionsstelle, allgemeines Unwohlsein, Muskelschmerzen, Schwäche und Fieber. Allergische Reaktionen – die schwerwiegend sein können – treten nur sehr selten auf.

Die jüngsten Ereignisse auf den Philippinen sind interessant – sowohl im Hinblick auf das Thema Impfstoffe im Allgemeinen als auch wegen der umstrittenen Frage nach einer Impfpflicht. Dengvaxia wurde erstmals im

Dezember 2015 in Mexiko für die Anwendung bei Menschen im Alter von 9 bis 45 Jahren zugelassen.[14] Zur selben Zeit traf der ehemalige philippinische Präsident Benigno Aquino III bei einem Höflichkeitsbesuch in Paris mit Führungskräften von Sanofi Pasteur zusammen. Daraufhin waren die Philippinen das erste asiatische Land, das Dengvaxia zuließ, darüber hinaus wurde schnell ein Schulimpfprogramm gestartet.[15]

Zwei Jahre später setzte das philippinische Gesundheitsministerium das Impfprogramm jedoch wieder aus, und zwar nach einer Pressemitteilung von Sanofi Pasteur. In ihr hieß es, der Impfstoff könne die Krankheit verschlimmern, wenn der Empfänger ihn nicht schon früher bekommen habe. Etwas später forderte die philippinische Lebensmittel- und Arzneimittelbehörde Sanofi auf, den Vertrieb von Dengvaxia einzustellen. Ein medizinischer Direktor von Sanofi erklärte zwar, dass die Dengue-Impfung kein schweres Dengue-Fieber verursache, doch ein anderer Vertreter von Sanofi musste sich im Rahmen einer Anhörung im Repräsentantenhaus entschuldigen.

Es gab aber auch Gegenbewegungen. Eine Gruppe von Ärzten (darunter ein ehemaliger Gesundheitsminister) drängte die Staatsanwaltschaft, die Durchführung von Autopsien einzustellen, und Aquino erklärte, die Kontroverse sei »politisiert« worden.

Eine philippinische Zeitung berichtete, dass der Vorsitzende des Senatsausschusses für Gesundheit und Demografie untersuchen wollte, ob es bei der Beschaffung des Impfstoffs »Unregelmäßigkeiten« gegeben habe. Im April 2018 veröffentlichte ein Senator seinen Berichtsentwurf zu diesem Thema, in dem er feststellte, dass Aquino sich des »Amtsmissbrauchs, der Treuepflichtverletzung und Unterlassung« schuldig gemacht habe. Die Staatsanwaltschaft erhob Anklage wegen grober Fahrlässigkeit mit Todesfolge gegen die ehemalige Gesundheitsministerin Janette Garin sowie weitere Beamte. Manche Eltern der verstorbenen Kinder hatten vorher nichts von der Impfung ihrer Kinder gewusst, und so erstatteten auch einige Familien Anzeige.

Im Jahr 2019 empfahl das Justizministerium, vor Gericht Anklage zu erheben, und erklärte, dass die Regierung das Dengvaxia für ihr Impfprogramm in unangemessener Eile zugelassen und erworben habe.[16] Sechs Beamte von Sanofi, 14 damalige und frühere philippinische Gesundheitsbeamte und die ehemalige Ministerin Janette Garin sollten angeklagt werden.

Sanofi erklärte dazu: »Wir sind mit den gegen Sanofi und einige seiner Mitarbeiter erhobenen Feststellungen keinesfalls einverstanden und werden sie energisch verteidigen.« So lautet die Standardformulierung, wenn ein Arzneimittelhersteller sich selbst in Schwierigkeiten gebracht hat. Erst einen Monat zuvor hatten die Philippinen die Zulassung für das Produkt widerrufen, nachdem die Regierung zu dem Schluss gekommen war, dass Sanofi sich nicht an Weisungen der Aufsichtsbehörden gehalten hatte.

Es gab 35 Todesfälle zu untersuchen, doch der Leiter des medizinischen Expertengremiums legte fest, dass die Krankenakten von 119 Opfern untersucht werden würden.

Die Staatsanwaltschaft erklärte, 20 Beamte hätten nachlässig gehandelt, indem sie »die festgestellten Risiken und Nebenwirkungen des Impfstoffs völlig missachtet« hätten. Außerdem stellte sie fest, Sanofi habe es versäumt, die mit Dengvaxia geimpften Personen genau zu überwachen, und Opfern oder deren Familien auch keine medizinische Hilfe geleistet, selbst nachdem Berichte über schwerwiegende unerwünschte Reaktionen aufgetaucht waren.

Tollwut

Die Menschen unterscheiden sich im Hinblick auf die Risiken, die sie einzugehen bereit sind, sehr stark, deshalb treffen wir bei gleicher Beweislage oft unterschiedliche Entscheidungen. Ich zum Beispiel würde mich, obwohl Tollwut extrem selten vorkommt, dagegen impfen lassen, wenn ich in tropischen Ländern oder in Nordamerika von einem Hund oder Wildtier gebissen worden wäre. Bei Fledermäusen sollten Sie besonders vorsichtig sein: Zum Beispiel können Vampirfledermäuse, die in Mittel- und Südamerika leben, Sie beißen, während Sie schlafen, ohne dass Sie davon aufwachen. Es dauert mehrere Wochen, bis man an Tollwut stirbt, und die Impfung nach der Exposition ist sehr wirksam.

Die Tollwut ist eines der extrem seltenen Phänomene in der Medizin, bei denen schon ein einziger Patient ausreicht, um uns davon zu überzeugen, dass eine medizinische Maßnahme wirksam ist: Als Louis Pasteur im Jahr 1885 einen Jungen gegen Tollwut impfte, der mehrfach von einem tollwütigen Hund gebissen worden war, und das Kind daraufhin überlebte, war er überzeugt davon, dass der Impfstoff gewirkt hatte, weil Tollwut als tödliche Erkrankung gilt.

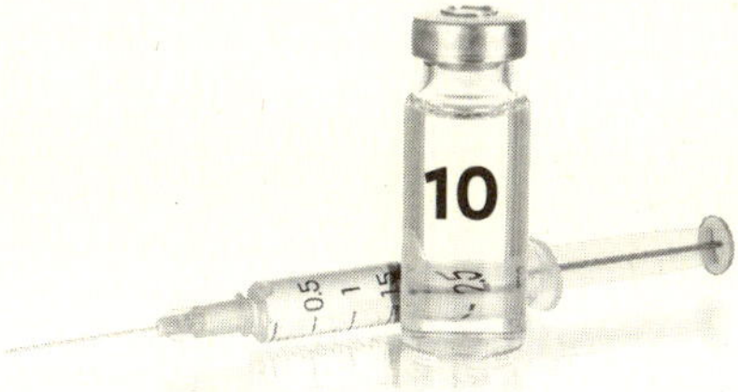

Schlussfolgerungen zum Thema Impfungen

Laut WHO gehört die zögerliche oder ablehnende Haltung gegenüber Impfungen zu den Top 10 der globalen Gesundheitsbedrohungen, weil sie unsere Fortschritte in der Bekämpfung durch Impfung vermeidbarer Erkrankungen zunichte zu machen droht.[1] Laut Schätzungen der Organisation sind Impfungen eine der kosteneffektivsten Möglichkeiten, Krankheiten vorzubeugen. Durch Impfungen lassen sich alljährlich 2 bis 3 Millionen Todesfälle verhindern; weitere 1,5 Millionen Todesfälle könnten vermieden werden, wenn man die weltweite Durchimpfung verbessern würde.

Impfstoffe unterscheiden sich in ihrem Nutzen und Schaden stark voneinander, und bei manchen ist durchaus fraglich, ob es sich lohnt, sie durchzuführen. Daher müssen wir alle Impfstoffe getrennt voneinander genau überprüfen, wenn wir zu einer rationalen Entscheidung über die Frage kommen wollen, ob wir uns selbst oder unsere Kinder mit einem bestimmten Stoff impfen lassen sollen oder nicht.

Manche Menschen – ungefähr 1 bis 2 Prozent in Ländern mit hohem Einkommen[2] – sind uneingeschränkt gegen Impfungen, als ob es keinerlei Unterschiede zwischen ihnen gäbe. Wenn man allgemein über das Thema Impfungen sprechen möchte, ohne zwischen den einzelnen Impfstoffen zu unterscheiden, dann sind die wissenschaftlichen Tatsachen sehr überzeugend: Es ist weitaus besser, sich allen empfohlenen Impfungen zu unterziehen, als sie alle abzulehnen. Denn es ist viel wahrscheinlicher, durch Krankheiten, die sich durch Impfungen hätten vermeiden lassen, einen ernsthaften oder tödlichen Schaden zu erleiden als durch die Impfungen selbst.

Wir können es besser machen, als einfach alles zu akzeptieren, was empfohlen wird. Die Empfehlungen unterscheiden sich nach Ländern, auch wenn diese vergleichbar sind (Kapitel 8), was bedeutet, dass manche Impfungen nicht so wichtig sind. Außerdem haben Personen, die Einfluss auf die Erstellung von Leitlinien oder Empfehlungen haben, oft finanzielle Interessenkonflikte in Bezug auf die Impfstoffindustrie. Selbst wenn es keine solchen Probleme gibt, verbreiten die Behörden manchmal sehr irreführende Informationen. Nachdem ich die Äußerungen der US-amerikanischen Seuchenschutzbehörde Centers for Disease Control and Prevention über die Grippeschutzimpfung gelesen habe, vertraue ich dieser Behörde gar nicht mehr, wenn es um die Notwendigkeit von Impfungen geht.

Es ist hinlänglich dokumentiert, dass wir auch den Arzneimittelbehörden nicht trauen können.[3,4] Diese Behörden verlassen sich bei ihrer Arbeit viel zu sehr auf die Informationen, die die Arzneimittelhersteller ihnen geben, obwohl sie sehr wohl wissen, dass Betrug, Voreingenommenheit und Unterberichterstattung über schwere Schäden durch Arzneimittel in industriegesponserten Studien häufig vorkommen.[5,6] Es kann gar nicht oft genug wiederholt werden, dass unsere verschreibungspflichtigen Medikamente die dritthäufigste Todesursache sind.[7,8] Das zeigt, dass die Arzneimittelbehörden ihre Aufgabe nicht richtig erfüllen: Sie schützen uns nicht vor tödlichen Gesundheitsschäden durch Medikamente. Trotzdem sind die von den Arzneimittelbehörden genehmigten Packungsbeilagen hilfreiche Informationsquellen, um herauszufinden, wie schädlich Impfstoffe sind.

Ich habe gemischte Gefühle bezüglich der WHO. Es gibt in dieser Organisation viel zu viele Probleme mit finanziellen Interessenkonflikten, und es hat ihrerseits schon zu viele unglückliche Bekanntmachungen und Empfehlungen gegeben: zum Beispiel die Ausrufung einer Grippepandemie im Jahr 2009, die, wie sich dann zeigte, leichter verlaufen ist als andere Grippeepidemien. Damit gingen die Bevorratung von Tamiflu einher und die neuen Kriterien für Impfschäden, die es praktisch unmöglich machen, jemals zu dem Schluss zu kommen, dass ein Impfstoff an einem vermuteten Gesundheitsschaden schuld ist (Kapitel 6).

Ich habe erklärt, warum ich gegen Zwangsimpfungen bin (Kapitel 3). Aber ich muss zugeben, dass die Bedrohung für andere Menschen – nicht zuletzt für die eigenen Kinder, die nicht selbst über Impfungen entscheiden können – so groß werden könnte, dass ich Zwangsimpfungen irgendwelcher Art dann doch befürworten würde. Hoffentlich ohne Gewaltanwendung, was ich abstoßend fände, aber auf andere Weise.

Es gibt viel zu vieles, was wir über Impfstoffe nicht wissen, und es ist zu leicht, sie aufgrund qualitativ schlechter Studien zuzulassen, die von den Herstellern ohne Placebo-Kontrollen durchgeführt werden, bei denen viele Gesundheitsschäden nie erfasst oder die Informationen darüber unterdrückt werden und bei denen die Behörde darüber hinaus auch noch fälschlicherweise behauptet, die in Impfstoffen enthaltenen Hilfsstoffe seien ungefährlich (Kapitel 6).

Wir wissen praktisch nichts darüber, was passiert, wenn wir mehrere Impfstoffe anwenden. Auch über ihre langfristigen Auswirkungen auf das Immunsystem haben wir kaum Informationen, und es ist erschreckend, dass ich erst ein ganzes Buch über Impfungen schreiben musste, um Beweise dafür zu finden, dass Impfstoffe in negative Wechselwirkungen zueinander treten können (Kapitel 4 und 8). Befassen wir uns genauer mit Impfstoffen, werden wir weitere unerwartete Entdeckungen machen, einige davon habe ich bereits erwähnt. Zum Beispiel erhöhen Grippeschutzimpfungen im Vergleich zu Menschen, die nicht gegen Grippe geimpft wurden, wahrscheinlich das Risiko, sich mit anderen Grippestämmen zu infizieren.[9] Der Dengue-Impfstoff sollte nur dann eingesetzt werden, wenn Menschen bereits in der Vergangenheit an Dengue-Fieber erkrankt waren, weil das Risiko einer schweren Erkrankung ansonsten zu hoch ist (Kapitel 9). Totimpfstoffe können die Gesamtmortalität erhöhen, während abgeschwächte Lebendimpfstoffe die Gesamtmortalität senken können. Auch die Reihenfolge der verabreichten Impfungen und das Geschlecht des Empfängers scheinen eine Rolle zu spielen (Kapitel 1).

Milliarden von Menschen werden geimpft, und mit Impfstoffen werden Milliarden verdient. Daher gibt es keine Entschuldigung dafür, nicht viel rigorosere Impfstoffstudien zu fordern, einschließlich einer angemessenen Prüfung der Sicherheit verwendeter Hilfsstoffe. Große Studien mit langen Nachbeobachtungszeiten, die eine Registrierung von Spätschäden ermöglichen, sollten unabhängig von der Arzneimittelindustrie durchgeführt und von öffentlicher Hand finanziert werden. Solche Studien müssen nicht teuer sein, da man sie auf einfache und pragmatische Weise – mit einem Minimum an administrativen Kosten – durchführen kann. Und sie werden wohl auch kosteneffektiv sein, weil wir dabei wahrscheinlich feststellen werden, dass man auf manche Impfstoffe oder Kombinationsimpfstoffe lieber verzichten sollte.

Es ist entscheidend, dafür zu sorgen, dass Fragen zu Impfstoffen offen und ohne Einschüchterungsversuche diskutiert werden können. Niemand sollte darauf verzichten, vermutete Gesundheitsschäden in Impfstoffstudien oder in der klinischen Praxis zu melden aus Angst vor Konsequenzen wie beispielsweise öffentlicher Demütigung oder (noch schlimmer) dem Verlust seines Arbeitsplatzes. Genau dies ist mir vor allem deshalb passiert, weil ich die prestigeträchtige, aber schlecht durchgeführte Cochrane-Übersichtsarbeit über die HPV-Impfstoffe (Kapitel 6) kritisiert habe.[10]

In meiner letzten Anmerkung geht es um das Thema politische Opportunität. Versprechungen über neue Angebote im Gesundheitswesen zu machen – egal, ob sie etwas bringen oder nicht –, kann Ihnen viele Stimmen einbringen und dafür sorgen, dass Ihre Partei in der nächsten Regierung vertreten sein wird. Zwei Wochen vor den Wahlen, in denen Margaret Thatcher zur britischen Premierministerin bestimmt wurde, versprach sie, ein Mammografie-Screening einzuführen.

Alles andere ergibt sich von selbst. Jeder, der eine Führungsposition im Gesundheitswesen bekleidet, weiß, was von ihm erwartet wird, wenn er bei den Politikern beliebt sein will. Man macht sich nicht beliebt, wenn man kritische Fragen zu Impfstoffen aufwirft.

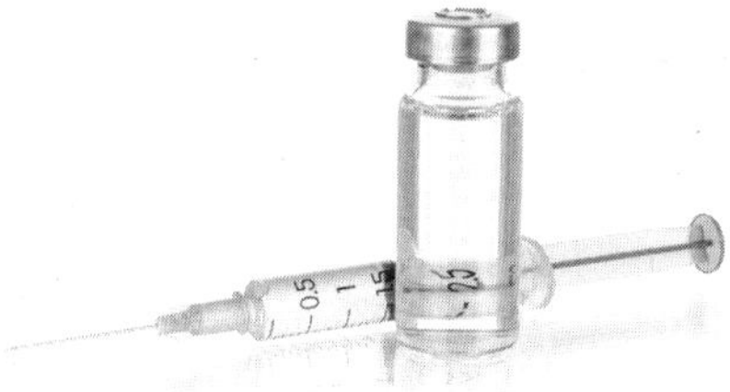

Über den Autor

Professor Peter C. Gøtzsche erwarb im Jahr 1974 seinen Abschluss als Master of Science in Biologie und Chemie und im Jahr 1984 seinen Abschluss als Arzt. Er ist Facharzt für innere Medizin, wirkte in den Jahren 1975–1983 an klinischen Studien und der Arzneimittelzulassung mit und war in den Jahren 1984–1995 an verschiedenen Krankenhäusern in Kopenhagen tätig. Zusammen mit ungefähr 80 anderen Experten gründete er 1993 die Cochrane Collaboration (deren Gründer Sir Iain Chalmers ist) und baute im selben Jahr das Nordic Cochrane Centre auf. Im Jahr 2010 wurde er zum Professor für Design und Analyse klinischer Studien an der Universität Kopenhagen berufen, war zweimal Mitglied des Cochrane Governing Board und ist jetzt freiberuflich tätig. Seit 2019 ist er Gastprofessor am Institute of Health & Society der Universität Newcastle. Im Jahr 2019 begründete er das Institut für wissenschaftliche Freiheit.

Gøtzsche hat mehr als 75 Fachartikel in den »Big Five« (*BMJ, Lancet, JAMA, Annals of Internal Medicine* und *New England Journal of Medicine*) veröffentlicht, und seine wissenschaftlichen Arbeiten wurden ungefähr 50 000-mal zitiert. In letzter Zeit sind von ihm folgende Bücher erschienen:

- Mental health survival kit and withdrawal from psychiatric drugs (2020)
- Gute Medizin, schlechte Medizin: Wie Sie sinnvolle Therapien von unnötigen und schädlichen unterscheiden lernen (2018)
- Death of a whistleblower and Cochrane's moral collapse (2019)
- Tödliche Psychopharmaka und organisiertes Leugnen: Wie Ärzte und Pharmaindustrie die Gesundheit der Patienten vorsätzlich aufs Spiel setzen (2016)

- Tödliche Medizin und organisierte Kriminalität: Wie die Pharmaindustrie das Gesundheitswesen korrumpiert (2016)
- Mammography screening: truth, lies and controversy (2012) (wurde im Jahr 2012 mit dem Prescrire-Preis ausgezeichnet)
- Rational diagnosis and treatment: evidence-based clinical decision-making (2007).

Vier dieser Bücher sind in mehreren verschiedenen Sprachen erschienen (siehe deadlymedicines.dk.).

Gøtzsche hat zahlreiche Interviews gegeben, von denen eines (über organisiertes Verbrechen in der Pharmaindustrie) auf YouTube über 400 000-mal angeschaut wurde: https://www.youtube.com/watch?v=dozpAshvtsA. Am 16. September 2014 trat er in der Daily Show in New York in der Rolle von Deep Throat auf, der Geheimnisse über »Big Pharma« enthüllt. Ein Dokumentarfilm über seine Reformarbeit in der Psychiatrie, Diagnosing Psychiatry, ist im Jahr 2017 erschienen.

Gøtzsche interessiert sich für Statistik und Forschungsmethodik und ist Koautor der folgenden Leitlinien für gute Forschungsberichterstattung: CONSORT für randomisierte Studien (www.consort-statement.org), STROBE für Beobachtungsstudien (www.strobe-statement.org), PRISMA für systematische Übersichtsarbeiten und Metaanalysen (www.prisma-statement.org) und SPIRIT für Studienprotokolle (www.spirit-statement.org).

Außerdem gehört Gøtzsche zu den Betreuern des Hearing Voices Network in Dänemark.

Webseiten: deadlymedicines.dk und scientificfreedom.dk

Twitter: @PGtzsche1

Literaturnachweise

1 Viele widersprüchliche Botschaften über Impfstoffe

1 Mohdin A. Matt Hancock ‚won't rule out' compulsory vaccinations. The Guardian 2019; 4 May.

2 Moyer MW. Anti-vaccine activists have taken vaccine science hostage. New York Times 2018; 4 Aug.

3 Ebd.

4 Skowronski DM, De Serres G, Crowcroft NS, et al. Association between the 2008–09 seasonal influenza vaccine and pandemic H1N1 illness during spring–summer 2009: four observational studies from Canada. PLoS Med 2010;7:e1000258.

5 Vgl. Anm. 2.

6 Witczak K. Vaccine controversy: Why can't we just have a conversation instead of name calling? 2019; 26 April. https://www.linkedin.com/pulse/vaccine-controversy-why-cant-we-just-have-instead-name-kim-witczak/.

7 Gøtzsche PC. Tödliche Psychopharmaka und organisiertes Leugnen - Wie Ärzte und Pharmaindustrie die Gesundheit der Patienten vorsätzlich aufs Spiel setzen, riva Verlag München 2016.

8 Ebd.

9 Vgl. Anm. 6.

10 Vgl. Anm. 7.

11 Vgl. Anm. 7.

12 Gøtzsche PC. Tödliche Medizin und organisierte Kriminalität: Wie die Pharmaindustrie unser Gesundheitswesen korrumpiert; riva Verlag 2014

13 Vgl. Anm. 7.

14 Vgl. Anm. 12.

15 https://icandecide.org/government/FDA-Production-FOIA.pdf.

16 Benn CS, Fisker AB, Aaby P (eds.). Bandim Health Project, 1978-2018. Forty years of contradicting conventional wisdom. Contact: HYPERLINK „mailto:bandim@ssi.dk" bandim@ssi.dk. All publications are available at https://www.bandim.org/publications.aspx.

17 Aaby P, Ravn H, Benn CS. The WHO review of the possible nonspecific effects of diphtheria-tetanus-pertussis vaccine. Pediatr Infect Dis J 2016;35:1247-57.

18 Mogensen SW, Andersen A, Rodrigues A, et al. The introduction of diphtheria-tetanus-pertussis and oral polio vaccine among young infants in an urban African community: a natural experiment. EBioMedicine 2017;17:192-8.

19 Gøtzsche PC. Death of a whistleblower and Cochrane's moral collapse. Copenhagen: People's Press; 2019.

20 Sarlin J. Anti-vaccination conspiracy theories thrive on Amazon. CNN 2019; 27 Feb.

21 Wong JC. How Facebook and YouTube help spread anti-vaxxer propaganda. The Guardian 2019; 1 Feb.

22 Ebd.

23 Ebd.

24 Gøtzsche PC. Gute Medizin, schlechte Medizin: Wie Sie sinnvolle Therapien von unnötigen und schädlichen unterscheiden lernen; riva Verlag 2018.

25 Ebd.

26 Editorial Board. How to Inoculate Against Anti-Vaxxers. New York Times 2019; 19 Jan.

27 Ebd.

28 Moran M, Everhart K, Lucas M, et al. Why are anti-vaccine messages so persuasive? A content analysis of anti-vaccine websites to inform the development of vaccine promotion strategies. 2015; 3 Nov. https://apha.confex.com/apha/143am/webprogram/Paper329083.html.

29 Vgl. Anm. 24.

30 Pilkington E, Glenza J. Facebook under pressure to halt rise of anti-vaccination groups. The Guardian 2019; 12 Feb.

31 Vgl. Anm. 24.

32 Vgl. Anm. 24.

33 Vgl. Anm. 30.

34 Vgl. Anm. 26.

35 Ebd.

36 Vgl. Anm. 12.

37 Vgl. Anm. 7.

38 Miller ER, Moro PL, Cano M, et al. Deaths following vaccination: What does the evidence show? Vaccine 2015;33:3288-92.

39 Ebd.

40 Ebd.

41 Ebd.

42 Ebd.

43 Vgl. Anm. 12.

44 Ebd.

45 National Academies of Sciences, Engineering, and Medicine. Adverse effects of vaccines: evidence and causality. 2011. http://www.nationalacademies.org/hmd/Reports/2011/Adverse-Effects-of-Vaccines-Evidence-and-Causality.aspx.

46 Vgl. Anm. 38.

47 Ebd.

48 Ebd.

49 Doshi Peter. The unofficial vaccine educators: are CDC funded non-profits sufficiently independent? BMJ 2017;359:j5104.

50 Ebd.

51 Ebd.

52 Ebd.

53 Pedante I, Dal Monte PP. Immunità di legge. I vaccini obbligatori tra scienza al governo e governo della scienza. Ariana Editrice; 2018.

54 Ebd.

55 Ebd.

56 Paulson T. Doctors Without Borders criticizes Gates-backed global vaccine strategy. 2012; 15 May. http://www.humanosphere.org/global-health/2012/05/doctors-without-borders-criticizes-gates-backed-global-vaccine-strategy/.

2 Masern

1 Aaby P. Malnourished or overinfected. An analysis of the determinants of acute measles mortality. Dan Med Bull 1989;36:93-113.

2 Aaby P. Severe measles in Copenhagen, 1915-1925. Rev Infect Dis 1988;10:452-6.

3 World Health Organization. Measles. 2018; 29 Nov. https://www.who.int/en/news-room/fact-sheets/detail/measles.

4 Ebd.

5 Dachel A. AofA Q&A: Dr. Toni Bark Illinois MD on pediatric health and vaccination status. 2014; 3 Nov. https://www.ageofautism.com/2014/11/aofa-qa-dr-toni-bark-illinois-md-on-pediatric-health-and-vaccination-status.html.

6 Holland M. Who is Dr. Andrew Wakefield? Chapter 28. http://vaxxedthemovie.com/wp-content/uploads/2016/04/Who-is-Dr.-Andrew-Wakefield-by-Mary-Holland-JD.pdf.

7 Deer B. How the case against the MMR vaccine was fixed. BMJ 2011;342:c5347.

8 Deer B. The Lancet's two days to bury bad news. BMJ 2011;342:c7001.

9 Deer B. How the vaccine crisis was meant to make money. BMJ 2011;342:c5258.

10 Deer B. More secrets of the MMR scare. Who saw the „histological findings"? BMJ 2011;343:d7892.

11 Deer B. Pathology reports solve „new bowel disease" riddle. BMJ 2011;343:d6823.

12 Godlee F, Smith J, Marcovitch H. Wakefield's article linking MMR vaccine and autism was fraudulent. BMJ 2011;342:c7452.

13 Godlee F. Institutional and editorial misconduct in the MMR scare. BMJ 2011;342:d378.

14 Deer B. Andrew Wakefield concocts a conspiracy. Undated. http://briandeer.com/solved/tall-story.htm.

15 Vgl. Anm. 12.

16 https://www.scientificfreedom.dk/. There is a link on the front page to presentations at the symposium 9 March 2019.

17 Vgl. Anm. 7.

18 Vgl. Anm. 8.

19 Vgl. Anm. 9.

20 Vgl. Anm. 10.

21 Vgl. Anm. 11.

22 Vgl. Anm. 12.

23 Vgl. Anm. 13.

24 Vgl. Anm. 14.

25 Wakefield AJ, Murch SH, Anthony A, et al. Ileal-lymphoid-nodular hyperplasia, non-specific colitis, and pervasive developmental disorder in children. Lancet 1998;351:637-41.

26 Vgl. Anm. 7.

27 Vgl. Anm. 8.

28 Vgl. Anm. 9.

29 Vgl. Anm. 10.

30 Vgl. Anm. 11.

31 Vgl. Anm. 12.

32 Vgl. Anm. 13.

33 Vgl. Anm. 25.

34 Murch SH, Anthony A, Casson DH, et al. Retraction of an interpretation. Lancet 2004;363:750.

35 Vgl. Anm. 12.

36 Vgl. Anm. 13.

37 Vgl. Anm. 12.

38 Flaherty DK. The vaccine-autism connection: a public health crisis caused by unethical medical practices and fraudulent science. Ann Pharmacother 2011;45:1302-4.

39 Ebd.

40 Vgl. Anm. 7.

41 Vgl. Anm. 8.

42 Vgl. Anm. 9.

43 Vgl. Anm. 10.

44 Vgl. Anm. 11.

45 Vgl. Anm. 12.

46 Vgl. Anm. 13.

47 Brogan K. CDC: You're fired. Autism coverup exposed. Undated; the first comment is from 2014. https://kellybroganmd.com/cdc-youre-fired-autism-coverup-exposed/.

48 DeStefano F, Bhasin TK, Thompson WW, et al. Age at first measles-mumps-rubella vaccination in children with autism and school-matched control subjects: a population-based study in metropolitan Atlanta. Pediatrics 2004;113:259-66.

49 Hooker BS. Measles-mumps-rubella vaccination timing and autism among young African American boys: a reanalysis of CDC data. Transl Neurodegener 2014;3:16. RETRACTED.

50 Vgl. Anm. 48.

51 Taubes G. Epidemiology faces its limits. Science 1995;269:164–9.

52 Madsen KM, Hviid A, Vestergaard M, et al. A population-based study of measles, mumps, and rubella vaccination and autism. N Engl J Med 2002;347:1477-82.

53 Vgl. Anm. 49.

54 Vgl. Anm. 48.

55 Ebd.

56 Ebd.

57 Vgl. Anm. 49.

58 Orac. Vaxxed: From cover-up to catastrophe. 2016; 18 July. https://respectfulinsolence.com/2016/07/18/in-which-andrew-wakefield-and-del-bigtrees-antivaccine-documentary-vaxxed-is-reviewed-with-insolence/.

59 Ebd.

60 Gøtzsche PC. Gute Medizin, schlechte Medizin: Wie Sie sinnvolle Therapien von unnötigen und schädlichen unterscheiden lernen; riva Verlag 2018.

61 Vgl. Anm. 58.

62 Boseley S. How disgraced anti-vaxxer Andrew Wakefield was embraced by Trump's America. The Guardian 2018; 18 July.

63 Verstraeten T, Davis RL, DeStefano F. Increased risk of developmental neurologic impairment after high exposure to thimerosal-containing vaccine in first month of life. Abstract at EIS Conference; 1999.

64 Verstraeten T, Davis RL, DeStefano F, et al. Safety of thimerosal-containing vaccines: a two-phased study of computerized health maintenance organization databases. Pediatrics 2003;112:1039-48.

65 Vgl. Anm. 52.

66 Madsen KM, Lauritsen MB, Pedersen CB, et al. Thimerosal and the occurrence of autism: negative ecological evidence from Danish population-based data. Pediatrics 2003;112:604-6.

67 Hviid A, Stellfeld M, Wohlfahrt J, et al. Association between thimerosal-containing vaccine and autism. JAMA 2003;290:1763-6.

68 Vgl. Anm. 52.

69 Vgl. Anm. 66.

70 Vgl. Anm. 67.

71 Vgl. Anm. 52.

72 Vgl. Anm. 48.

73 Vgl. Anm. 66.

74 Vgl. Anm. 67.

75 Vgl. Anm. 12.

76 Ebd.

77 Vgl. Anm. 7.

78 Vgl. Anm. 8.

79 Vgl. Anm. 9.

80 Vgl. Anm. 10.

81 Vgl. Anm. 11.

82 Vgl. Anm. 12.

83 Vgl. Anm. 13.

84 Vgl. Anm. 14.

85 Miller S. Re: The unofficial vaccine educators: are CDC funded non-profits sufficiently independent? 2017; 18 Nov. https://www.bmj.com/content/359/bmj.j5104/rr-13.

86 Physicians for Informed Consent. Measles – Vaccine Risk Statement (VRS). Oct 2017. https://www.physiciansforinformedconsent.org/measles/vrs.

87 Physicians for Informed Consent. Measles – Disease Information Statement (DIS). Oct 2017. https://www.physiciansforinformedconsent.org/measles/dis.

88 Vestergaard M, Hviid A, Madsen KM, et al. MMR vaccination and febrile seizures: evaluation of susceptible subgroups and long-term prognosis. JAMA 2004;292:351-357.

89 Ebd.

90 CDC. Measles. Undated. https://www.cdc.gov/vaccines/pubs/pinkbook/meas.html.

91 Ebd.

92 Vgl. Anm. 86.

93 Ebd.

94 Vgl. Anm. 52.

95 Vgl. Anm. 3.

96 Mina MJ, Metcalf CJ, de Swart RL, et al. Long-term measles-induced immunomodulation increases overall childhood infectious disease mortality. Science 2015;348:694-9.

97 Aaby P, Benn CS. Developing the concept of beneficial nonspecific effect of live vaccines with epidemiological studies. Clin Microbiol Infect 2019;25:1459-67.

98 Benn CS, Fisker AB, Rieckmann A, et al. How to evaluate potential non-specific effects of vaccines: The quest for randomized trials or time for triangulation? Expert Rev Vaccines 2018;17:411-20.

99 Vgl. Anm. 3.

100 Huiming Y, Chaomin W, Meng M. Vitamin A for treating measles in children. Cochrane Database Syst Rev 2005;(4):CD001479.

101 Vgl. Anm. 3.

102 Demicheli V, Rivetti A, Debalini MG, et al. Vaccines for measles, mumps and rubella in children. Cochrane Database Syst Rev 2012;(2):CD004407.

103 Vgl. Anm. 90.

104 Atkinson WL, Orenstein WA, Krugman S. The resurgence of measles in the United States, 1989-1990. Annu Rev Med 1992;43:451-63.

105 Centers for Disease Control and Prevention. Complications of measles. 2019; 5 Feb. https://www.cdc.gov/measles/about/complications.html.

106 Tanne JH. Measles: two US outbreaks are blamed on low vaccination rates. BMJ 2019;364:l312.

107 Larsen K. Den desperate kamp mod mæslinger. Ugeskr Læger 2019; 14 March

108 Osborne S. Measles outbreak kills 1,200 in Madagascar. The Independent 2019; 15 April.

109 https://www.bundesgesundheitsministerium.de/impfpflicht.html

110 https://www.bundesregierung.de/breg-de/aktuelles/masernschutzgesetz-1726224; https://www.impfen-info.de/wissenswertes/impfsystem-in-deutschland/; https://www.rki.de/SharedDocs/FAQ/Impfen/MMR/Zielgruppe/FAQ-Liste_Zielgruppe.html#FAQId14157390

111 Vgl. Anm. 97.

3 Sollte es eine Impfpflicht geben?

1 Hope J. Why Japan banned MMR vaccine. Daily Mail 2019; 13 May.

2 Ebd.

3 Dyer O. Philippines measles outbreak is deadliest yet as vaccine scepticism spurs disease comeback. BMJ 2019;364:l739.

4 Olive JK, Hotez PJ, Damania A, et al. The state of the antivaccine movement in the United States: A focused examination of nonmedical exemptions in states and counties. PLoS Med 2018;15:e1002578.

5 SB-277 Public health: vaccinations. 2015; 30 June. http://leginfo.legislature.ca.gov/faces/billTextClient.xhtml?bill_id=201520160SB277.

6 Delamater PL, Pingali SC, Buttenheim AM, et al. Elimination of nonmedical immunization exemptions in California and school-entry vaccine status. Pediatrics 2019;143(6).

7 M-M-R® II. (MEASLES, MUMPS, and RUBELLA VIRUS VACCINE LIVE). https://www.fda.gov/media/75191/download.

8 Orenstein WA, Ahmed R. Simply put: Vaccination saves lives. Proc Natl Acad Sci USA 2017;114:4031-33.

9 Tanne JH. Parents of US boy who survived tetanus after nearly $1m of care refuse vaccine. BMJ 2019;364:l1172.

10 Finnegan G. Mandatory vaccination: does it work in Europe? VaccinesToday 2017; 27 Nov.

11 Ebd.

12 Doshi Peter. The unofficial vaccine educators: are CDC funded non-profits sufficiently independent? BMJ 2017;359:j5104.

13 Gøtzsche PC. Tödliche Medizin und organisierte Kriminalität: Wie die Pharmaindustrie unser Gesundheitswesen korrumpiert; riva Verlag 2014

14 Iacobucci G. NHS staff who refuse flu vaccine this winter will have to give reasons. BMJ 2017;359:j4766.

15 Behrman A, Offley W. Should influenza vaccination be mandatory for healthcare workers? BMJ 2013;347:f6705.

16 Ebd.

17 McCartney M. New York University sacks professor for refusing flu shot. BMJ 2017;357:j1975.

18 Siri & Glimstad LLP. Aaron Siri, attorney. https://www.sirillp.com/aaron-siri/.

19 Vgl. Anm. 10.

20 Ebd.

21 Ebd.

22 Vgl. Anm. 18.

23 Gøtzsche PC. Tödliche Psychopharmaka und organisiertes Leugnen - Wie Ärzte und Pharmaindustrie die Gesundheit der Patienten vorsätzlich aufs Spiel setzen, riva Verlag München 2016.

24 Jefferson T. Scientist fires latest shot in mandatory flu vaccine debate. Vancouver Sun 2012; 19 Nov.

25 Vgl. Anm. 23.

26 UNESCO. Universal Declaration on Bioethics and Human Rights. 2005; 19 Oct. http://portal.unesco.org/en/ev.php-URL_ID=31058&URL_DO=DO_TOPIC&URL_SECTION=201.html.

27 http://www.unesco.org/new/fileadmin/MULTIMEDIA/HQ/SHS/pdf/Bioethik-Erklaerung-2006.pdf

28 Brewer NT, Chapman GB, Rothman AJ, et al. Increasing vaccination: putting psychological science into action. Psychol Sci Public Interest 2017;18:149-207.

4 Grippe

1 Gøtzsche PC. Gute Medizin, schlechte Medizin: Wie Sie sinnvolle Therapien von unnötigen und schädlichen unterscheiden lernen; riva Verlag 2018.

2 Demicheli V, Jefferson T, Ferroni E, et al. Vaccines for preventing influenza in healthy adults. Cochrane Database Syst Rev 2018;2:CD001269.

3 Jefferson T, Rivetti A, Di Pietrantonj C, et al. Vaccines for preventing influenza in healthy children. Cochrane Database Syst Rev 2018;2:CD004879.

4 Demicheli V, Jefferson T, Di Pietrantonj C, et al. Vaccines for preventing influenza in the elderly. Cochrane Database Syst Rev 2018;2:CD004876.

5 Beyer WE, McElhaney J, Smith DJ, et al. Cochrane re-arranged: support for policies to vaccinate elderly people against influenza. Vaccine 2013;31:6030-3.

6 Sørensen AM. Nyt studie slår fast: Ældre bør vaccineres mod influenza. Videnskab dk 2013; 28 Oct.

7 Gøtzsche PC. Death of a whistleblower and Cochrane's moral collapse. Copenhagen: People's Press; 2019.

8 Godlee F. Reinvigorating Cochrane. BMJ 2018;362:k3966.

9 Fireman B, Lee J, Lewis N, et al. Influenza vaccination and mortality: differentiating vaccine effects from bias. Am J Epidemiol 2009;170:650-6.

10 Ebd.

11 https://www.fda.gov/vaccines-blood-biologics/vaccines/influenza-virus-vaccine-quadrivalent-types-and-types-b.

12 Vgl. Anm. 2.

13 Gigerenzer G. Risk savvy. How to make good decisions. New York: Penguin Group; 2014, page 210.

14 Gøtzsche PC, Jørgensen KJ. Screening for breast cancer with mammography. Cochrane Database Syst Rev 2013;6:CD001877.

15 Jefferson T, Jones M, Doshi P, et al. Oseltamivir for influenza in adults and children: systematic review of clinical study reports and summary of regulatory comments. BMJ 2014;348:g2545.

16 Ebd.

17 Gøtzsche PC. Tödliche Medizin und organisierte Kriminalität: Wie die Pharmaindustrie unser Gesundheitswesen korrumpiert; riva Verlag 2014

18 Ebd.

19 Vgl. Anm. 1.

20 Pedante I, Dal Monte PP. Immunità di legge. I vaccini obbligatori tra scienza al governo e governo della scienza. Ariana Editrice; 2018.

21 Ebd.

22 Epstein H. Flu warning: Beware the drug companies! New York Review of Books 2011; 12 May.

23 Ebd.

24 Ebd.

25 Lenzer J. Centers for Disease Control and Prevention: protecting the private good? BMJ 2015;350:h2362.

26 Vgl. Anm. 15.

27 Vgl. Anm. 11.

28 Vgl. Anm. 2.

29 Centers for Disease Control and Prevention. Vaccine effectiveness: How well do the flu vaccines work? 2018; 12 Oct. https://www.cdc.gov/flu/vaccines-work/vaccineeffect.htm.

30 Centers for Disease Control and Prevention. Influenza vaccination information for health care workers. 2018; 16 Nov. https://www.cdc.gov/flu/professionals/healthcareworkers.htm.

31 Ahmed F, Lindley M, Allred N, et al. Effect of influenza vaccination of healthcare personnel on morbidity and mortality among patients: systematic review and grading of evidence. Clin Infect Dis 2014;58:50-7.

32 Griffin MR. Influenza vaccination of healthcare workers: making the grade for action. Clin Infect Diseases 2014;58:58-60.

33 Vgl. Anm. 9.

34 Thomas RE, Jefferson T, Lasserson TJ. Influenza vaccination for healthcare workers who care for people aged 60 or older living in long-term care institutions. Cochrane Database Syst Rev 2016;6:CD005187.

35 Gøtzsche PC. Mammography screening: truth, lies and controversy. London: Radcliffe Publishing; 2012.

36 Vgl. Anm. 34.

37 Vgl. Anm. 32.

38 McCartney M. New York University sacks professor for refusing flu shot. BMJ 2017;357:j1975.

39 Vgl. Anm. 30.

40 Vainio H, Bianchini F. Breast Cancer Screening. IARC Handbooks of Cancer Prevention, Vol 7. Lyon, France: IARC Press; 2002.

41 Janzon L, Andersson I. The Malmö mammographic screening trial. In: Cancer Screening, Miller AB, Chamberlain J, Day NE et al (eds). Cambridge University Press: Cambridge; 1991.

42 Vgl. Anm. 29.

43 Gøtzsche PC. Tödliche Psychopharmaka und organisiertes Leugnen - Wie Ärzte und Pharmaindustrie die Gesundheit der Patienten vorsätzlich aufs Spiel setzen, riva Verlag München 2016.

44 Ferdinands JM, Olsho LE, Agan AA, et al. Effectiveness of influenza vaccine against life-threatening RT-PCR-confirmed influenza illness in US children, 2010-2012. J Infect Dis 2014;210:674-83.

45 Deeks JJ, Dinnes J, D'Amico R, et al. Evaluating non-randomised intervention studies. Health Technol Assess 2003;7:1–173.

46 Rondy M, El Omeiri N, Thompson MG, et al. Effectiveness of influenza vaccines in preventing severe influenza illness among adults: a systematic review and meta-analysis of test-negative design case-control studies. J Infect 2017;75:381-94.

47 Thompson MG, Pierse N, Sue Huang Q, et al. Influenza vaccine effectiveness in preventing influenza-associated intensive care admissions and attenuating severe disease among adults in New Zealand 2012-2015. Vaccine 2018;36:5916-25.

48 Vgl. Anm. 44.

49 Ebd.

50 Vgl. Anm. 46.

51 Vgl. Anm. 47.

52 Vgl. Anm. 29.

53 Flannery B, Reynolds SB, Blanton L, et al. Influenza vaccine effectiveness against pediatric deaths: 2010-2014. Pediatrics 2017;139:e20164244.

54 Vgl. Anm. 29.

55 Casado I, Dominguez A, Toledo D, et al. Repeated influenza vaccination for preventing severe and fatal influenza infection in older adults: a multicentre case–control study. CMAJ 2018;190:E3-12.

56 Crowe K. Flu deaths reality check. Credibility of flu models disputed. CBC News 2012; 25 Nov.

57 Ebd.

58 Ebd.

59 Nordmændene kan noget, som danskerne ikke kan - kun én procent af de unge kvinder ryger. TV2 Nyheder 2018; 7 Aug.

60 Vgl. Anm. 56.

61 Krogsbøll LT, Jørgensen KJ, Gøtzsche PC. General health checks in adults for reducing morbidity and mortality from disease. Cochrane Database Syst Rev 2019;1:CD009009.

62 Vgl. Anm. 1.

63 Gøtzsche PC. „I don't want the truth, I want something I can tell Parliament!" BMJ 2013;347:f5222.

64 Vgl. Anm. 29.

65 Vgl. Anm. 47.

66 Madhi SA, Cutland CL, Kuwanda L, et al. Influenza vaccination of pregnant women and protection of their infants. N Engl J Med 2014;371:918-31.

67 Salam RA, Das JK, Dojo Soeandy C, et al. Impact of Haemophilus influenzae type B (Hib) and viral influenza vaccinations in pregnancy for improving maternal, neonatal and infant health outcomes. Cochrane Database Syst Rev 2015;6:CD009982.

68 Donzelli A. Influenza vaccination for all pregnant women? So far the less biased evidence does not favour it. Hum Vaccin Immunother 2019;Jan 11:1-6.

69 Steinhoff MC, Katz J, Englund J, et al. Year-round influenza immunisation during pregnancy in Nepal: a phase 4, randomised, placebo-controlled trial. Lancet Infect Dis 2017;17:981-9.

70 Vgl. Anm. 29.

71 Tapia MD, Sow SO, Tamboura B, et al. Maternal immunisation with trivalent inactivated influenza vaccine for prevention of influenza in infants in Mali: a prospective, active-controlled, observer-blind, randomised phase 4 trial. Lancet Infect Dis 2016;16:1026-35.

72 Vgl. Anm. 29.

73 Vgl. Anm. 30.

74 Vgl. Anm. 30.

75 Vgl. Anm. 11.

76 Centers for Disease Control and Prevention. Influenza (Flu) Vaccine Safety. https://www.cdc.gov/flu/prevent/vaccinesafety.htm.

77 Vgl. Anm. 66.

78 Lundh A, Barbateskovic M, Hróbjartsson A, et al. Conflicts of interest at medical journals: the influence of industry-supported randomised trials on journal impact factors and revenue – cohort study. PLoS Med 2010;7:e1000354.

79 Vgl. Anm. 17.

80 Ebd.

81 Vgl. Anm. 66.

82 Vgl. Anm. 76..

83 Vgl. Anm. 17.

84 Vgl. Anm. 43.

85 Institutet för Hälsa och Välfärd. Förhöjd narkolepsirisk i två år efter Pandemrix-vaccinationen. 2014; June.

86 Nohynek H, Jokinen J, Partinen M, et al. AS03 adjuvanted AH1N1 vaccine associated with an abrupt increase in the incidence of childhood narcolepsy in Finland. PLoS One 2012;7:e33536.

87 Vogel G. Why a pandemic flu shot caused narcolepsy. Science 2015; July 1.

88 Vgl. Anm. 2.

89 Vgl. Anm. 3.

90 Vgl. Anm. 4.

91 Vgl. Anm. 3.

92 Doshi P. Influenza vaccines: Time for a rethink. JAMA Intern Med 2013;173:1014-6.

93 Ebd.

94 Skowronski DM, De Serres G, Crowcroft NS, et al. Association between the 2008–09 seasonal influenza vaccine and pandemic H1N1 illness during spring–summer 2009: four observational studies from Canada. PLoS Med 2010;7:e1000258.

95 Vgl. Anm. 92.

96 Vgl. Anm. 29.

97 Vgl. Anm. 87.

98 Vgl. Anm. 92.

99 Vgl. Anm. 94.

100 Benn CS, Fisker AB, Aaby P (eds.). Bandim Health Project, 1978-2018. Forty years of contradicting conventional wisdom. Contact: HYPERLINK „mailto:bandim@ssi.dk" bandim@ssi.dk. All publications are available at https://www.bandim.org/publications.aspx.

101 Vgl. Anm. 76.

102 Vgl. Anm. 29.

103 Vgl. Anm. 94.

104 CDC. Early-Season Flu Vaccination Coverage – United States, November 2018. https://www.cdc.gov/flu/fluvaxview/nifs-estimates-nov2018.htm.

105 Statens Serum Institut. Andel vaccineret med sæsoninfluenza-vaccination (aldersgruppe), Sæson: 2009/2010-2018/2019. HYPERLINK „https://statistik.ssi.dk/sygdomsdata#!/?vaccination=14&sex=3&agegroup=10&landsdel=100&xaxis=AgeGroup&yaxis=Total&show=Table&datatype=Vaccination"https://statistik.ssi.dk//sygdomsdata#!/?vaccination=14&sex=3&agegroup=10&landsdel=100&xaxis=AgeGroup&yaxis=Total&show=Table&datatype=Vaccination.

106 WHO. Influenza, vaccine use. https://www.who.int/influenza/vaccines/use/en/.

107 Vgl. Anm. 100.

108 Vgl. Anm. 3.

109 Vgl. Anm. 4.

110 Jørgensen KJ, Gøtzsche PC. Who evaluates public health programmes? A review of the NHS Breast Screening Programme. J R Soc Med 2010;103:14-20.

111 Vgl. Anm. 29.

112 Vgl. Anm. 1.

113 Evans SS, Repasky EA, Fisher DT. Fever and the thermal regulation of immunity: the immune system feels the heat. Nat Rev Immunol 2015;15:335-49.

5 Coronavirus: die COVID-19-Pandemie

1 Severe acute respiratory syndrome. https://en.wikipedia.org/wiki/Severe_acute_respiratory_syndrome.

2 European Centre for Disease Prevention and Control. MERS-CoV worldwide overview. https://www.ecdc.europa.eu/en/middle-east-respiratory-syndrome-coronavirus-mers-cov-situation-update.

3 Readfern G. How did coronavirus start and where did it come from? Was it really Wuhan's animal market? The Guardian 2020; Apr 9.

4 Davidson H. Chinese inquiry exonerates Coronavirus whistleblower doctor. The Guardian 2020; Mar 20.

5 Ebd.

6 Riordan P, Manson K, Hille K, Cookson C. Taiwan says WHO failed to act on coronavirus transmission warning. Financial Times 2020; Mar 20.

7 Vgl. Anm. 4.

8 Covid: WHO team investigating virus origins denied entry to China. BBC News 2021; 6 Jan.

9 Gøtzsche PC. Covid-19: Are we the victims of mass panic? BMJ 2020; Mar 8. https://www.bmj.com/content/368/bmj.m800/rr-1.

10 Gøtzsche PC. The Coronavirus mass panic is not justified. Deadly Medicines 2020; Mar 24. https://www.deadlymedicines.dk/the-coronavirus-mass-panic-is-not-justified/.

11 Jefferson T, Del Mar CB, Dooley L, Ferroni E, Al-Ansary LA, Bawazeer GA, et al. Physical interventions to interrupt or reduce the spread of respiratory viruses. Cochrane Database Syst Rev 2020;11:CD006207.

12 Gøtzsche PC. Corona update: I have lost confidence in the authorities. Institute for Scientific Freedom 2020; 12 Nov. https://www.scientificfreedom.dk/2020/11/12/corona-update-i-have-lost-confidence-in-the-authorities/.

13 Chu DK, Akl EA, Duda S, Solo K, Yaacoub S, Schünemann HJ, et al. Physical distancing, face masks, and eye protection to prevent person-to-person transmission of SARS-CoV-2 and COVID-19: a systematic review and meta-analysis. Lancet 2020;395:1973-87.

14 Heneghan C, Jefferson T. COVID-19: Evidence is lacking for 2 meter distancing. Centre for Evidence-Based Medicine 2020; 19 June.

15 Bundgaard H, Bundgaard JS, Raaschou-Pedersen DET, von Buchwald C, Todsen T, Norsk JB, et al. Effectiveness of adding a mask recommendation to other public health measures to prevent SARS-CoV-2 infection in Danish mask wearers : a randomized controlled trial. Ann Intern Med 2020; 18 Nov:M20-6817. doi: 10.7326/M20-6817. Epub ahead of print. PMID: 33205991; PMCID: PMC7707213.

16 Boccia S, Ricciardi W, Ioannidis JPA. What other countries can learn from Italy during the COVID-19 pandemic. JAMA Intern Med 2020; Apr 7. doi: 10.1001/jamainternmed.2020.1447. [Epub ahead of print]

17 Vgl. Anm. 11.

18 COVID curve tracker (regularly updated). https://covidcurvetracker.org/

19 Møller AS. Ny hastelov på vej: Regeringen vil forbyde forsamlinger på over to personer. TV2 2020: Mar 25.

20 Gordon J. Wear a mask while having sex, Canada's top doctor suggests. MSN 2020; 2 Sept.

21 Viner RM, Russell SJ, Croker H, Packer J, Ward J, Stansfield C, et al. School closure and management practices during coronavirus outbreaks including COVID-19: a rapid systematic review. Lancet Child Adolesc Health 2020; Apr 6. pii: S2352-4642(20)30095-X. doi: 10.1016/S2352-4642(20)30095-X. [Epub ahead of print]

22 Durchschnittliches Sterbealter (Median und Mittelwert) von Personen, deren Tod auf COVID-19 zurückzuführen war oder COCID-19 beinhaltete, nach Geschlecht, registrierte Todesfälle bis zur Woche, die am 2. Oktober 2020 endet, England und Wales, 2020; 14. Oktober. https://www.ons.gov.uk/.

23 Jamison P. A top scientist questioned virus lockdowns on Fox News. The backlash was fierce. Washington Post 2020; 16 Dec.

24 European Centre for Disease Prevention and Control and European Union Aviation Safety Agency. Guidelines for COVID-19 testing and quarantine of air travellers – Addendum to the Aviation Health Safety Protocol. 2020; 2 Dec.

25 Bourke L. ‚A bit premature': Global airline body pours cold water on Qantas' no vaccine, no fly stance. Sydney Morning Herald 2020; 25 Nov.

26 Vgl. Anm. 11.

27 Schmidt AL, Rasmussen LI. Verdensberømt dansk professor: "Det, Danmark gør lige nu, er en isolationsstrategi med et naivt håb om, at virus forsvinder og aldrig kommer igen." Politiken 2020; 29 Mar.

28 Vgl. Anm. 11.

29 Ioannidis JPA. A fiasco in the making? As the coronavirus pandemic takes hold, we are making decisions without reliable data. 2020; Mar 17. https://www.statnews.com/.

30 Ebd.

31 Nisgaard A. 23 millioner indbyggere og kun syv døde: Derfor har Taiwan så godt styr på corona Mens Danmark lukker ned, går taiwanerne til koncert og på natklub. DR Nyheder 2020; 19 Dec.

32 Ebd.

33 COVID-19 Coronavirus pandemic. https://www.worldometers.info/coronavirus/. Accessed 20 Dec 2020.

34 https://www.euromomo.eu/graphs-and-maps. Accessed 29 Dec 2020.

35 Berg T, Lundbye AB. Statsminister advarer om coronavirus - arrangementer med over 1000 mennesker bør aflyses. TV2 2020; 6 Mar.

36 Juncker SH. Mens Danmark lukker ned, fortsætter hverdagen i Sverige: Hvorfor reagerer de to lande så forskelligt? Information 2020; 14 Mar.

37 Jørgensen AS, Mansø RG, Tofte LR. Forsamlinger og aktiviteter med mere end 10 personer bliver forbudt. DR 2020; 17 Mar.

38 https://www.bundestag.de/resource/blob/807344/cc9a7b0cd38b5370ec8703f74b2b9326/20201118_3-data.pdf

39 https://www.bundesregierung.de/breg-de/themen/corona-warn-app

40 https://www.rki.de/DE/Content/InfAZ/N/Neuartiges_Coronavirus/Daten/Impfquoten-Tab.html

41 https://www.tagesschau.de/inland/impfquote-deutschland-101.html

42 Leonhardt D, Leatherby L. Where the virus is growing most: countries with 'illiberal populist' leaders. NY Times 2020; 10 June.

43 Ebd.

44 Vgl. Anm. 23.

45 Yamey G, Wenham C. The U.S. and U.K. were the two best prepared nations to tackle a pandemic - what went wrong? Time 2020; 1 July.

46 Coronavirus: Outcry after Trump suggests injecting disinfectant as treatment. BBC News 2020; 24 April.

47 Kristensen TK. Drop selvfedheden: Danmark er ikke verdensmester i coronakamp. Politiken 2020; 4 July.

48 Vgl. Anm. 45.

49 Vgl. Anm. 45.

50 Godlee F. Covid-19: We need new thinking and new leadership. BMJ 2020;371:m4358.

51 Vgl. Anm. 42.

52 Panum PL. Observations made during the epidemic of measles on the Faroe Islands in the year 1846. http://www.med.mcgill.ca/epidemiology/courses/EPIB591/Fall%202010/mid-term%20presentations/Paper9.pdf.

53 WHO Director-General's opening remarks at the media briefing on COVID-19. World Health Organization 2020; 3 Mar. HYPERLINK „https://www.who.int/ „ https://www.who.int/.

54 Mallapaty S. What the cruise-ship outbreaks reveal about COVID-19. Nature 2020; 26 Mar.

55 Ginn A. 2020; 20 Mar (regularly updated). HYPERLINK „https://docs.google.com/document/d/1EC7mTsuBAScE_yrgZz26DevuZJHbtDbbvGgf2WRlEJc/edit" https://docs.google.com/document/d/1EC7mTsuBAScE_yrgZz26DevuZJHbtDbbvGgf2WRlEJc/edit#

56 Vgl. Anm. 54.

57 Vgl. Anm. 53.

58 Vgl. Anm. 29.

59 Jørgensen AS. Dødelighed skal formentlig tælles i promiller: Danske blodprøver kaster nyt lys over coronasmitten. DR TV 2020; 8 Apr.

60 Vgl. Anm. 29.

61 Vgl. Anm. 56.

62 Vgl. Anm. 29.

63 Ioannidis JPA. Infection fatality rate of COVID-19. Bull World Health Organ 2021 (in press).

64 Wong JY Kelly H, Ip DK, Wu JT, Leung GM, Cowling BJ. Case fatality risk of influenza A (H1N1pdm09): a systematic review. Epidemiology 2013;24:830-41.

65 Vgl. Anm. 16.

66 Meduri GU, Siemieniuk RAC, Ness RA, Seyler SJ. Prolonged low-dose methylprednisolone treatment is highly effective in reducing duration of mechanical ventilation and mortality in patients with ARDS. J Intensive Care 2018;6:53.

67 WHO Solidarity trial consortium. Repurposed antiviral drugs for COVID-19 interim WHO SOLIDARITY trial results. 2020; 15 Oct. https://www.medrxiv.org/content/10.1101/2020.10.15.20209817v1.full.pdf.

68 Lenzer J, Brownlee S. Pandemic science out of control. Issues in Science and Technology 2020; 28 April.

69 Rowland C. Government researchers changed metric to measure coronavirus drug remdesivir during clinical trial. Washington Post 2020; 2 May.

70 Vgl. Anm. 68.

71 US antidepressant fills increased 20%; HCQ rose 525%. The Pharma Letter 2020; 19 Dec.

72 Vgl. Anm. 67.

73 Vgl. Anm. 69.

74 Beigel JH, Tomashek KM, Dodd LE, Mehta AK, Zingman BS, Kalil AC, et al. Remdesivir for the treatment of Covid-19 - preliminary report. N Engl J Med 2020; 20 May. https://www.nejm.org/doi/pdf/10.1056/NEJMoa2007764.

75 Gøtzsche PC. Remdesivir against coronavirus, hope or hype? Institute for Scientific Freedom 2020; 1 June. https://www.scientificfreedom.dk/2020/06/01/remdesivir-against-coronavirus-hope-or-hype/.

76 Gøtzsche PC. Tödliche Medizin und organisierte Kriminalität: Wie die Pharmaindustrie unser Gesundheitswesen korrumpiert; riva Verlag 2014

77 Vgl. Anm. 67.

78 Vgl. Anm. 67.

79 Wang Y, Zhang D, Du G, Du R, Zhao J, Jin Y, et al. Remdesivir in adults with severe COVID-19: a randomised, double-blind, placebo-controlled, multicentre trial. Lancet 2020;395:1569-78.

80 Cohen J, Kupferschmidt K. The 'very, very bad look' of remdesivir, the first FDA-approved COVID-19 drug. Science 2020; 27 Oct.

81 Liu A. COVID-19 fighter remdesivir racks up $873M as Gilead plays defense on unflattering WHO data. 2020; 29 Oct. https://www.fiercepharma.com/marketing/remdesivir-sales-hit-873m-as-gilead-gets-defensive-against-who-data-covid-19-drug.

82 European Medicines Agency. Update on remdesivir - EMA will evaluate new data from Solidarity trial. 2020; 20 Nov. https://www.ema.europa.eu/en/news/update-remdesivir-ema-will-evaluate-new-data-solidarity-trial.

83 Voysey M, Clemens SAC, Madhi SA, Weckx LY, Folegatti PM, Aley PK, et al. Safety and efficacy of the ChAdOx1 nCoV-19 vaccine (AZD1222) against SARS-CoV-2: an interim analysis of four randomised controlled trials in Brazil, South Africa, and the UK. Lancet 2020; 8 Dec: S0140-6736(20)32661-1. doi: 10.1016/S0140-6736(20)32661-1. Epub ahead of print. PMID: 33306989; PMCID: PMC7723445.

84 Polack FP, Thomas SJ, Kitchin N, Absalon J, Gurtman A, Lockhart S, et al. Safety and efficacy of the BNT162b2 mRNA Covid-19 Vaccine. N Engl J Med 2020;383:2603-15.

85 Baden LR, El Sahly HM, Essink B, Kotloff K, Frey S, Novak S, et al, Efficacy and safety of the mRNA-1273 SARS-CoV-2 vaccine. N Engl J Med 2020; 30 Dec. DOI: 10.1056/NEJMe2035557.

86 Vgl. Anm. 83.

87 Vgl. Anm. 84.

88 FDA-Briefing-Dokument. Pfizer-BioNTech COVID-19 vaccine. 2020; 10 Dec. https://www.fda.gov/media/144245/download.

89 Vgl. Anm. 83.

90 Vgl. Anm. 84.

91 Vgl. Anm. 85.

92 Vgl. Anm. 83.

93 Vgl. Anm. 84.

94 Vgl. Anm. 88.

95 Vgl. Anm. 84.

96 Vgl. Anm. 88.

97 Vgl. Anm. 88.

98 Vgl. Anm. 88.

99 Vgl. Anm. 85.

100 Vgl. Anm. 84.

101 Vgl. Anm. 83.

102 Vgl. Anm. 83.

103 Demasi M. Elation or caution over COVID-19 vaccines? The evidence so far. Institute for Scientific Freedom 2020; 11 Dec. https://www.scientificfreedom.dk/2020/12/11/elation-or-caution-over-covid-19-vaccines-the-evidence-so-far/.

104 The Gamaleya National Centre. The first interim data analysis of the Sputnik V vaccine against COVID-19 phase III clinical trials in the Russian Federation demonstrated 92% efficacy. 2020; 11 Nov. https://sputnikvaccine.com/newsroom/pressreleases/the-first-interim-data-analysis-of-the-sputnik-v-vaccine-against-covid-19-phase-iii-clinical-trials-/.

105 Doshi P. Will covid-19 vaccines save lives? Current trials aren't designed to tell us. BMJ 2020;371:m4037.

106 Ebd.

107 Dyer O. White House demands to know how UK approved vaccine before FDA. BMJ 2020;371:m4725.

108 Vgl. Anm. 27.

109 Vgl. Anm. 103.

110 Chadwick L, Monella LM. Which parts of Europe are likely to be most hesitant about a COVID-19 vaccine? 2020; 9 Dec. https://www.euronews.com/.

111 Lumley SF, Wei J, O'Donnell D, Stoesser NE, Matthews PC, Howarth A, et al. The duration, dynamics and determinants of SARS-CoV-2 antibody responses in individual healthcare workers. 2020; 4 Nov. https://doi.org/10.1101/2020.11.02.20224824.

112 Choi KR. A nursing researcher's experience in a COVID-19 vaccine trial. JAMA Intern Med 2020; 7 Dec. doi:10.1001/jamainternmed.2020.7087.

113 Vgl. Anm. 13.

114 American Academy of Family Physicians. COVID-19 vaccine FAQ. 2020; 17 Dec (or later). https://www.aafp.org/dam/AAFP/documents/patient_care/public_health/COVID19-Vaccine-FAQs.pdf.

115 Benn CS, Aaby P. Vaccineforskere Benn og Aaby: Skal vi vaccinere børn mod COVID-19, når muligheden kommer? Ræson 2020; 11 Nov.

116 Ebd.

117 Vgl. Anm. 103.

118 Statens Serum Institut. Dødsfald per aldersgruppe. https://experience.arcgis.com/experience/aa41b29149f24e20a4007a0c4e13db1d. Accessed 1 Jan 2021.

119 Danmarks Statistik. Døde efter køn, alder og dødsårsag. https://www.statbank.dk/statbank5a/SelectVarVal/Define.asp?Maintable=DOD1&PLanguage=0. Accessed 1 Jan 2021.

120 O'Driscoll M, Ribeiro Dos Santos G, Wang L, Cummings DAT, Azman AS, Paireau J, et al. Age-specific mortality and immunity patterns of SARS-CoV-2. Nature 2020; 2 Nov. doi: 10.1038/s41586-020-2918-0. Epub ahead of print. PMID: 33137809.

121 Wöchentliche Updates nach ausgewählten demografischen und geografischen Merkmalen. Vorläufige Todesfallzahlen für die Coronavirus-Krankheit 2019 (COVID-19). https://www.cdc.gov/nchs/nvss/vsrr/covid_weekly/index.htm#AgeAndSex.

122 Vgl. Anm. 53.

123 Thacker P. Conflicts of interest among the UK government's covid-19 advisers. BMJ 2020;371:m4716.

124 Abbassi K. Covid-19: politicisation, "corruption," and suppression of science. BMJ 2020;371:m4425.

125 Vgl. Anm. 123.

126 Roach A. Matt Hancock denies conflict of interest in Patrick Vallance holding vaccine company shares. Evening Standard 2020; 24 Sept.

127 Braithwaite T. Why the Pfizer CEO selling 62% of his stock the same day as the vaccine announcement looks bad. Financial Times 2020; 13 Nov.

128 Møller P. Minister kom til at afsløre hemmelig prisliste - så meget koster de forskellige vacciner. TV2 Nyheder 2020; 19 Dec.

129 Yan BW, Sloan FA, Dudley RA. How influenza vaccination rate variation could inform pandemic-era vaccination efforts. J Gen Intern Med 2020;35:3401-3.

130 UNESCO. Universal Declaration on Bioethics and Human Rights. 2005; 19 Oct. http://portal.unesco.org/en/ev.php-URL_ID=31058&URL_DO=DO_TOPIC&URL_SECTION=201.html.

131 Wehenkel C. Positive association between COVID-19 deaths and influenza vaccination rates in elderly people worldwide. PeerJ 2020;8:e10112 DOI 10.7717/peerj.10112.

132 Zein JG, Whelan G, Erzurum SC. Safety of influenza vaccine during COVID-19. J Clin Transl Sci 2020 (in press). 10.1017/cts.2020.543.

133 Cookson C. UK to test vaccines on volunteers deliberately infected with Covid-19. Financial Times 2020; 23 Sept.

134 Sørensen MS, Morris L. After Denmark's mink cull, questions over legality, science and what to do with 'zombie minks.' Washington Post 2020; 18 Dec.

135 Orry F, Bech TH, Olsgaard G. Eksperter efter ny SSI-rapport: Intet tyder på, at omdiskuteret virusvariant udfordrer vacciner. DR Nyheder 2020; 11 Nov.

136 Gøtzsche PC. The coronavirus has created a nanny state. Institute for Scientific Freedom 2020; 4 Dec. https://www.scientificfreedom.dk/2020/12/04/the-coronavirus-has-created-a-nanny-state/.

137 Ebd.

138 Jefferson T. DR TOM JEFFERSON: As people test positive WEEKS after they stop being infectious, why I fear this mania for mass Covid testing is a hugely expensive blunder. Daily Mail 2020; 12 Dec.

139 Ebd.

140 Jefferson T, Spencer EA, Brassey J, Heneghan C. Viral cultures for COVID-19 infectious potential assessment - a systematic review. Clin Infect Dis 2020; 3 Dec. https://doi.org/10.1093/cid/ciaa1764.

141 Shields A, Faustini SE, Perez-Toledo M, Jossi S, Aldera E, Allen JD, et al. SARS-CoV-2 seroprevalence and asymptomatic viral carriage in healthcare workers: a cross-sectional study. Thorax 2020;75:1089-94.

142 Vgl. Anm. 138.

143 Vgl. Anm. 76.

144 Gøtzsche PC. Tödliche Psychopharmaka und organisiertes Leugnen - Wie Ärzte und Pharmaindustrie die Gesundheit der Patienten vorsätzlich aufs Spiel setzen, riva Verlag München 2016.

145 Kendrick M. A health economic perspective on COVID-19. 2020; Mar 29. https://drmalcolmkendrick.org/2020/03/29/a-health-economic-perspective-on-covid-19/.

146 Ebd.

147 Aagaard LH. Sundhedsprofessor bryder tabu: Vi bruger "grotesk" mange penge på coronaen. Berlingske 2020; 5 Oct.

148 Krumholz HM. Where have all the heart attacks gone? New York Times 2020; 6 Apr.

149 CDC. Leading causes of death. https://www.cdc.gov/nchs/fastats/leading-causes-of-death.htm.

150 Roberton T, Carter ED, Chou VB, Stegmuller AR, Jackson BD, Tam Y, et al. Early estimates of the indirect effects of the COVID-19 pandemic on maternal and child mortality in low-income and middle-income countries: a modelling study. Lancet Glob Health 2020;8:e901-8.

151 COVID-19 to add as many as 150 million extreme poor by 2021. World Bank 2010; 7 Oct. https://www.worldbank.org/en/news/press-release/2020/10/07/covid-19-to-add-as-many-as-150-million-extreme-poor-by-2021.

152 Kuloo M. "Hunger will kill us before coronavirus does": Migrant labourers in Kashmir say incomes have dried up and relief shelters are inadequate. Firstpost 2020; 8 Apr.

153 Vgl. Anm. 145.

154 Knapton S. Lockdown may cost 200,000 lives, government report shows. The Telegraph 2020; 19 July.

155 Simon NM, Saxe GN, Marmar CR. Mental health disorders related to COVID-19–related deaths.

156 Ebd.

157 Vgl. Anm. 144.

158 Hengartner MP, Plöderl M. Reply to the Letter to the Editor: "Newer-Generation Antidepressants and Suicide Risk: Thoughts on Hengartner and Plöderl's ReAnalysis." Psychother Psychosom 2019;88:373-4.

159 Gøtzsche PC. Mental health survival kit and withdrawal from psychiatric drugs. Copenhagen: Institute for Scientific Freedom; 2020.

160 Gøtzsche PC, Gøtzsche PK. Cognitive behavioural therapy halves the risk of repeated suicide attempts: systematic review. J R Soc Med 2017;110:404-10.

161 Vgl. Anm. 71.

162 Lenzer J, Brownlee S. The COVID science wars. Shutting down scientific debate is hurting the public health. Scientific American 2020; 30 Nov.

163 Great Barington Declaration. 2020; 4 Oct. https://gbdeclaration.org/#sign.

164 Alwan NA, Burgess RA, Ashworth S, Beale R, Bhadelia N, Bogaert D, Dowd J, et al. Scientific consensus on the COVID-19 pandemic: we need to act now. Lancet 2020;396:e71-2.

165 Clark A, Jit M, Warren-Gash C, Guthrie B, Wang HHX, Mercer SW, et al. Global, regional, and national estimates of the population at increased risk of severe COVID-19 due to underlying health conditions in 2020: a modelling study. Lancet Glob Health 2020;8:e1003-17.

166 Vgl. Anm. 162.

167 Vgl. Anm. 162.

168 Lenzer J, Brownlee S. The Ioannidis affair: a tale of major scientific overreaction. Scientific American 2020; 30 Nov.

169 Ebd.

170 Vgl. Anm. 23.

171 Vgl. Anm. 162.

172 Vgl. Anm. 168.

173 Vgl. Anm. 162.

174 Vgl. Anm. 63.

175 Lenzer J. The Scientific American dustup. https://jeannelenzer.com/scientific-american-scandal.

176 Ebd.

177 Gøtzsche PC. Serious editorial misconduct at Scientific American related to COVID-19. Institute for Scientific Freedom 2021; 1 Jan. https://www.scientificfreedom.dk/?p=1384&preview=true.

178 Aagaard LH. Professor: Stort dansk maskestudie afvist af tre top-tidsskrifter. Berlingske 2020; 22 Oct.

179 Vgl. Anm. 162.

180 Sodha S. We need scientists to quiz Covid consensus, not act as agents of disinformation. The Guardian 2020; 22 Nov.

181 Vgl. Anm. 162.

182 Vgl. Anm. 124.

183 Oxford COVID-19 Evidence Service. Regularly updated. https://www.cebm.net/covid-19/.

184 Doshi P. Calibrated response to emerging infections. BMJ 2009;339:b3471.

185 Gigerenzer G. Why what does not kill us makes us panic. 2020; Mar 12. https://www.project-syndicate.org/commentary/greater-risk-literacy-can-reduce-coronavirus-fear-by-gerd-gigerenzer-2020-03.

186 Interview mit John Ioannidis. YouTube 2020; 26 Mar. https://www.youtube.com/watch?v=d6MZy-2fcBw&t=1858s.

187 Patrick DM, Petric M, Skowronski DM, Guasparini R, Booth TF, Krajden M, et al. An outbreak of human Coronavirus OC43 infection and serological cross-reactivity with SARS Coronavirus. Can J Infect Dis Med Microbiol 2006;17:330-6.

188 Packer G. We are living in a failed state. The Atlantic 2020; June.

189 Vgl. Anm. 76.

190 Wealth but not health in the USA. Lancet 2013;381:177.

191 Vgl. Anm. 85.

192 Roehr B. Health care in US ranks lowest among developed countries, Commonwealth Fund study shows. BMJ 2008;337:a889.

193 Brownlee S. Overtreated: why too much medicine is making us sicker and poorer. New York:Bloomsbury; 2007.

194 Obama B. A promised land. New York: Crown; 2020.

195 Friedman TL. Joe Biden, not Bernie Sanders, is the true Scandinavian. New York Times 2020; 10 March.

196 Kessler G, Rizzo S, Kelly M. President Trump has made more than 20,000 false or misleading claims. Washington Post 2020; 13 July.

197 Vgl. Anm. 194.

198 Barrett T, Raju M, Nickeas P. US Capitol secured, 4 dead after rioters stormed the halls of Congress to block Biden's win. CNN 2020; 7 Jan.

6 Humanes Papillomavirus (HPV)

1 Gøtzsche PC. Gute Medizin, schlechte Medizin: Wie Sie sinnvolle Therapien von unnötigen und schädlichen unterscheiden lernen; riva Verlag 2018.

2 Rasmussen LI. Hun kritiserede HPV-vaccinen og fik hug - nu giver hun op. Politiken 2016; 25 March.

3 European Medicines Agency. Assessment report. Review under Article 20 of Regulation (EC) No 726/2004. Human papilloma virus (HPV) vaccines. 2015; 11 Nov. http://www.ema.europa.eu/docs/en_GB/document_library/Referrals_document/HPV_vaccines_20/Opinion_provided_by_Committee_for_Medicinal_Products_for_Human_Use/WC500197129.pdf.

4 Brinth L, Theibel AC, Pors K, et al. Suspected side effects to the quadrivalent human papilloma vaccine. Dan Med J 2015;62:A5064.

5 Brinth LS, Pors K, Theibel AC, et al. Orthostatic intolerance and postural tachycardia syndrome as suspected adverse effects of vaccination against human papilloma virus. Vaccine 2015;33:2602-5.

6 Brinth L, Pors K, Hoppe AAG, et al. Is chronic fatigue syndrome/myalgic encephalomyelitis a relevant diagnosis in patients with suspected side effects to human papilloma virus vaccine? Int J Vaccines Vaccin 2015;1:00003.

7 Vgl. Anm. 4.

8 Vgl. Anm. 4.

9 Fedorowski A, Li H, Yu X, et al. Antiadrenergic autoimmunity in postural tachycardia syndrome. Europace 2016; Oct 4. doi:10.1093/europace/euw154.

10 Mehlsen J, et al. Study of autoantibodies in HPV vaccinated patients. Presented at the 11th International Congress on Autoimmunity, Lisbon, Portugal. 2019; 16-20 May. To be published.

11 Chandler RE. Modernising vaccine surveillance systems to improve detection of rare or poorly defined adverse events. BMJ 2019;365:l2268.

12 Vgl. Anm. 4.

13 Vgl. Anm. 5.

14 Vgl. Anm. 6.

15 Vgl. Anm. 3.

16 Trojaborg K. Danske forskere sables ned: Ingen sammenhæng mellem HPV vaccine og alvorlige symptomer. Det Europæiske Lægemiddelagentur retter skarp kritik mod danske forskeres metoder. Politiken 2015; 26 Nov.

17 Vgl. Anm. 2.

18 Vgl. Anm. 3.

19 Vgl. Anm. 4.

20 Vgl. Anm. 2.

21 Corfixen K. Liselott Blixt affejer HPV-rapport: "Lavet af betalt lobby." På trods af EMA-kritik stoler DF's udvalgsformand stadig fuldt ud på dansk HPV-center. Politiken 2015; 26 Nov.

22 Funch SM. "Journalistik som det her risikerer i sidste ende at koste liv." Journalisten 2016; 11 June.

23 Vgl. Anm. 3.

24 Gøtzsche PC, Jørgensen KJ, Jefferson T, et al. Complaint to the European Medicines Agency (EMA) over maladministration at the EMA. 2016; 25 May. http://www.deadlymedicines.dk/wp-content/uploads/2019/02/10.-2016-05-26-Complaint-to-EMA-over-EMAs-handling-of-safety-of-the-HPV-vaccines.pdf.

25 Briefing note to experts. EMA/666938/2015. 2015; 13 Oct. http://ijme.in/pdf/g-briefing-note-to-the-experts-ema-oct-2015-unredacted.pdf.

26 Vgl. Anm. 3.

27 Gøtzsche PC, Jørgensen KJ, Jefferson T, et al. Complaint to the European Medicines Agency (EMA) over maladministration at the EMA. 2016; 25 May. http://www.deadlymedicines.dk/wp-content/uploads/2019/02/10.-2016-05-26-Complaint-to-EMA-over-EMAs-handling-of-safety-of-the-HPV-vaccines.pdf.

28 Vgl. Anm. 25.

29 Gøtzsche PC, Jørgensen KJ, Jefferson T, et al. Complaint to the European ombudsman over maladministration at the European Medicines Agency (EMA) in relation to the safety of the HPV vaccines. 2016; 10 Oct. http://www.deadlymedicines.dk/wp-content/uploads/2019/02/8.-2016-10-10-Complaint-to-the-EU-ombudsman-over-the-EMA.pdf.

30 Gøtzsche PC, Jørgensen KJ. Mishandling the suspected serious neurological harms from the HPV vaccines by EMA. BMJ Evid Based Med 2021 (in press). See also: https://www.deadlymedicines.dk/complaint-to-the-european-ombudsman/.

31 Gøtzsche PC. Tödliche Medizin und organisierte Kriminalität: Wie die Pharmaindustrie unser Gesundheitswesen korrumpiert; riva Verlag 2014

32 Gøtzsche PC. Tödliche Psychopharmaka und organisiertes Leugnen - Wie Ärzte und Pharmaindustrie die Gesundheit der Patienten vorsätzlich aufs Spiel setzen, riva Verlag München 2016.

33 Briefing note to experts. EMA/666938/2015. 2015; 13 Oct. http://ijme.in/pdf/g-briefing-note-to-the-experts-ema-oct-2015-unredacted.pdf.

34 Vgl. Anm. 3.

35 Vgl. Anm. 25.

36 Vgl. Anm. 29.

37 Vgl. Anm. 29.

38 Jefferson T, Jørgensen L. Human papillomavirus vaccines, complex regional pain syndrome, postural orthostatic tachycardia syndrome, and autonomic dysfunction – a review of the regulatory evidence from the European Medicines Agency. Indian J Med Ethics 2017;2:30-7.

39 Weber C, Andersen S. Firma bag HPV-vaccinen underdrev omfanget af alvorlige bivirkninger. Berlingske 2015; 26 Oct.

40 Dunder K, Mueller-Berghaus J. Rapporteurs' Day 150 Joint Response Assessment Report. Gardasil 9. 2014; 23 Nov.

41 Joelving F. What the Gardasil testing may have missed. Slate 2017; 17 Dec.

42 Vgl. Anm. 40.

43 Joelving F. What the Gardasil testing may have missed. Slate 2017; 17 Dec.

44 Ebd.

45 Vgl. Anm. 43.

46 Vgl. Anm. 43.

47 Vgl. Anm. 43.

48 FUTURE II Study Group. Quadrivalent vaccine against human papillomavirus to prevent high-grade cervical lesions. N Engl J Med 2007;356:1915-27

49 Vgl. Anm. 29.

50 Gøtzsche PC, Jørgensen KJ, Jefferson T, et al. Our comment on the decision by the European Ombudsman about our complaint over maladministration at the European Medicines Agency related to safety of the HPV vaccines. 2017; 2 Nov. http://www.deadlymedicines.dk/wp-content/uploads/2019/02/1.-2017-11-02-Our-assessment-on-the-Ombudsmans-decision.pdf.

51 Vgl. Anm. 3.

52 Vgl. Anm. 28.

53 Gøtzsche PC, Jørgensen KJ, Jefferson T, et al. Complaint to the European Medicines Agency (EMA) over maladministration at the EMA. 2016; 25 May. http://www.deadlymedicines.dk/wp-content/uploads/2019/02/10.-2016-05-26-Complaint-to-EMA-over-EMAs-handling-of-safety-of-the-HPV-vaccines.pdf.

54 Jørgensen L, Gøtzsche PC, Jefferson T. Benefits and harms of the human papillomavirus (HPV) vaccines: systematic review with meta-analyses of trial data from clinical study reports. Syst Rev 2020;9:43. The data can also be found here: Jørgensen L. Benefits and Harms of the Human Papillomavirus (HPV) Vaccines. PhD thesis defended 12 March 2019 at the University of Copenhagen. http://bit.ly/PhDHPVvaccines.

55 A study of V503, a 9-valent human papillomavirus (9vHPV) vaccine in females 12-26 years of age who have previously received GARDASIL™ (V503-006). HYPERLINK „https://clinicaltrials.gov/ct2/show/NCT01047345?term=V503-006&rank=1"https://clinicaltrials.gov/show/NCT01047345.

56 Vgl. Anm. 28.

57 Vgl. Anm. 29.

58 Vgl. Anm. 3.

59 Vgl. Anm. 28.

60 Jørgensen L, Gøtzsche PC, Jefferson T. The Cochrane HPV vaccine review was incomplete and ignored important evidence of bias: Response to the Cochrane editors. 2018; 17 September. https://ebm.bmj.com/content/early/2018/07/27/bmjebm-2018-111012.responses#the-cochrane-hpvvaccine-review-was-incomplete-and-ignored-important-evidence-of-bias-response-to-the-cochraneeditors.

61 Expert consultation on the use of placebos in vaccine trials. WHO 2013. https://apps.who.int/iris/bitstream/handle/10665/94056/9789241506250_eng.pdf?sequence=1.

62 Thiriot DS, Ahl PL, Cannon J, et al. Method for preparation of aluminium hydroxyphosphate adjuvant. Patent WO2013078102A1. 2013; 30 May.

63 Vgl. Anm. 60.

64 FDA approved package insert for Gardasil, first approved in 2006. https://www.fda.gov/files/vaccines,%20blood%20&%20biologics/published/Package-Insert---Gardasil.pdf.

65 Vgl. Anm. 50.

66 Vgl. Anm. 50.

67 Beppu H, Minaguchi M, Uchide K, et al. Lessons learnt in Japan from adverse reactions to the HPV vaccine: a medical ethics perspective. Indian J Med Ethics 2017;2:82-8.

68 Masson JD, Crépeaux G, Authier FJ, et al. Critical analysis of reference studies on the toxicokinetics of aluminum-based adjuvants. J Inorg Biochem 2018;181:87-95.

69 Vgl. Anm. 60.

70 Vgl. Anm. 62.

71 Liang XF, Wang HQ, Wang JZ, et al. Safety and immunogenicity of 2009 pandemic influenza A H1N1 vaccines in China: a multicentre, double–blind, randomised, placebo-controlled trial. Lancet 2010;375:56-66.

72 Vgl. Anm. 68.

73 Asín J, Pérez M, Pinczowski P. From the bluetongue vaccination campaigns in sheep to overimmunization and ovine ASIA syndrome. Immunologic Res 2019. https://doi.org/10.1007/s12026-018-9059-7.

74 Luján L, Pérez M, Salazar E, et al. Autoimmune/autoinflammatory syndrome induced by adjuvants (ASIA syndrome) in commercial sheep. Immunol Res 2013;56:317-24.

75 Vgl. Anm. 73.

76 Asína J, Pascual-Alonsob M, Pinczowski P, et al. Cognition and behavior in sheep repetitively inoculated with aluminium adjuvant-containing vaccines or aluminum adjuvant only. Pharmacol Res 2018; Nov 3. pii: S1043-6618(18)31373-2. doi: 10.1016/j.phrs.2018.10.019. [Epub ahead of print]. Retracted by Elsevier without any explanation, see: https://www.sciencedirect.com/science/article/pii/S1043661818313732?via%3Dihub.

77 Ebd.

78 Hawkes D, Benhamu J, Sidwell T, et al. Revisiting adverse reactions to vaccines: A critical appraisal of Autoimmune Syndrome Induced by Adjuvants (ASIA). J Autoimmun 2015;59:77-84.

79 Vgl. Anm. 76.

80 Wager E, Barbour V, Yentis S, et al. Retractions: Guidance from the Committee on Publication Ethics (COPE). Croat Med J 2009;50:532–5.

81 International Committee of Medical Journal Editors. Scientific misconduct, expressions of concern, and retraction. http://www.icmje.org/recommendations/browse/publishing-and-editorial-issues/scientific-misconduct-expressions-of-concern-and-retraction.html.

82 Kell G. Why UC split with publishing giant Elsevier. 2019; 6 March.https://www.universityofcalifornia.edu/news/why-uc-split-publishing-giant-elsevier.

83 Gonzalez R. The wealthiest university on Earth can't afford its academic journal subscriptions. Gizmodo 2012; 24 April.

84 Vgl. Anm. 28.

85 PRAC (co)-rapporteur's referral 2nd Updated preliminary assessment report. 2015; 28 Oct. https://www.deadlymedicines.dk/wp-content/uploads/29-Co-Rapporteur-2nd-Updated-assessment-report.pdf.

86 Vgl. Anm. 50.

87 Vgl. Anm. 50.

88 Benarroch EE. Postural tachycardia syndrome: a heterogeneous and multifactorial disorder. Mayo Clin Proc 2012;87:1214-25.

89 Ebd.

90 Vgl. Anm. 50.

91 European Ombudsman. Decision in case 1475/2016/JAS on the European Medicines Agency's handling of the referral procedure relating to human papillomavirus (HPV) vaccines. 2017; 16 Oct. https://www.ombudsman.europa.eu/cases/decision.faces/en/84736/html.bookmark.

92 Dirckx M, Schreurs MW, de Mos M, et al. The prevalence of autoantibodies in complex regional pain syndrome type I. Mediators Inflamm 2015;2015:718201.

93 Vgl. Anm. 91.

94 Vgl. Anm. 3.

95 Vgl. Anm. 28.

96 Vgl. Anm. 50.

97 Vgl. Anm. 3.

98 Letter from the European Ombudsman to the Nordic Cochrane Centre. 2017; 26 June. http://www.deadlymedicines.dk/wp-content/uploads/2019/02/4.-2017-06-26-Letter-from-Ombudsman-to-Nordic-Cochrane-Centre.pdf.

99 Vgl. Anm. 50.

100 Vgl. Anm. 28.

101 Vgl. Anm. 3

102 Vgl. Anm. 50.

103 Butts BN, Fischer PR, Mack KJ. Human papillomavirus vaccine and postural orthostatic tachycardia syndrome: a review of current literature. J Child Neurol 2017;32:956-65.

104 Vgl. Anm. 3.

105 Vgl. Anm. 3.

106 Vgl. Anm. 28

107 Vgl. Anm. 85.

108 Vgl. Anm. 3.

109 Vgl. Anm. 28.

110 Vgl. Anm. 3.

111 Vgl. Anm. 28.

112 Vgl. Anm. 3.

113 Vgl. Anm. 28.

114 Vgl. Anm. 29.

115 Chandler RE, Juhlin K, Fransson J, et al. Current safety concerns with human papillomavirus vaccine: a cluster analysis of reports in Vigibase (R). Drug Saf 2017;40:81-90.

116 Letter from EMA to the Nordic Cochrane Centre. 2016; 1 July. http://www.ema.europa.eu/docs/en_GB/document_library/Other/2016/07/WC500210543.pdf.

117 Vgl. Anm. 29.

118 Vgl. Anm. 29.

119 Vgl. Anm. 116.

120 Vgl. Anm. 91.

121 Vgl. Anm. 29.

122 Vgl. Anm. 31.

123 Vgl. Anm. 31.

124 European Ombudsman. Decision in case 1606/2016/JAS on the European Medicines Agency's handling of an alleged failure to declare interests by its Executive Director. 2017; 22 Nov. https://www.ombudsman.europa.eu/en/decision/en/86541.

125 Head MG, Wind-Mozley M, Flegg PJ. Inadvisable anti-vaccination sentiment: Human Papilloma Virus immunisation falsely under the microscope. NPJ Vaccines 2017 Mar 8;2:6. doi: 10.1038/s41541-017-0004-x. eCollection 2017.

126 Arbyn M, Xu L, Simoens C, et al. Prophylactic vaccination against human papillomaviruses to prevent cervical cancer and its precursors. Cochrane Database Syst Rev 2018;5:CD009069.

127 Arbyn M, Bryant A, Beutels P, et al. Prophylactic vaccination against human papillomaviruses to prevent cervical cancer and its precursors (protocol). Cochrane Database Syst Rev 2011;4:CD009069.

128 Cochrane Collaboration policy on commercial sponsorship of Cochrane reviews and Cochrane groups. 2014; 8 March. http://community.cochrane.org/organisational-policy-manual/appendix-5-commercial-sponsorship-policy.

129 Ebd.

130 Gøtzsche PC. Cochrane authors on drug industry payroll should not be allowed. BMJ Evid Based Med 2019; 11 Apr. pii: bmjebm-2018-111124. doi: 10.1136/bmjebm-2018-111124. [Epub ahead of print].

131 Jørgensen L, Gøtzsche PC, Jefferson T. The Cochrane HPV vaccine review was incomplete and ignored important evidence of bias. BMJ Evid Based Med 2018;23:165-8.

132 Vgl. Anm. 127.

133 Vgl. Anm. 60.

134 Hawkes N. Cochrane examines whether lead author of HPV review had undeclared conflicts of interest. BMJ 2018;363;k4163.

135 Hawkes N. Lead author of Cochrane HPV review did not breach conflicts policy, find arbiters. BMJ 2018;363:k4352.

136 Ebd.

137 Vgl. Anm. 131.

138 Krause P. Update on vaccine regulation: expediting vaccine development. 2014; 5 May. https://cdn.ymaws.com/www.casss.org/resource/resmgr/CMC_Euro_Speaker_Slides/2014_CMCE_KrausePhil.pdf.

139 Vgl. Anm. 131.

140 Vgl. Anm. 131.

141 Vgl. Anm. 115.

142 Vgl. Anm. 60.

143 Demasi M. Cochrane – A sinking ship? 2018; 16 Sept. https://blogs.bmj.com/bmjebm-spotlight/2018/09/16/cochrane-a-sinking-ship/.

144 Vgl. Anm. 131.

145 Gøtzsche PC. Death of a whistleblower and Cochrane's moral collapse. Copenhagen: People's Press; 2019.

146 Tovey D, Soares-Weiser K. Cochrane's Editor in Chief responds to BMJ EBM article criticizing HPV review. 2018; 3 Sept. https://www.cochrane.org/news/cochranes-editor-chief-responds-bmj-ebm-article-criticizing-hpv-review.

147 Schopenhauer A. The art of always being right. London: Gibson Square; 2009.

148 Vgl. Anm. 60.

149 Vgl. Anm. 60.

150 Vgl. Anm. 60.

151 Vgl. Anm. 146.

152 Vgl. Anm. 145.

153 Vgl. Anm. 145.

154 Vgl. Anm. 145.

155 Vgl. Anm. 54.

156 Vgl. Anm. 54.

157 Vgl. Anm. 54.

158 Vgl. Anm. 54.

159 Vgl. Anm. 38.

160 Jørgensen L, Gøtzsche PC, Jefferson T. Index of the human papillomavirus (HPV) vaccine industry clinical study programmes and non-industry funded studies

161 Vgl. Anm. 54.

162 Vgl. Anm. 54.

163 Jørgensen L. Benefits and harms of the human papilloma virus (HPV) vaccines. PhD dissertation, defended at the University of Copenhagen 12 March 2019. https://nordic.cochrane.org/research/phds-and-doctoral-theses.

164 Dalgas J. KU godkender kontroversiel HPV-forskning: "Handler det om, at man vil promovere en eller anden anti-vaccinedagsorden?" Berlingske 2019; 15 March.

165 TV2. De vaccinerede piger. 2015; 26 March.

166 Højsgaard L. Myndigheder: Mediernes stærke HPV-cases kan overdøve fakta. Journalisten 2017; 10 May.

167 Vgl. Anm. 115.

168 Johnsen PP. Håret i den medicinske suppe. Weekendavisen 2018; 2 Feb.

169 Vgl. Anm. 50.

170 Kyrgiou M, Athanasiou A, Paraskevaidi M, et al. Adverse obstetric outcomes after local treatment for cervical preinvasive and early invasive disease according to cone depth: systematic review and meta-analysis. BMJ 2016;354:i3633.

171 Vgl. Anm. 126.

172 Cervical cancer: abnormal cells on the cervix (dysplasia). 2017; 14 Dec. https://www.ncbi.nlm.nih.gov/books/NBK279256/.

173 Palmer T, Wallace L, Pollock KG, et al. Prevalence of cervical disease at age 20 after immunisation with bivalent HPV vaccine at age 12-13 in Scotland: retrospective population study. BMJ 2019;365:l1161.

174 Drolet M, Bénard É, Pérez N, et al. Population-level impact and herd effects following the introduction of human papillomavirus vaccination programmes: updated systematic review and meta-analysis. Lancet 2019;394:497-509.

175 Martínez-Lavín M, Amezcua-Guerra L. Serious adverse events after HPV vaccination: a critical review of randomized trials and post-marketing case series. Clin Rheumatol 2017;36:2169-78.

176 Joura EA, Giuliano AR, Iversen OE, et al. A 9-valent HPV vaccine against infection and intraepithelial neoplasia in women. N Engl J Med 2015;372:711–23.

177 Vgl. Anm. 175.

178 Vgl. Anm. 176.

179 Vgl. Anm. 176.

180 Vgl. Anm. 176.

181 Vgl. Anm. 176.

182 Vgl. Anm. 60.

183 Capilla A. Justice recognizes what health authorities do not want to recognize. 2017; 16 April. http://sanevax.org/hpv-vaccine-death-spain/.

184 Tozzi AE, Asturias EJ, Balakrishnan MR, et al. Assessment of causality of individual adverse events following immunization (AEFI): a WHO tool for global use. Vaccine 2013;31:5041-6.

185 Puliyel J, Phadke A. Deaths following pentavalent vaccine and the revised AEFI classification. Indian J Med Ethics 2017; 4 July.

186 Vgl. Anm. 184.

187 Puliyel J, Phadke A. Deaths following pentavalent vaccine and the revised AEFI classification. Indian J Med Ethics 2017; 4 July.

188 Donegan K, Beau-Lejdstrom R, King B, et al. Bivalent human papillomavirus vaccine and the risk of fatigue syndromes in girls in the UK. Vaccine 2013;31:4961-7.

189 Gallagher P. Thousands of teenage girls report feeling seriously ill after routine school cancer vaccination. The Independent 2015; 31 May.

190 Vgl. Anm. 175.

191 Hoffmann T. Kritik hagler ned over nyt HPV-studie. 2017; 12 Sept. Videnskab.dk.

192 Scheller NM, Svanström H, Pasternak B, et al. Quadrivalent HPV vaccination and risk of multiple sclerosis and other demyelinating diseases of the central nervous system. JAMA 2015;313:54-61.

193 Mølbak K, Hansen ND, Valentiner-Branth P. Pre-vaccination care-seeking in females reporting severe adverse reactions to hpv vaccine. a registry based case-control study. PLoS One 2016;11:e0162520.

194 Grönlund O, Herweijer E, Sundström K, et al. Incidence of new-onset autoimmune disease in girls and women with pre-existing autoimmune disease after quadrivalent human papillomavirus vaccination: a cohort study. J Intern Med 2016;280:618-26.

195 Vgl. Anm. 11.

196 Arana J, Mba-Jonas A, Jankosky C, et al. Reports of Postural Orthostatic Tachycardia Syndrome after human papillomavirus vaccination in the Vaccine Adverse Event Reporting System. J Adolesc Health 2017;61:577-82.

197 Slade BA, Leidel L, Vellozzi C, et al. Postlicensure safety surveillance for quadrivalent human papillomavirus recombinant vaccine. JAMA 2009;302:750-7.

198 Kinoshita T, Abe RT, Hineno A, et al. Peripheral sympathetic nerve dysfunction in adolescent Japanese girls following immunization with the human papillomavirus vaccine. Intern Med 2014;53:2185-200.

199 Vgl. Anm. 5.

200 Lareb. Long-lasting adverse events following immunization with Cervarix. 2015. http://databankws.lareb.nl/Downloads/Lareb_rapport_HPV_dec15_03.pdf.

201 Vgl. Anm. 3.

202 CDC. HPV vaccine is cancer prevention for boys, too! https://www.cdc.gov/features/hpvvaccineboys/index.html.

203 Krogsbøll LT, Jørgensen KJ, Gøtzsche PC. General health checks in adults for reducing morbidity and mortality from disease. Cochrane Database Syst Rev 2019;1:CD009009.

204 CDC. Cancer deaths in the US. https://seer.cancer.gov/archive/csr/1975_2015/results_merged/sect_01_overview.pdf.

7 Japanische Enzephalitis: Wie man aufgrund eigener Recherchen zu einer Entscheidung kommen kann

1 Gøtzsche PC. Gute Medizin, schlechte Medizin: Wie Sie sinnvolle Therapien von unnötigen und schädlichen unterscheiden lernen; riva Verlag 2018.

2 WHO. Japanese encephalitis. 2019; 9 May. https://www.who.int/news-room/fact-sheets/detail/japanese-encephalitis.

3 Ebd.

4 Nothdurft HD, Jelinek T, Marschang A, et al. Adverse reactions to Japanese encephalitis vaccine in travellers. J Infect 1996;32:119-22.

5 CDC. Japanese encephalitis. Updated 14 May 2019. https://wwwnc.cdc.gov/travel/diseases/japanese-encephalitis.

8 Impfprogramme für Kinder

1 https://www.rki.de/DE/Content/Kommissionen/STIKO/Empfehlungen/Impfempfehlungen_node.html

2 CDC. Recommended child and adolescent immunization schedule for ages 18 years or younger, United States, 2019. https://www.cdc.gov/vaccines/schedules/hcp/imz/child-adolescent.html.

3 NHS. The complete routine immunisation schedule from autumn 2018. https://assets.publishing.service.gov.uk/government/uploads/system/uploads/attachment_data/file/741543/Complete_immunisation_schedule_sept2018.pdf

4 Gøtzsche PC. Tödliche Medizin und organisierte Kriminalität: Wie die Pharmaindustrie unser Gesundheitswesen korrumpiert; riva Verlag 2014

5 Ebd.

6 Vgl. Anm. 4.

7 Gøtzsche PC. Gute Medizin, schlechte Medizin: Wie Sie sinnvolle Therapien von unnötigen und schädlichen unterscheiden lernen; riva Verlag 2018.

8 Higgins JPT, Soares-Weiser K, Reingold A. Systematic review of the non-specific effects of BCG, DTP and measles containing vaccines. 2014; 13 March. https://www.who.int/immunization/sage/meetings/2014/april/3_NSE_Epidemiology_review_Report_to_SAGE_14_Mar_FINAL.pdf

9 Mogensen SW, Andersen A, Rodrigues A, et al. The introduction of diphtheria-tetanus-pertussis and oral polio vaccine among young infants in an urban African community: a natural experiment. EBioMedicine 2017;17:192-8.

10 Aaby P, Mogensen SW, Rodrigues A, et al. Evidence of increase in mortality after the introduction of diphtheria-tetanus-pertussis vaccine to children aged 6-35 months in Guinea-Bissau: a time for reflection? Front Public Health 2018;19:79.

11 Ebd.

12 Kahneman D. Thinking, fast and slow. London: Penguin Books; 2012.

13 Vgl. Anm. 10.

14 Meeting of the Strategic Advisory Group of Experts on immunization, April 2014 – conclusions and Recommendations. Wkly Epidemiol Rec 2014;89:221-36. https://www.who.int/wer/2014/wer8921.pdf?ua=1

15 Vgl. Anm. 10.

16 Demicheli V, Rivetti A, Debalini MG, et al. Vaccines for measles, mumps and rubella in children. Cochrane Database Syst Rev 2012;(2):CD004407.

17 Ebd.

18 Miller E, Goldacre M, Pugh S, et al. Risk of aseptic meningitis after measles, mumps, and rubella vaccine in UK children. Lancet 1993;341:979-82.

19 Ebd.

20 WHO. Safety of mumps vaccine strains. 2007; 19 Jan. https://www.who.int/vaccine_safety/committee/topics/mumps/Dec_2006/en/

21 Brown EG, HYPERLINK „https://www.ncbi.nlm.nih.gov/pubmed/?term=Furesz%20J%5BAuthor%5D&cauthor=true&cauthor_uid=1759507“ Furesz J, HYPERLINK „https://www.ncbi.nlm.nih.gov/pubmed/?term=Dimock%20K%5BAuthor%5D&cauthor=true&cauthor_uid=1759507“ Dimock K, et al. Nucleotide sequence analysis of Urabe mumps vaccine strain that caused meningitis in vaccine recipients. Vaccine 1991;9:840-2.

22 ChildHealthSafety. Secret British MMR vaccine files forced open by legal action. 2009; 13 Jan. https://childhealthsafety.wordpress.com/2009/01/13/secret-british-mmr-vaccine-files-forced-open-by-legal-action/

23 Vgl. Anm. 16

24 CDC. Measles. Undated. https://www.cdc.gov/vaccines/pubs/pinkbook/meas.html.

25 WHO. Poliomyelitis. https://www.who.int/news-room/fact-sheets/detail/poliomyelitis.

26 Beaubien J. Mutant strains of polio vaccine now cause more paralysis than wild polio. National Public Radio 2017; 28 June. https://www.npr.org/sections/goatsandsoda/2017/06/28/534403083/mutant-strains-of-polio-vaccine-now-cause-more-paralysis-than-wild-polio

27 Lund N, Andersen A, Hansen AS, et al. The effect of oral polio vaccine at birth on infant mortality: a randomized trial. Clin Infect Dis 2015;61:1504-11.

28 Andersen A, Fisker AB, Rodrigues A, et al. national immunization campaigns with oral polio vaccine reduce all-cause mortality: a natural experiment within seven randomized trials. Front Public Health 2018;6:13.

29 WHO. Introduction of rotavirus vaccines. 2013; 31 July. http://www.who.int/immunization/monitoring_surveillance/burden/vpd/surveillance_type/sentinel/rotavirus_intro_guidance_who_july31_2013.pdf

30 Schwartz JL. The first rotavirus vaccine and the politics of acceptable risk. Milbank Q 2012;90:278–310.

31 Ebd.

32 Vgl. Anm. 30.

33 Vgl. Anm. 29.

34 Vgl. Anm. 30.

35 Vgl. Anm. 29.

36 Vgl. Anm. 4

37 WHO. Pneumococcal conjugate vaccines. Undated. https://www.who.int/biologicals/areas/vaccines/pneumo/en/.

38 Lucero MG, Dulalia VE, Nillos LT, et al. Pneumococcal conjugate vaccines for preventing vaccine-type invasive pneumococcal disease and X-ray defined pneumonia in children less than two years of age. Cochrane Database Syst Rev 2009;4:CD004977.

39 Moberley S, Holden J, Tatham DP, et al. Vaccines for preventing pneumococcal infection in adults. Cochrane Database Syst Rev 2013;1:CD000422.

40 CDC. Adults: Protect yourself with pneumococcal vaccines. 2018; 17 Sept. https://www.cdc.gov/features/adult-pneumococcal/index.html.

41 Herman B. CDC walks back pneumonia vaccine recommendation for seniors. 2019; 26 June. https://www.axios.com/cdc-vote-pneumococcal-vaccine-seniors-prevnar-pfizer-a3e56ec6-f0fd-45a1-a313-a459e51e7b00.html.

42 Stepko B. Recommendation for pneumonia vaccine revised. AARP 2019; 1 July. https://www.aarp.org/health/conditions-treatments/info-2019/pneumonia-vaccine-recommendation.html.

43 Australian Technical Advisory Group on Immunisation (ATAGI). Australian Immunisation Handbook, Australian Government Department of Health, Canberra, 2018. https://immunisationhandbook.health.gov.au/vaccine-preventable-diseases/pneumococcal-disease

44 Pneumovax 23 package insert. Merck. https://www.merck.com/product/usa/pi_circulars/p/pneumovax_23/pneumovax_pi.pdf.

45 Prevnar 13 package insert. Pfizer. https://www.fda.gov/files/vaccines%2C%20blood%20%26%20biologics/published/Package-Insert------Prevnar-13.pdf

46 Pneumokokvaccination har ført til færre alvorlige infektioner hos både vaccinerede og uvaccinerede. 2017; 12 Oct. https://www.ssi.dk/aktuelt/nyheder/2017/2017-10-epinyt-41-pneumokok.

47 Anbefaling om indførelse af pneumokokvaccination i det danske børne-vaccinationsprogram. Sundhedsstyrelsen 2007; 25 June.

48 Vgl. Anm. 7.

49 WHO. Hepatitis B. 2018; 24 Jan. https://www.who.int/immunization/diseases/hepatitisB/en/.

50 WHO. Varicella vaccines position paper. 2014; 20 June. https://www.who.int/immunization/policy/position_papers/varicella/en/.

51 Ebd.

9 Andere Impfstoffe

1 Smallpox. https://en.wikipedia.org/wiki/Smallpox.

2 Kringelbach L. Den sidste patient. Information 2000; 9 Oct.

3 Vgl, Anm. 1.

4 Vgl. Anm. 2.

5 Gøtzsche PC. Gute Medizin, schlechte Medizin: Wie Sie sinnvolle Therapien von unnötigen und schädlichen unterscheiden lernen; riva Verlag 2018.

6 Miller ER, Moro PL, Cano M, et al. Deaths following vaccination: What does the evidence show? Vaccine 2015;33:3288-92.

7 Yellow fever. https://en.wikipedia.org/wiki/Yellow_fever.

8 Vgl. Anm. 6.

9 Vgl. Anm. 6.

10 Vgl. Anm. 7.

11 European Medicines Agency. Dengvaxia. 2018; 18 Dec. https://www.ema.europa.eu/en/medicines/human/EPAR/dengvaxia.

12 Ebd.

13 WHO. Questions and answers on dengue vaccines. 2018; 20 April. https://www.who.int/immunization/research/development/dengue_q_and_a/en/.

14 Ebd.

15 Dengvaxia controversy. https://en.wikipedia.org/wiki/Dengvaxia_controversy.

16 Lema K, Blamont M. Philippines to charge officials of Sanofi, government over dengue vaccine. Reuters 2019; 3 March. https://www.reuters.com/article/us-sanofi-fr-philippines/philippines-to-charge-officials-of-sanofi-government-over-dengue-vaccine-idUSKCN1QI41L

10 Schlussfolgerungen zum Thema Impfungen

1 WHO. Ten threats to global health in 2019. HYPERLINK „http://www.who.int/emergencies/ten-threats-to-global-health-in-2019“ www.who.int/emergencies/ten-threats-to-global-health-in-2019.

2 Brewer NT, Chapman GB, Rothman AJ, et al. Increasing vaccination: putting psychological science into action. Psychol Sci Public Interest 2017;18:149-207.

3 Gøtzsche PC. Tödliche Medizin und organisierte Kriminalität: Wie die Pharmaindustrie unser Gesundheitswesen korrumpiert; riva Verlag 2014

4 Gøtzsche PC. Tödliche Psychopharmaka und organisiertes Leugnen - Wie Ärzte und Pharmaindustrie die Gesundheit der Patienten vorsätzlich aufs Spiel setzen, riva Verlag München 2016.

5 Vgl. Anm. 3.

6 Vgl. Anm. 4.

7 Vgl. Anm. 3.

8 Vgl. Anm. 4

9 Skowronski DM, De Serres G, Crowcroft NS, et al. Association between the 2008–09 seasonal influenza vaccine and pandemic H1N1 illness during spring–summer 2009: four observational studies from Canada. PLoS Med 2010;7:e1000258.

10 Gøtzsche PC. Death of a whistleblower and Cochrane's moral collapse. Copenhagen: People's Press; 2019.

Register

Bibliografische Information der Deutschen Nationalbibliothek:
Die Deutsche Nationalbibliothek verzeichnet diese Publikation in der Deutschen Nationalbibliografie; detaillierte bibliografische Daten sind im Internet über http://d-nb.de abrufbar.

Für Fragen und Anregungen:
info@rivaverlag.de

Wichtige Hinweise
Dieses Buch ist für Lernzwecke gedacht. Es stellt keinen Ersatz für eine individuelle medizinische Beratung dar und sollte auch nicht als solcher benutzt werden. Wenn Sie medizinischen Rat einholen wollen, konsultieren Sie bitte einen qualifizierten Arzt. Der Verlag und der Autor haften für keine nachteiligen Auswirkungen, die in einem direkten oder indirekten Zusammenhang mit den Informationen stehen, die in diesem Buch enthalten sind.

Ausschließlich zum Zweck der besseren Lesbarkeit wurde auf eine genderspezifische Schreibweise sowie eine Mehrfachbezeichnung verzichtet. Alle personenbezogenen Bezeichnungen sind somit geschlechtsneutral zu verstehen.

1. Auflage 2021

Türkenstraße 89 • 80799 München
Tel.: 089 651285-0 • Fax: 089 652096

Die englische Originalausgabe erschien 2020 bei People's Press unter dem Titel Vaccines: truth, lies and controversy.

Übersetzung: Marion Zerbst
Redaktion: Friederike Moldenhauer
Umschlaggestaltung: Marc Toben Fischer
Umschlagabbildung: shutterstock.com/peterschreiber.media
Satz: Helmut Schaffer, Hofheim a. Ts.
Druck: GGP Media GmbH, Pößneck
Printed in Germany

ISBN Print 978-3-7423-1743-8
ISBN E-Book (PDF) 978-3-7453-1440-3
ISBN E-Book (EPUB, Mobi) 978-3-7453-1441-0